Matthias Schuberth

Leber, Lunge, Liebeskummer

Matthias Schuberth

Leber, Lunge, Liebeskummer

Was wirklich im Körper passiert, wenn wir feiern, lernen, schlafen oder streiten

Community EDITIONS

MIX
Papier | Fördert gute Waldnutzung
FSC® C014496

Klimaneutral
Druckprodukt
ClimatePartner.com/20273-2310-1018

1. Auflage

Weyerstraße 88–90
50676 Köln

Text: © Matthias Schuberth
Redaktionelle Mitarbeit: Ariane Novel
Satz: GGP Media GmbH, Pößneck
Umschlaggestaltung: Kristin Glanert
Umschlagillustrationen: stock.adobe.com: © Pixel-Shot (Leber und Lunge), © Thawatchai (Herz), © LIGHTFIELD STUDIOS (Glühlampe)
Autorenfotos: © Matthias Schuberth
Projektleitung: Mareike Neukam
Textlektorat: Dr. Matthias Auer
Illustrationen im Innenteil: © Jannes Weber

Gesetzt aus der Adobe Garamond

Community EDITIONS

Gesamtherstellung: Community Editions GmbH
ISBN 978-3-96096-351-6

Druck: GGP Media GmbH, Karl-Marx-Str. 24, 07381 Pößneck
Printed in Germany

www.community-editions.de

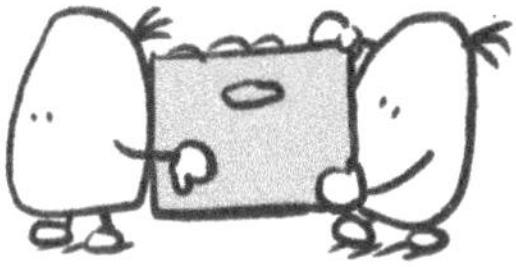

Inhalt

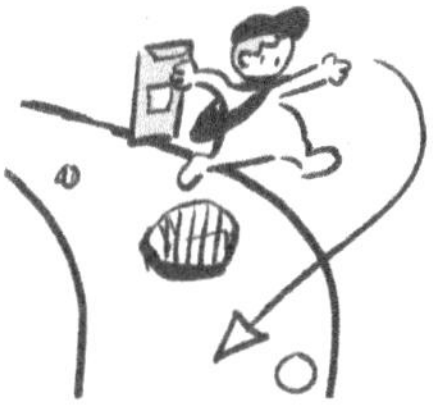

Vorwort

»Die Waage ist kaputt, so schwer kann er nicht sein. Wir benutzen noch mal die andere ... Oh, sie hat doch funktioniert«, ziemlich genau so lief meine allererste medizinische Untersuchung ab. Das war gegen 08:00 Uhr am letzten Samstag im Februar 2000, keine 20 Minuten nachdem ich das Licht dieser Welt erblickte. Vielleicht war es genau dieser Moment, in dem meine Begeisterung für die Medizin geweckt wurde, denn sie legt als Wissenschaft zwar allgemeingültige Maßstäbe an, wird aber doch von jedem Individuum wieder auf die Probe gestellt und manchmal überrascht. Für diejenigen von euch, die mich nicht kennen: Moin, ich bin Matthias und studiere Medizin. Stopp, dann ist das hier das Buch eines Medizinstudenten, also von jemandem, der noch kein abgeschlossenes Studium hat? Stimmt! Vielleicht ist aber genau das meine Stärke, denn es ist somit noch nicht lange her, dass Medizin auch für mich noch eine Fremdsprache war.

Nach meinem gewichtigen Start ins Leben blieb ich zum Glück größtenteils von außerplanmäßigen Arzt- oder Krankenhausbesuchen verschont, wobei ich erwähnen sollte, dass ich das Klischee erfülle und beide meiner Eltern selbst Ärzte sind. Ja, sogar mein Babybett stand eine Zeit lang neben meiner Mutter im Behandlungszimmer. Für mich war schon immer klar, dass ich irgendwann mal Medizin studieren würde – nicht, weil mich irgendwer dazu drängte, ganz im Gegenteil, sondern weil ich mir nichts

Schöneres vorstellen konnte. Medizin heißt nämlich, Menschen helfen, die sich selbst nicht (mehr) helfen können, vielleicht Hoffnung schenken und weitere Chancen im Leben ermöglichen.

So fing ich also im Frühjahr 2019 an, Medizin zu studieren – und seitdem habe ich so viel Spannendes gelernt. Viele Dinge hätte ich auch gerne vorher schon gewusst, und deshalb möchte ich euch heute mitnehmen auf eine Reise quer durch unseren menschlichen Körper. Viele mögen ihn als eine Art Fahrstuhl betrachten, ein Mittel zum Zweck. Er bringt uns an einen anderen Ort, ohne dass wir uns stark anstrengen müssen. Man drückt auf eine Taste, und er funktioniert – in den meisten Fällen zumindest. Solange er das tut, denken wir nicht viel darüber nach, was da wirklich passiert. Will er aber nicht so wie wir, hauen wir auf den Tasten herum und werden nervös.

Mir ist klassisches Lernen immer eher schwergefallen. Egal ob in der Bibliothek oder in den eigenen vier Wänden – sich hinzusetzen und Bücher oder Texte im Stillen zu lesen ist einfach nicht mein Ding. Ich lerne am besten, wenn jemand anderes mir etwas erzählt, zeigt oder ich etwas sehe. Zeigen oder sehen, genau das versuche ich selbst in meinen Videos auf Social Media seit 2020: medizinisches Wissen bildlich rüberbringen, Eselsbrücken bauen und spielerisches Lernen ermöglichen. Jeder Name der Akteure im Körper, jede Kulisse, jedes Outfit kann womöglich einen Lerneffekt bringen.

Und nun erzählen: Lustig, da sage ich eben noch, dass ich durch Texte lesen nie viel lernen konnte und lege euch hier ein Buch vor die Nase. Doch keine Sorge, dieses Buch besteht zwar aus vielen Wörtern auf Papier, mein Ziel war es aber, es so einfach zu schreiben, dass ihr ihm wie einem guten Gespräch folgen könnt. Ein Gespräch, bei dem ihr hoffentlich Neues lernt über das, was in eurem Körper wirklich passiert.

1.

Kreisverkehr ohne Ausfahrt –

Was wirklich passiert, wenn ihr etwas Neues lernt

Ich verlasse gerade mit brummendem Kopf das Haus: Mein Vater hat mir einen ziemlich zähen Vortrag über Finanzen gehalten. Euch wird schon beim Gedanken an das Thema langweilig? Ich musste mir das eine ganze Stunde anhören: ETFs, Aktien, MSCI-World, Ausschüttungen, Banktermin da und irgendwelche Broschüren dort. Nichts, was mich gerade auf Hochtouren bringt.

Ich bemerke einen kalten Luftzug und entscheide mich, doch zur Jacke zu greifen, während die Finanzbegriffe noch in meinem Kopf Purzelbäume schlagen. Ziemlich unsensibel von meinem Vater, mich gleich mit diesen Themen zu überfallen. Ich bin gerade mitten in meiner Prüfungsphase und habe die letzten Wochen quasi überall dort verbracht, wo ich mit meinen Fachbüchern erwünscht bin. Vor allem muss ich für mein Lieblingsfach – nicht – Histologie tonnenweise bunte Organe und Gewebe auf einzelner Zellebene unter dem Mikroskop untersuchen, sodass ich schon die ganze Zeit von Zellkernen, Mitochondrien und Membranen träume. Ich frage mich, wie ich da je wieder Platz für all die anderen wichtigen Dinge in meinem Gehirn schaffen soll, gerade wenn es um so etwas wie »Zukunftsabsicherung« geht. Ich sehe ja ein, dass es wichtig ist, und fühle mich auch etwas schlecht, dass ich den Vortrag nicht ganz so wertschätzen kann, wie ich es gern würde.

Eigentlich bin ich auf dem Weg zu einem Treffen mit Tom. Wir haben uns lange nicht mehr gesehen und wollten uns mal auf den neuesten Stand bringen, was während des letzten Semesters so alles passiert ist. Während mir diese Gedanken durch das Gehirn schießen, fällt mir auf, dass gerade all meine Gehirnareale beansprucht sind.

Das Gehirn ist das persönlichste Organ, das man »besitzen« kann, aber eigentlich ist es andersherum: Das Gehirn besitzt eher euch, es ist euer Präsident, der alle Lenkungs- und Leitungsfunktionen im Körper übernimmt – vom ersten bis zum letzten Atemzug. Ein Herz kann man heutzutage transplantieren, das Gehirn nicht, weil es so individuell ist wie euer eigener Fingerabdruck. Und weil es so verführerisch und faszinierend ist, sich mit dem Gehirn zu beschäftigen, möchte ich gleich am Anfang damit loslegen und zeigen, was eigentlich wirklich passiert, wenn ihr etwas Neues lernt. Und Spoiler: Nicht nur in der Schule, auch im Alltag werden euch diese Lernprozesse ein Leben lang begleiten.

Welche Lerntypen es wirklich gibt

Zuerst muss ich diejenigen von euch enttäuschen, die sich erhofft haben, dass ich den »medizinisch« besten Weg zeige, wie man etwas Neues lernt: Es gibt nicht wirklich das »effektivste« und auch kein »bestes« Lernen. Das Lernen ist eben etwas Individuelles, bei dem jeder seinen eigenen Weg finden muss. Ganz nebenbei lernt man das Lernen selbst auch nicht im Medizinstudium. Viel lieber machen sie euch deutlich, dass es gar nicht möglich ist, *alles* zu lernen. Immerhin muss ich im Medizinstudium nicht nur jeden Knochen, den es im menschlichen Körper gibt, auswendig lernen, sondern auch all die biochemischen Prozesse innerhalb des Körpers und in Interaktion mit seiner Umwelt. Was passiert, wenn ein Norovirus den Körper befällt, oder bei einer Blutvergiftung? Wie teste ich einzelne Hirnnerven, oder wie baue ich eine neue Hüfte ein? Und so weiter. Das alles verlangt mir Stunde um Stunde an ganz verschiedenen Lernorten ziemlich viel ab. Es gibt allerdings bestimmte Lerntypen. Je nachdem, zu welchem ihr gehört, fällt es euch leichter, auf eine gewisse Art zu lernen. Vielleicht habt ihr schon mal davon gehört, zur Erinnerung gebe ich euch aber einen kleinen Crashkurs zu den vier Lerntypen, die ein deutscher Biochemiker und Systemforscher namens Frederic Vester (1925–2003) geprägt und benannt hat. Tja, viel Spaß beim Lernen …

- **Visuelle Lerntypen** lernen am besten anhand von Texten, Grafiken, Skizzen etc.
- **Kommunikative Lerntypen** lernen am besten im Austausch mit anderen, indem sie erklären, erörtern und diskutieren.
- **Auditive Lerntypen** lernen am besten durch Zuhören.
- **Motorische Lerntypen** lernen am besten, wenn ihr Tastsinn zum Einsatz kommt und sie zum Beispiel Modelle haptisch anfassen können.

Falls ihr jetzt anfangt zu überlegen, wohin ihr gehört, euch aber partout nicht entscheiden könnt: Das kann ich voll und ganz nachvollziehen. Ich dachte immer, ich sei eher der visuelle oder auditive Typ, weil ich mir schon immer gut bildlich Dinge merken konnte oder wenn Lehrer*innen in der Schule etwas erklärten.

Doch ich mochte es auch immer schon gern, selbst zu erklären, wie auf TikTok. Wenn ich anderen Fakten und Abläufe nahebringen kann, lerne ich selbst sehr gut dabei. Heute denke ich, dass ich wahrscheinlich von allen Lerntypen etwas habe. Vielleicht ist das ja meine Geheimwaffe?

So ganz lassen sich die verschiedenen Lerntypen auch nicht voneinander trennen, deshalb gibt es keinen ultimativen Test, an dem ihr ablesen könnt, wie ihr idealerweise lernen solltet. Drei der vier Typen entsprechen den Sinnen, nämlich Sehen, Hören und Fühlen, das Sprechen fällt hier etwas raus. Ihr könnt selbst ausprobieren, was euch am besten liegt, und euch anschließend danach richten. Falls ihr euch aber ganz klar einem Lerntyp zuordnen könnt – Chapeau!

Bei mir gelingt es am besten, wenn ich aufmerksam zuhöre, danach Notizen verfasse, ein passendes Modell betrachte und anfasse und es anschließend anderen erkläre – oder es zumindest versuche. Wenn ich zum Beispiel komplizierte Stoffwechsel von Hormonen erklären möchte, ist es nicht so einfach, geeignetes Publikum zu finden. Für die meisten ist das so quälend wie für mich der Vortrag meines Vaters zur Finanzvorsorge …

Was wirklich passiert, wenn das Gehirn neue Dinge aufnimmt

Okay, wir starten bei Level eins: Wir nehmen über unsere Sinne Informationen aus unserer Umwelt wahr. Doch wie geht's im Gehirn dann weiter? Wie werden diese Fakten verarbeitet? Und wie können wir dafür sorgen, dass sie auch im Gedächtnis abgespeichert werden? Klar, wir alle träumen davon, die Lernzettel unterm Kopfkissen zu verstecken oder den Zaubertrank zu inhalieren, um uns beim Lernen auch ja nicht anstrengen zu müssen. Spoiler: Das können wir jedoch nicht vermeiden. Egal, welcher Lerntyp ihr seid, egal, welche super Methode ihr für euch gefunden habt: Lernen ist anstrengend. Niemand macht das gern, wirklich nicht. Auch ich nicht. Im Nachhinein frage ich mich manchmal, wie ich an meine Noten im Abi und bis jetzt gut durchs Studium gekommen bin (wo ist Holz, auf das ich klopfen kann?). Lernen ist anstrengend, weil es Arbeit bedeutet – Arbeit für euer Gehirn. Es ist so, als würdet ihr euer Gehirn ins Gym ausführen und nach einer viel zu kurzen Runde Dehnen und Aufwärmen ein Hardcore-Trainingsprogramm absolvieren, bei dem ihr fast erbrechen müsst vor lauter Anstrengung.

Gehen wir dem mal nach. Ich denke nämlich, je besser ihr wisst, was in eurem Oberstübchen so passiert, während ihr euch quält, desto leichter wird euch das Lernen dann vielleicht doch fallen. Und übt etwas Nachsicht mit euren Gehirnmuskeln … Wenn ihr lernt, habt ihr eine neue Fähigkeit oder neues Wissen erlangt, das muss sich euer Gehirn nicht nur aneignen, es muss auch dafür sorgen, dass es im Kopf bleibt – das heißt, in unserem Gedächtnis. Das ist unsere ganz persönliche Datenbank, die Informationen abspeichert.

Das menschliche Gehirn verfügt über ein fantastisches Gedächtnis, das sich in verschiedene Typen unterteilt. Einer dieser Typen ist das **deklarative Gedächtnis**, das Informationen aufbewahrt, auf die wir bewusst zugreifen können. Dieses Gedächtnis ist wiederum in zwei Bereiche unterteilt. Wenn wir uns an Fakten erinnern, nutzen wir den Teil des **semantischen Gedächtnisses**. Wenn ich euch jetzt also frage, wie eure Mutter heißt, und ihr »Sabine« antwortet, hat euer semantisches Gedächtnis gearbeitet. Im besten Falle ist der Satz des Pythagoras dort ebenso abgespeichert wie das banale Alltagswissen, dass es nachts dunkler ist als tagsüber. Wenn ich euch aber frage, wie die letzte Geburtstagsfeier eurer Mutter so war, greift ihr auf das **episodische Gedächtnis** zurück, das quasi neben dem Faktengehirn liegt. All eure persönlichen Lebensereignisse, die eure eigene Biografie prägen, sind hier abgespeichert.

Es gibt neben dem deklarativen Gedächtnis noch einen anderen Typ, der eure Erinnerungen managt und etwas gröber, weniger feinsinnig unterwegs ist. Das **prozedurale Gedächtnis**, das auch **Verhaltensgedächtnis** genannt wird. Wenn ihr Informationen von diesem braucht, ruft ihr sie unbewusst ab. Klingt irgendwie komisch, oder? Denn wie können wir unbewusst unser Gedächtnis befragen? Denkt mal darüber nach, was ihr zuletzt getan habt. Habt ihr euch vielleicht ein Glas Wasser geholt? Überlegt mal: Habt ihr euch bei jedem Schritt genau überlegt, was ihr tun müsst? In etwa so: Ich gehe in die Küche zum Schrank. Ich setze einen Fuß vor den anderen. Ich hebe meinen Arm, öffne den Schrank und greife zum Wasserglas. Ich nehme das Wasserglas heraus und gehe zum Spülbecken. Ich benutze den Wasserhahn und platziere das Glas unter dem Wasserstrahl. Ich warte, bis das Glas voll ist. Ich drehe den Wasserhahn zu, führe das Glas zu meinem Mund, kippe es und lasse die Flüssigkeit in meinen Mund hineinlaufen.

Denkt ihr jetzt, dass das doch komplett bekloppt ist? Ja, ich auch, und mein Gedächtnis erst recht. Das alles läuft nämlich auf unbewusster Ebene ab. Ihr könnt es ja beim nächsten Mal, wenn ihr euch ein Glas Wasser holt, ausprobieren – oder gleich jetzt, wir trinken doch eh alle viel zu wenig. Ich bin mir sicher, euer Gedächtnis wird euch so was von auslachen!

Das liegt daran, dass dieser Typ, wie gesagt, wenig feinsinnig ist und schon gar nicht gern spricht. Die Inhalte in diesem Teil des Gedächtnisses werden nicht sprachlich verarbeitet und entsprechend in Bewegungsabläufen und nicht in Form von Sprache abgerufen. Dazu gehört übrigens auch das Sprechen an sich: Das, was aus dem Mund rauskommt, entspringt dem deklarativen Gedächtnis und greift auf euer Faktenwissen oder eure persönlichen Erfahrungen zurück. Wie genau ihr das aber tut, ist im Verhaltensgedächtnis angelegt, das euch die Bewegung des Mundes für die Erzeugung der Laute vorgibt, ohne dass ihr darüber nachdenken müsst. Vielleicht verwechseln die einen oder anderen trotzdem manchmal die Wege und denken auch über das, was sie von sich geben, nicht groß nach …

Das Gedächtnis hat auch einen Typ, der immer auf die Uhr schaut, hier geht es um die zeitliche Komponente. Aber was erzähle ich euch, vermutlich kennt ihr das nur zu gut: In einem Moment wollt ihr etwas tun, und im nächsten habt ihr es schon wieder komplett vergessen. Da war doch was … Ich soll euch ganz liebe Grüße vom **sensorischen Gedächtnis** ausrichten. Mit einem Speicher von gerade mal wenigen Hundert Millisekunden nimmt dieser Kollege praktisch alle Sinneswahrnehmungen auf, bevor er entscheidet, ob die Wahrnehmung so wichtig ist, dass sie ins primäre Gedächtnis hinüberwandern darf. Das sensorische Gedächtnis ist unser hauseigener Kurator, der darüber entscheidet, welche Gemälde oder Exponate in die Sammlung aufgenommen werden. Mit ständigem Blick auf seine Uhr wählt er aus, welche der Wahrnehmungen so wertvoll sind, um sie weiterzuverarbeiten und in unserem internen Museum auszustellen.

Vielleicht habt ihr schon einmal etwas über **Autismus** gehört oder eine Serie beziehungsweise einen Film mit einer autistischen Person gesehen. Autismus beschreibt eine Entwicklungsstörung, die vor allem die soziale Interaktion und Kommunikation betrifft. Einige Menschen im Autismus-Spektrum haben sich wiederholende und unflexible Verhaltensmuster oder Interessen. Man spricht von einem

Spektrum, weil der Autismus stark oder weniger stark ausgeprägt sein und die Beeinträchtigung durch Betroffene unterschiedlich wahrgenommen werden kann.

Ein zentraler Aspekt dieser Entwicklungsstörung ist die Reizüberflutung. Diese kennen wir alle ab und an. Unser hauseigener Kurator, das sensorische Gedächtnis, erfüllt bei Menschen aus dem Autismus-Spektrum die Anforderungen seines Stellenprofils allerdings nicht besonders gut. Er kann zwar viel, aber auswählen und sich entscheiden gehören nicht gerade zu seinen Kernkompetenzen. Das führt dazu, dass er einfach alles reinlässt, was um diese Menschen herum passiert, und die Betroffenen deshalb unter einer extremen Reizüberflutung leiden können. Während ihr also in aller Seelenruhe dieses Buch lest, blendet ihr wahrscheinlich gerade das Surren der Heizung, das Poltern aus dem Treppenhaus oder die Farbe eurer Couch aus. Euer Kurator weiß, was zu tun ist, und lenkt eure Aufmerksamkeit ganz auf dieses Buch (merci an der Stelle, gut gemacht!). Theoretisch nehmt ihr all das wahr, aber weil euer sensorisches Gedächtnis es als nicht wichtig deklariert für euer internes Museum, wird es wieder rausgeschmissen beziehungsweise nicht weiter verbalisiert. Und schwupp, weg ist es. Es scheint so, dass bei Autist*innen diese Filterfunktion fehlt, da der Kurator, wie gesagt, nicht zwischen wichtig und unwichtig unterscheiden kann. Der Effekt ist eine dauerhafte Befeuerung mit Sinneseindrücken. Das ist kein Dauerzustand, sondern zeigt sich vor allem in Überforderungssituationen.

Ihr könnt es hier stark vereinfacht mal selbst testen: Lest diesen Text im Kasten noch einmal und befreit euren Kurator von seinen Aufgaben. Achtet währenddessen auf alles um euch herum: die Farbe eures Sofas oder Stuhls, auf dem ihr gerade sitzt, und die ihr aus dem Augenwinkel heraus erkennen könnt, die Geräusche aus der Umgebung – fasst dabei jeden einzelnen Sinneseindruck in Worte.

Na, leicht überfordert?

Sobald unser Kurator die Eindrücke ausgewählt hat, die als Exponate in unser Gedächtnismuseum aufgenommen werden sollen, werden sie zur weiteren Erfassung ins **primäre Gedächtnis** verschickt, das auch Kurzzeitgedächtnis genannt wird. Was denkt ihr, wie groß die Kapazitäten dieses Teils des Gedächtnisses sind?

Okay, ich löse auf: Es umfasst etwa sieben – plus minus zwei – Informationseinheiten, die für zwanzig bis dreißig Sekunden bewusst aufbewahrt werden und auf die ihr schnell zugreifen könnt. Erinnert ihr euch, dass ich, als ich das Haus verließ, die Jacke übergezogen habe, weil ich einen kalten Luftzug verspürte? Mein sensorisches Gehirn hat registriert: kalt, kälter als erwartet. Mein Kurator hat diese Info dem Kurzzeitgedächtnis übermittelt, um mich handlungsfähig zu machen: Das Verhaltensgedächtnis gibt mir die Anweisung, den Arm auszustrecken und nach der Jacke zu greifen, die an der Garderobe hängt.

Was passiert aber mit Informationen, die ihr länger im Gedächtnis behalten möchtet, weil ihr sie für eure Abi-Klausuren oder Prüfungen im Studium benötigt? Oder weil ihr einen Job habt, bei dem ihr euch neue Abläufe merken müsst? Oder ihr möchtet einfach eure Freund*innen beeindrucken und ihnen auf der nächsten Party möglichst viele random Fun Facts erzählen? Hier kommt das Langzeitgedächtnis ins Spiel, das **sekundäre Gedächtnis**.

Dein Körper bewertet alle Informationen und registriert ganz genau, welche für uns wichtig sind. Wenn wir uns freuen, ängstlich sind, neugierig oder uns ärgern, vermitteln wir damit unserem

Gedächtnis: Schau genau hin, das hier ist gerade wichtig. Über die damit verbundenen Gefühle erreichen die Infos das nächste Level. Und mit lang meine ich hier: ein paar wenige Minuten. Kein Wunder also, dass unser primäres Gedächtnis nur eine halbe Minute durchhält … Das Langzeitgedächtnis hat aber einen riesigen Speicher und kann über Minuten bis Jahre Erinnerungen abspeichern. Das funktioniert so: Wenn eine ausgewählte Information es über das sensorische in euer Kurzzeitgedächtnis geschafft hat, dann ist die Chance groß, dass es auf eure Festplatte geladen wird. Das Endziel ist jetzt, diese Info in euer Langzeitgedächtnis, und zwar in einen besonderen Teil eures Langzeitgedächtnisses, zu bugsieren, damit ihr es von dort aus schneller abrufen könnt (dazu kommen wir gleich).

Warum erinnert man sich eher an das, was zuerst oder zuletzt gesagt wurde? Irgendwie ist es doch so, dass das, was in der Mitte ist, überhaupt nicht relevant ist. Ungefähr so wie das mittlere Sandwichkind, das in Familien gern mal so mitläuft.
Das liegt an den folgenden Effekten:

- **Primacy-Effekt:** Für die erste Information ist es am einfachsten, den Weg ins Langzeitgedächtnis zu finden – zu dem Zeitpunkt ist es noch »leer« und sie wird eher nicht mit anderen Informationen vermischt.
- **Recency-Effekt:** Wenn die letzte Information nicht durch weitere Informationen überschrieben wird, kann sie länger im Gedächtnis bleiben.

Also, falls ihr euch wundert, warum das Buch megastark anfängt und supergut endet: Ich setze einfach auf den Primacy- und Recency-Effekt. Wird schon gut gehen …

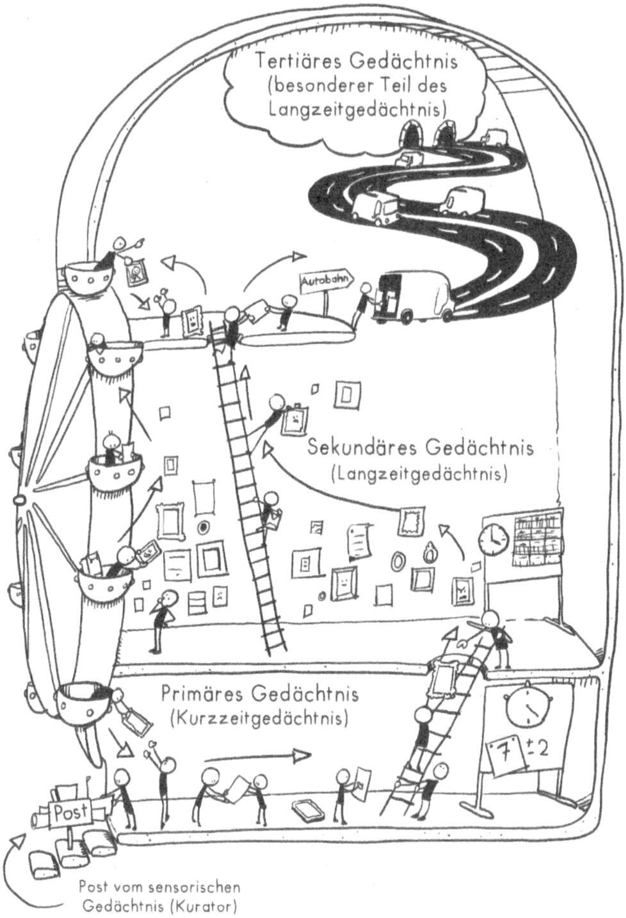

Wenn ein Wort auf euren Lippen liegt, das ihr irgendwann einmal im Langzeitgedächtnis abgespeichert habt, dann habt etwas Geduld mit eurem Hochleistungsprozessor – er arbeitet im Hintergrund, auch wenn es sich gerade nicht so anfühlt. Und plötzlich taucht es dann auf, wie aus dem Nichts, weil es seinen Weg ins Kurzzeitgedächtnis zurück gefunden hat. Da muss das Wort nämlich hin, damit ihr es aussprechen könnt. Jetzt vermögt ihr wieder darauf zugreifen.

Es gibt aber auch manche Informationen, die schießen aus euch heraus. Da muss nur ein Triggerwort genannt werden, und ihr könnt ganze Vorträge halten. Hinter dieser Glanzleistung steckt das **tertiäre Gedächtnis** – hier ist alles mehr oder weniger lebenslang aufbewahrt, was ihr intensiv gelernt habt und immer wieder aufruft. Wenn ihr also für euren Job ein bestimmtes Computerprogramm bedienen müsst, mit dem ihr jeden Tag arbeitet, wird es sich einspeisen. Und weil unser Gehirn kurze Wege mag, hat es eine fette Autobahn zu dieser Art von Informationen gebaut, damit ihr immer einen superschnellen Zugriff darauf habt.

Ihr seht: Unser Ziel ist also das tertiäre Gedächtnis, der eben erwähnte besondere Teil des Langzeitgedächtnisses. Aber das heißt auch, dass ihr wirklich viele Levels überwinden müsst, bis ihr diese Bonusebene erreicht. Und dafür müsst ihr leider lernen, lernen, lernen – genauer: wiederholen, wiederholen, wiederholen. Immer wieder die Infos aus dem sekundären Gedächtnis ins primäre Gedächtnis holen und sie dort wieder und wieder ablegen. Wie eine endlose Schleife, bis die Information irgendwann in das tertiäre Gedächtnis gelangen kann.

Schon einmal davon gehört?

So, dann schauen wir uns doch eine solche Schleife an und verfolgen ganz genau den Weg, wie eine neue Information in euer Gedächtnis gelangt. Solltet ihr (Hobby-)Handwerker*in sein oder schon einmal das Vergnügen gehabt haben, ein Bad zu renovieren, wird es jetzt leider so semi interessant für euch – tut mir leid. Für alle anderen: Es geht um das Ding, den Hebel am Waschbecken, mit dem man die Wasserstärke und -wärme am Wasserhahn regulieren kann. Wir wollen jetzt gemeinsam lernen, wie dieses Ding fachlich korrekt heißt: **Einhandmischer**.

Geht mal in euer Bad und macht das Wasser an, dann seht, hört und fühlt ihr, worum es geht. Das erste Level haben wir geschafft: Wir haben verschiedene Sinneskanäle mit dieser neuen Information gefüttert, die wir uns merken wollen. Eure Augen haben die Struktur des Einhandmischers erkannt, eure Hände haben ihn haptisch erfasst, eure Ohren das Rauschen des Wassers aus ihm heraus wahrgenommen. Und auch hier im Buch haben eure Augen die Buchstaben zu einem Wort zusammengefügt. Eure Ohren wiederum dürfen den Klang des Wortes hören, wenn ihr es einmal laut vorlest.

Die Information »Einhandmischer« jagt nun über eure Nerven – die Informationsautobahn – weiter im Kopf und erreicht das zweite Level. Wisst ihr, wie schnell diese Datei jetzt hochgeladen wird? Mit einer Geschwindigkeit von 1 Gigabit pro Sekunde. Das heißt, es werden 1 Milliarde Bits pro Sekunde durch euer neuronales Netz im Gehirn gejagt – und diese Skills können sich durchaus messen lassen, sie jagen in (zugegeben schlechter) Glasfaserqualität durch euren Kopf (1 Gigabit/s bis 100 Gigabit/s). Das heißt trotzdem: Euer Gehirn ist besser abgedeckt als so manche Regionen in Deutschland …

Jetzt habt ihr es für einen Bruchteil einer Sekunde ins sensorische Gedächtnis geuploadet. Was nun passiert: Die wichtigsten Informationen werden gefiltert und in Worte gefasst – an der Stelle entsteht der berühmte Gedanke in eurem Kopf. Euch ist völlig klar, dass die Information »Einhandmischer« ein zentraler Aspekt eurer täglichen Hygiene ist und ihr nicht vergessen solltet, wie das Ding heißt, womit ihr das Wasser ganz nach euren Bedürfnissen regulieren könnt. Weil euer Körper darauf reagiert, findet »Einhandmischer« die nächste Abzweigung auf der **I**nformations**a**uto**b**ahn – die wir ab jetzt IAB nennen – Richtung primäres Gedächtnis. Da die Info im Kurzzeitgedächtnis angekommen ist, könnt ihr mir nun aktiv sagen, wie das Teil heißt, mit dem wir Wasserstärke und -wärme einstellen können: Einhandmischer. Sprecht es noch mal laut aus.

Okay, damit haben wir das dritte Level erreicht. Glückwunsch! Aber ich muss euch gleich enttäuschen – nur weil ihr es wahrgenommen habt, das Wort nun kennt und im besten Fall ausgesprochen habt, heißt das nicht, dass ihr es jetzt schon verinnerlicht habt. Ab jetzt beginnt die wahre Arbeit: wiederholen, wiederholen, wiederholen. Am besten, ihr schreibt das Wort einmal auf und sprecht es zweimal laut aus. Damit gebt ihr dem Wort die Chance, auf der IAB die Abfahrt »Langzeitgedächtnis« zu finden. Momentan steckt es noch im Kreisverkehr. Es dreht Runde um Runde um Runde, ohne dass sich eine Ausfahrt auftut. Und das liegt nicht daran, dass es blind ist, nein, sie existiert noch gar nicht. Dieser Kreisverkehr hat auch einen Namen: Papez-Neuronenkreis. Verschiedene Bereiche des Gehirns bilden diesen Nervenkreis, und das ständige Wiederholen entspricht der kreisenden Bewegung.

Schreibt das Wort noch einmal auf und sprecht es zweimal laut aus. Sobald ihr diesen Kreisverkehr oft genug umrundet habt – und keine Angst, ihr macht euch dabei nicht zum Affen, es geht uns allen so, dass wir zuweilen im Kreisverkehr stecken bleiben –, öffnet sich das Tor nach Narnia … äh zum Langzeitgedächtnis. Das Wort biegt ab und gelangt in einen Stadtteil des deklarativen Gedächtnisses (ihr erinnert euch, der Teil, in dem alles in Worten abgespeichert wird). Ganz konkret: Es erreicht die Faktenwissen-Straße.

Weil der Weg ganz schön gedauert hat, werdet ihr auch am nächsten Tag noch eine Weile brauchen, bis ihr auf das Wort kommt. Es wohnt noch am Ende der Faktenwissen-Straße. Da der Wohnungsmarkt aber relativ entspannt ist (die Glücklichen!), hat es immer die Möglichkeit, umzuziehen. Wenn ihr euch immer wieder auf den Weg zum »Einhandmischer« macht, der noch am

Ende der Straße wohnt, wird er früher oder später einige Häuser vorrücken – und damit in den Premiumbereich der Straße ziehen. Jetzt ist der »Einhandmischer« im tertiären Gedächtnis angekommen und wohnt direkt neben deiner Körpergröße und dem Namen deiner Mutter. Easy, oder?!

Wir haben im Rahmen eines »Bottom-up-Prozesses« gelernt, und unser Gehirn hat anhand eines äußeren Reizes eine mentale Repräsentation geformt. Der »Top-down-Prozess« verläuft andersherum: Das Gehirn ergänxt fehlxxde Informaxxxnen. Den Text können wir trotzdxx gut lxsen.

Vielleicht kennt ihr folgende Situation: Ihr liegt nachts im Halbschlaf und kriegt im Dämmerzustand mit, dass wie wild Begriffe herumkreisen, denen ihr tagsüber begegnet seid. So erging es mir zumindest während meiner Prüfungsphase. Irgendwelche Mitochondrien, die sich in Zellkerne verliebt haben, die aber schließlich von ihnen geghostet wurden. Nicht gerade Albträume, aber ich kenne deutlich süßere Träume … Ihr habt das Gefühl, es endet nie. Das ist genau dieser Lernprozess und zeigt, wie aktiv euer Gehirn ist und wie krass es arbeitet, während ihr euch ein paar Stunden Ruhe gönnen dürft. Aber weil so ein Kreisverkehr ohne Ausfahrt auch kein Ende hat, könnt ihr euch immer weiter hineinsteigern, und das ist echt zermürbend!

Wenn also Informationen auf der Autobahn von einem Nerv auf den nächsten übertragen werden und euer Körper feststellt, dass etwas Wichtiges auf bestimmten IABs unterwegs ist, sorgt er dort für eine gute Infrastruktur und stellt stärkere Motoren für die Vehikel zur Verfügung. Die Information »Einhandmischer« zum Beispiel nimmt nämlich stets die gleiche IAB. Neurobiologisch gesprochen: Für die Informationsübertragung zwischen den Nerven sind zwei Rezeptoren wichtig – die NMDA- und AMPA-Rezeptoren. Sie werden vom Transmitter Glutamat unterstützt, das Kanäle öffnet. Gemeinsam sorgen sie dann für die Verstärkung der viel benutzten Autobahnen. (Aber diese Fachausdrücke sind nur für diejenigen von euch relevant, die Lust haben, gleich noch mehr neue Begriffe zu lernen.)

Was bedeutet das für uns? Es gibt keine Pille, die euch das Lernen abnimmt. Je häufiger ihr etwas übt, desto besser werdet ihr darin. Es tut mir leid, es so deutlich sagen zu müssen, aber ich bin nur derjenige, der euch das ausrichten soll …

So krass ist euer Körper

Warum mutet der Rückweg immer kürzer an als der Hinweg? Auf dem Hinweg verarbeitet das Gehirn sehr viele neue Eindrücke, auf die es auf dem Rückweg ganz einfach zugreifen kann. Was bedeutet das für uns? Zeit ist relativ. Gut, das wusste schon Albert Einstein, das ist jetzt keine besondere Sache. Aber stellt euch das mal vor: Wenn euer Gehirn immer weniger arbeiten muss, weil es so viel schon kennt, dann vergeht die Zeit schneller. Ziemlicher Mindfuck, oder?

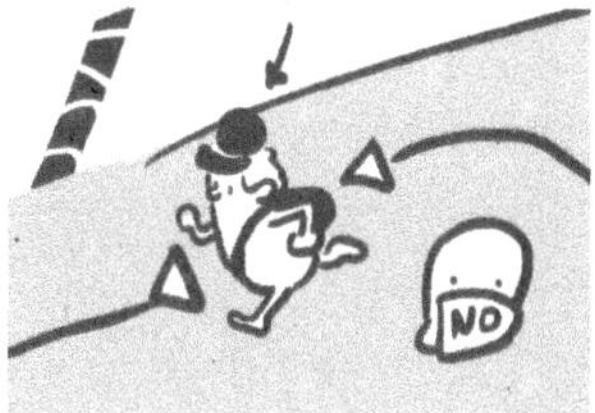

2.

Die Reise aus der Nebenniere –

Was wirklich passiert, wenn ihr Stress habt

Mein sehr persönliches Problem ist ja, dass ich wirklich schlecht Nein sagen kann. Ich lebe ganz nach dem Motto: Man kann nicht auf allen Hochzeiten tanzen, aber man kann es zumindest versuchen. Und so sehen auch gerade meine Tage aus. Tagsüber lerne ich für meine Prüfungen, die mit jeder Sekunde näher rücken, was mir einen kalten Schauer über den Rücken laufen lässt. Am Wochenende bin ich zum Geburtstag meiner guten Freundin Leonie eingeladen, für die ich noch ein Geschenk brauche, worüber ich mir in meinen Lernpausen den Kopf zerbreche. Ein Gutschein? Das ist langweilig. Vielleicht doch eine weitere Zimmerpflanze für ihre sehr eigenwillige Sammlung? Aber wo kriege ich die jetzt her? Ihren grünen Daumen hätte ich jedenfalls gern … Am Abend besuche ich noch Grethe und Ted. Und natürlich bin ich im Dauerkontakt mit Tom, der mir bei unserem letzten Treffen von seinem neuesten Crush erzählt hat: Lilli. Er kann also gerade wirklich einen guten Freund gebrauchen. Und deshalb treffe ich auch ihn am Wochenende, obwohl ich eigentlich gerade viel zu viel um die Ohren habe.

Was mir natürlich bei dem vollen Programm gar nicht hilft, ist mein zweites Prinzip, nach dem ich lebe: Was du heute kannst besorgen, das verschiebe ruhig auf morgen. Denn was du heute kannst erleben, kann dir morgen keiner geben. Und was ist die Folge davon? Genau: Ich denke mir beim Lernen – ach, einmal mit Philipp beim Unisport vorbeizuschauen, das schadet doch nicht. Die Zimmerpflanze besorgen? Vielleicht kommt mir über Nacht die Eingebung, wo ich die herbekomme. Morgen ist ja auch noch ein Tag.

Das Problem dabei ist – ihr ahnt es vielleicht schon –, dass der nächste Tag kommt, und zwar schon am nächsten Tag. Und das Einzige, was passiert, ist dann, dass wir Stress haben. Und bei all dem soll ich auch noch entscheiden, was ich morgens anziehen soll!

Was ist Stress überhaupt?

Okay, wir alle sind ab und an gestresst. Das gehört zu unserem Leben dazu, da bilde ich bestimmt keine Ausnahme. Aber letztlich braucht es gar nicht viel, um in Stress zu geraten. Also schauen wir uns mal genau an, was im Körper passiert, wenn Stresssignale gesendet werden. Bei diesem Thema berührt die Medizin die Psychologie, und wir unternehmen daher einen kleinen Abstecher ins Psychologische, aber unser Hauptaugenmerk wird nach wie vor auf den Geschehnissen im Körper liegen. Auch Ängste können für Stress eine Rolle spielen.

Diese Situation kommt euch vielleicht bekannt vor: Ihr seid gestresst, weil ihr morgens den Bus verpasst habt. Davor seid ihr natürlich zum Bus gerannt in der Hoffnung, ihn noch zu erwischen, nur um dann zu sehen, dass er vor eurer Nase davondüst.

Na toll. Ihr könnt gestresst sein, wenn euch das passiert, müsst es aber nicht. Weitere Faktoren spielen nämlich in das Ganze mit hinein. So ist das auch, wenn ihr euch auf eine Prüfung vorbereiten müsst. Für manche bedeuten Prüfungen einen Antrieb, sich selbst zu beweisen, für andere puren Stress, gerade wenn sie schon sehr viel früher hätten beginnen sollen, sich auf sie vorzubereiten (hier spreche ich aus Erfahrung). Andere wiederum können sich beim Shoppen einfach nicht für ein T-Shirt entscheiden: das grüne? Oder lieber in der Lieblingsfarbe? Aber davon habe ich doch schon so viele. Also doch lieber gar keins?

Vielleicht denkt ihr euch jetzt: Naaa ja, sich für ein T-Shirt zu entscheiden ist doch etwas anderes, als kurz vor knapp eine Prüfung vorzubereiten. Der Ausdruck »Kurz vor knapp« ist ein hervorragendes Beispiel für einen weiteren Faktor für die Entstehung von Stress. Dieser Faktor ist die Zeit. Bei der Prüfungsvorbereitung dürfte es uns allen klar sein. Den Bus zu verpassen kann allerdings einfach nervig sein, weil ihr lieber um neun Uhr im Laden sein wolltet, statt eine halbe Stunde später, wie es nun der Fall sein wird. Es kann aber auch äußerst stressig sein, wenn ihr erst um neun Uhr dreißig am Prüfungsraum ankommt, obwohl ihr doch schon um neun Uhr fünfzehn hättet da sein müssen. Und ebenso beim Shoppen des T-Shirts. Ein Shirt auszuwählen ist per se zwar nicht gerade stressig, wenn ihr aber durch euer ewiges Hin und Her vielleicht euren Bus verpassen könntet, der euch pünktlich nach Hause bringt, dann entsteht bei euch sehr wohl Stress.

Grundsätzlich wird zwischen **Eustress** (positivem Stress) und **Disstress** (negativem Stress) unterschieden. Wie kann Stress positiv sein, mögt ihr vielleicht denken, aber kennt ihr das, wenn ihr im Flow seid, weil ihr euch mit etwas beschäftigt, das euch Spaß macht? Und dennoch eine Deadline am Horizont steht? Ihr habt durchweg das Gefühl, den Anforderungen gerecht zu werden. Das heißt, ihr habt zwar Stress, aber der Stress fühlt sich gut an. Vielleicht treibt er euch zur Hochleistung an, zumindest fühlt er sich nicht schlecht an.

Bei negativem Stress hingegen habt ihr das Gefühl, niemals die Anforderungen erfüllen zu können. Ihr habt also eine Deadline vor Augen, aber nicht das Gefühl, es zu schaffen. Im Gegenteil, ihr seid konstant mit dem Gedanken beschäftigt, dass ihr das niemals, niemals schaffen werdet.

Sofort springt die Gedankenspirale an: Ich schaffe das nicht, wie soll ich auch? Die Prüfung kann ich vergessen, das ist einfach viel zu viel. Wenn ich die Prüfung verhaue, verhaue ich damit den ganzen Kurs. Kann ich ihn wiederholen? Werde ich überhaupt zugelassen oder direkt rausgeworfen, weil ich zu schlecht bin? Was werden meine Freunde und Familie sagen? Ihr merkt schon, worauf ich hinauswill: In diesem Moment denkt euer Gehirn das Schlimmste, und der Auslöser dafür ist Stress. Aber wie ihr mit Stress umgeht, ist sehr individuell. Wenn ihr eher anfällig für Stress seid, habt ihr bestimmt diese*n eine*n Freund*in, der*die immer tiefenentspannt wirkt, egal, ob gerade die Welt untergeht oder nicht. Während ihr schon dabei seid, alles an den Nagel zu hängen.

Aber so individuell der Umgang mit negativem Stress auch ist, so griffig ist doch die Definition davon: Stress entsteht aus einem Ungleichgewicht zwischen äußeren Anforderungen (Stressoren) und persönlichen Bewältigungsmechanismen. Stress ist also eine Einstellungssache. Damit möchte ich in keiner Form sagen, dass ihr euch nicht so anstellen und einfach eure Einstellung ändern sollt. Schön wäre es ja, wenn die Aussage »Stress dich nicht« so einfach funktionieren würde. Aber so ist das natürlich nicht. Genauso ist es auch, wenn ihr Ängste habt: Nur, weil euch eine außenstehende Person sagt, dass ihr doch keine Angst zu haben braucht, verschwindet sie ja nicht automatisch – zack, weg! Wäre super, aber wir Menschen ticken eindeutig komplizierter …

Das ist vielmehr die Erklärung für unterschiedliche Stressanfälligkeiten und warum ihr auf dieselbe Situation anders reagiert als eure Freund*innen: Ihr habt unterschiedliche Bewältigungsmöglichkeiten. Das bedeutet, dass ihr Wissen, wie sie auf eine Situation reagieren sollen, einfach besser oder stärker ausgeprägt ist als bei euch in dem Moment. Die gute Nachricht an der Stelle ist: Wir alle können lernen, unsere Bewältigungsmöglichkeiten zu verbessern – natürlich nicht bei allem, aber in Maßen ist das durchaus möglich. Zum Beispiel, wenn ihr einen Vortrag vor eurer Klasse, im Studium oder bei der Arbeit halten sollt.

Beim ersten Mal ist das Problem – die äußere Anforderung – neu. Das bedeutet für euer Gehirn und euren Körper, dass sie noch nicht wissen, wie sie mit der Situation umgehen sollen. Erst im Nachhinein, wenn ihr also den Vortrag gehalten habt und keiner gelacht oder dumme Fragen (die es bekanntlich ja nicht gibt) gestellt hat, ihr im Idealfall sogar eine ordentliche Portion Applaus bekommen habt, registriert euer Gehirn: Aha, wir haben diese Situation überlebt. Und zwar buchstäblich. Das ist wichtig, weil Körper und Gehirn besser wissen, wie sie reagieren sollen, wenn ihr mal wieder einen Vortrag halten sollt. Jede neue Erfahrung bedeutet für euren Körper und euer Gehirn Stress. Erst wenn ihr abgespeichert habt, dass die Welt davon nicht untergeht und sich sogar – egal, wie es ausgeht – munter weiterdreht, könnt ihr besser damit umgehen.

Doch so läuft das leider nicht immer ab, weil sich eine Situation zwar wiederholen kann, aber unvorhersehbare und abgewandelte Momente auftreten können. Stress und Angst reichen sich häufig die Hand, was zur Folge hat, dass wir zwar meinen, gestresst zu sein, in Wahrheit aber mehr Angst davor haben, die Situation oder das Problem nicht bewältigen zu können. Das bedeutet für unseren nächsten Vortrag: Es stresst uns trotzdem wieder, wenn wir ihn halten müssen, aber Angst verbinden wir damit eher nicht mehr. Angst führt stets zu Stress, aber Stress nicht unbedingt zu Angst.

Jetzt haben wir uns aber genug mit der Psychologie des Stresses auseinandergesetzt, gehen wir also mal eine solche Situation durch und schauen uns an, was wirklich im Körper passiert, wenn er Stress ausgesetzt ist.

Grundsätzlich gilt: Was bei Stress in eurem Körper passiert, ist natürlich, also im Prinzip gut und hat im biologischen Sinn wenig mit Leiden zu tun, auch wenn sich das vielleicht anders anfühlt. Stress ist der Mechanismus, der greift, wenn ihr euch auf eine neue Situation einstellen müsst.

Was wirklich in eurem Körper passiert, wenn er gestresst ist

Alles beginnt mit einer Miniwahrnehmung: Ich wache auf und schaue auf die Uhr. Oh nein! Wieso ist es schon sieben Uhr? Den Wecker habe ich doch auf sechs Uhr dreißig gestellt! Ich muss das Klingeln überhört haben … Als Nächstes werfe ich einen Blick auf mein Smartphone, um meine Zugverbindung zu checken. Die halbe Stunde kann ich noch locker aufholen, das macht nichts, beruhige ich mich selbst. Ich werde es noch pünktlich zum Bahnhof schaffen. Ich aktualisiere die Seite, und schon ploppt, wie sollte es anders sein, die nächste Hiobsbotschaft auf: Meine Bahn hat Verspätung. Ich habe meine Verbindung allerdings so getimt, dass ich pünktlich zum Treffen mit Tom in der Stadt bin, damit er nicht auf mich warten muss. Und eigentlich hatte ich auch etwas Puffer eingerechnet, aber der ist jetzt futsch …

Ich renne schnell in die Küche, werfe den Wasserkocher an, mache mir rasch ein Müsli und ziehe die gleiche Jeans wie gestern und das nächstbeste T-Shirt über. Okay, beim Outfit hätte ich mir ein wenig mehr Mühe geben können, aber ich habe schließlich keine Zeit, und Tom wird es mir schon nicht übel nehmen, falls ihm überhaupt etwas auffällt.

Während ich also in den Stressmodus verfalle und das Gefühl habe, keinen klaren Gedanken fassen zu können, ist mein Zwischenhirn bereits aktiviert. Dieser Teil des Gehirns befindet sich an der Unterkante des Großhirns, und darin sitzen fünf äußerst wichtige Mitarbeitende, die wir alle im Laufe dieses Buches genauer kennenlernen werden: **Thalamus, Hypothalamus, Metathalamus, Epithalamus und Subthalamus**. Sie nehmen alle Informationen auf, die gerade auf mich einprasseln: Mist, verschlafen. Oh nein, Zug hat Verspätung. Ich bin hungrig, muss etwas essen. Ich brauche einen schwarzen Tee, denn wer mag schon Kaffee. Und was zur Hölle ziehe ich an? All diese Informationen werden umgehend an die Chefetage weitergeleitet, das Großhirn. Und das lässt sich natürlich liebend gern von meinem Stress anstecken. Also drückt es den Knopf für: »Alarm! Stress! Wir müssen rasch reagieren!« Und weil das der Großalarm ist, verlassen alle rasch die Betten und werden aktiv. Währenddessen wird der Hypothalamus vom Chef beauftragt, den Körper für den Kampf vorzubereiten.

Den Hypothalamus könnt ihr euch als Innenminister eures Körpers vorstellen. Er verwaltet, wie ihr im Laufe des Buches merken werdet, enorm viele Abläufe in eurem Körper. Es lohnt sich also, euch seinen Namen zu merken. Als erste Amtshandlung an diesem Tag schickt er, beflügelt durch diesen wichtigen Auftrag, einen Boten los, ein Hormon, das dem übrigen Körper die Nachricht »Stress« überbringen soll. Der Empfänger ist eine kleine Drüse namens Hirnanhangsdrüse mit folgender Postanschrift: Hinter-den-Augen-mittig-zwischen-den-Ohren-Straße in 27499 Unterseite des Gehirns.

Eure Chefetage hat aber nicht nur den Hypothalamus beauftragt. Nein, dafür ist diese Nachricht viel zu wichtig! Wie wir später feststellen werden, hat das Großhirn heimlich auch eine direkte Nachricht an jemanden versendet, ohne die öffentlichen Kanäle zu nutzen …

Hormone

Als Innenminister ist der Hypothalamus auch für euer Hormonsystem verantwortlich, euren ganz persönlichen Kurierdienst – mit unterschiedlichsten Hormonen, die als Boten Zugang zu praktisch allen Organen und Zellen haben. Dieser Kurierdienst wird vom ganzen Körper genutzt.

Hormone sind körpereigene Stoffe, die in sogenannten Hormondrüsen produziert werden. In Ausnahmefällen werden sie auch in einzelnen Zellen hergestellt. Hormone tragen kurze Nachrichten, die Änderungswünsche für Abläufe im Körper oder persönliche Updates ihrer Verfasser enthalten. Diese Nachrichten werden an die Verfasser selbst (eigene Zelle), manchmal an die Nachbarn (die Zelle nebendran) oder an entfernte Verwandte (andere Organe) verschickt. Für die Fahrt zu ihren Verwandten nutzen Hormone die Blutbahn. Der Hypothalamus verschickt tagtäglich und quasi dauerhaft Dutzende Nachrichten und trifft die meisten Entscheidungen, die den Körper stark beeinflussen. Gleichzeitig freut er sich aber auch, wenn er sehr viel Feedback erhält. Er veranlasst zum Beispiel die Ausschüttung von Sexualhormonen oder Schilddrüsenhormonen.

Es gibt noch einen anderen Kurierdienst, der deutlich lokaler agiert: die **Neurotransmitter**. Sie sind ebenfalls Botenstoffe, werden aber in den Nerven produziert und ausschließlich für die Übertragung von Nachrichten an die benachbarten Nerven genutzt.

In der Hirnanhangsdrüse sitzen zwei Mitarbeitende, die sich zwar über ihre Aufgabe freuen, sich aber nicht besonders reinhängen – zwei wahre Pragmatiker. Sie gehören zur Leitstelle, die die Botschaft empfängt, um dann lediglich ihren eigenen Boten zum nächsten Einsatzort zu schicken. Der Bote heißt Achim (ACTH), und seine Aufgabe lautet, die gleiche Nachricht »Stress« an die richtige Stelle zu übermitteln. Die Lieferanschrift lautet dieses Mal: Nebenniere, z. Hd. Mittlerer Hersteller, in: Äußerer Ring.

Ja, ihr habt richtig gelesen, *Neben*-Niere. Die Nebenniere ist die Nachbarin eurer Nieren und liegt jeweils direkt auf der großen Niere. Viel mehr verbindet die beiden aber nicht. Sie stehen in keinem Verwandtschaftsverhältnis und haben auch keine gemeinsamen Interessen. Während die Nieren die Produzenten eures Urins sind und als umgedrehte Kläranlage die guten Stoffe aus dem Urin ziehen, gehören die zwei Nebennieren zu den größten Hormonfabriken eures Körpers. Und das, obwohl sie mit gerade mal fünf Zentimeter mal ein bis zwei Zentimeter kleiner als ein Suppenlöffel sind.

Achim erhält also den heiß begehrten Auftrag und begibt sich auf den Weg. Dafür schlägt er die Blutbahn Richtung Flanken ein, sein Ziel liegt ziemlich weit unten, in der Nähe der tiefsten Rippe. Aber schon auf dem Weg dahin wundert er sich über den vielen Verkehr an diesem eigentlich beschaulichen Vormittag. Ihm begegnen nämlich viele weitere Boten, vor allem aber fallen ihm die Schwergewichte und absoluten Legenden der Botenszene auf: Adrenalin und sein etwas weniger bekannter Cousin Noradrenalin, den man als Mitglied und Strippenzieher der Neurotransmitter seltener im Blut antrifft. Aber gerade eben habe ich doch noch behauptet, Neurotransmitter wirkten nur an Nervenzellen, fragt ihr euch vielleicht? Nun ja, was soll ich sagen? Noradrenalin ist eben wirklich eine Legende und in beiden Botenstoff-Welten zu Hause. Aber was ist da nur los?

Als Achim schließlich am Ziel angelangt ist, versteht er es endlich: Die Nebenniere hat eine andere ihrer Fabriken schon angeschmissen, genauer gesagt: die runde Innere Fabrik.

Die Fabrikanlage der Nebenniere kann man sich in etwa so vorstellen: In der Mitte liegt eine runde Fabrik (Nebennierenmark), sie wird von einem Ring umgeben. Auf diesem Äußeren Ring liegt ein weiterer Gebäudekomplex, eine andere Fabrik (Nebennierenrinde), doch die beiden Fabriken arbeiten relativ unabhängig voneinander.

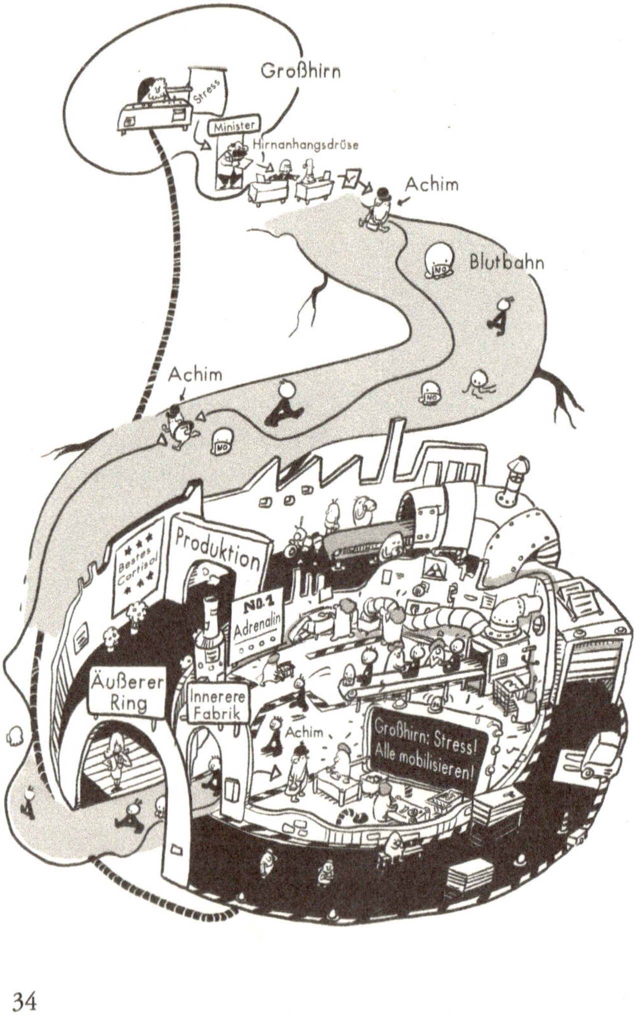

Während die Mitarbeitenden des Rings ziemlich tatenlos an ihren Maschinen herumzustehen scheinen und auf eine Ansage warten, scheint die runde Fabrik bereits auf Hochtouren, ja geradezu über ihren Möglichkeiten, zu arbeiten.

Achim entscheidet sich, bevor er seine Nachricht beim Äußeren Ring abgibt, in der runden Fabrik vorbeizuschauen. Er ist wirklich neugierig und will unbedingt erfahren, was dort los ist. Also versucht er einen der angestrengten Mitarbeiter zu erwischen, doch keine Chance – alle sind so beschäftigt, dass Achim nicht auch nur eine Info aus ihnen herausbekommt. Das kommt ihm komisch vor, normalerweise trinkt er mit den Leuten hier gern mal noch einen Kaffee und tauscht sich über den neuesten Tratsch und Klatsch aus – heute scheint das unmöglich zu sein. Doch da entdeckt er einen. Dieser Mitarbeiter scheint in verschiedenen Leitungen zu hängen und tippt wie wild auf eine Tastatur ein. Auf Achims Frage, was hier los sei, deutet er nur auf eine große Leuchtanzeige: »Großhirn: Stress! Alle mobilisieren!« Da haben wir sie also, die geheime Nachricht vom Großhirn, von der ich euch vorhin erzählt habe. Das Großhirn hat also per Dekret über den direkten Weg mittels seines eigenen Nervensystems die runde Fabrik beauftragt, ihre Produktion hochzufahren. Und was produziert sie? Die zwei Schwergewichte und absoluten Legenden der Botenszene, die Achim auf dem Weg bereits begegnet sind: Adrenalin und Noradrenalin. Die innere Fabrik ist körperweit sogar die wichtigste Produktionsstätte für das Adrenalin!

Aber was bedeutet das für Achim und seine Chefs in der Hirnanhangsdrüse und dem Hypothalamus? Vertraut der Präsident seinen eigenen Mitarbeitenden im Hormon-Botensystem etwa nicht? Ein Blick auf das Paket schenkt Achim neuen Mut, denn auf diesem steht schließlich Äußerer Ring und nicht Innere Fabrik. Achim steuert also seine direkte Adresse an. Und siehe da, dort ist es wirklich sehr ruhig, viel zu ruhig, findet Achim. Es scheint so, dass hier auf seine Botschaft gewartet wurde – und diesen Eindruck bestätigt ihm die dortige Assistentin, die schon an der Tür steht, um ihn zu empfangen. Eigentlich trinkt er auch mit ihr gern ein Käffchen, aber auch das scheint heute nicht möglich. Sie reißt ihm das Paket mit der Nachricht »Stress« aus der Hand und rennt sofort zur Zona fasciculata, dem mittleren Hersteller, damit er endlich in die Produktion gehen kann. Und es dauert keine fünf Minuten, da steht das neue Produkt, der neue Bote schon bereit, und alle sind erleichtert. Sein Name ist Cortisol, Stresshormon Cortisol, und er ist ab jetzt die Hauptfigur dieser Geschichte.

Bevor die Reise des Cortisols beginnt, werfen wir noch einen Blick in die runde Fabrik. Dort ist es nach wie vor sehr hektisch, alle haben längst die Grenze ihrer Belastbarkeit erreicht. Die Adrenalin- und Noradrenalin-Speicher sind nahezu leer, obwohl ständig Nachschub produziert wird. Das liegt daran, dass sie auf Anweisung des Großhirns ihre mühsam produzierten Vorräte auch gleich wieder freisetzen müssen. Das zehrt an der Arbeitsmoral der Mitarbeitenden, weil sie immer wieder von vorn anfangen müssen.

Aber nun ist endlich das Stresshormon Cortisol aus der Produktion gekommen und macht gleich seinen ersten Halt in der Inneren Fabrik, wo es den Mitarbeitenden gut zuredet. Und was soll man sagen, darin ist es so was von gut: Cortisol hält eine ziemlich starke Motivationsrede, die es vermag, die Mitarbeitenden zusammenzuschweißen, und kitzelt somit die nötigen letzten paar Prozent aus ihnen heraus.

Sein Job ist hiermit getan, also schwingt sich Cortisol auf sein aus Proteinen bestehendes Motorrad und macht sich auf, um auch im Rest des Körpers seine Mission zu erfüllen. Auf der Blutbahn herrscht reges Treiben, und die Aufregung scheint groß. Woran liegt das? Irgendjemand hat angezogen, alle Verkehrsteilnehmer scheinen sehr viel schneller als sonst unterwegs zu sein. Wie kommt es, dass die Geschwindigkeitsbegrenzung nach oben korrigiert wurde? Schuld daran ist das Herz, das als Motor die Geschwindigkeiten auf der Blutbahn bestimmt. Die Ausfahrten in die Peripherie wurden verengt, dafür wurden weitere Spuren auf den Autobahnen in Richtung Brustkorb und Gehirn geöffnet. Parallel dröhnt es aus den Lautsprechern. Das Großhirn fordert gerade alle Muskeln auf, sich in Stellung zu bringen, und das Kleinhirn konkretisiert die Anweisungen, was zu tun ist.

Ich springe aus dem Bett, mache mich in Windeseile fertig und laufe schnell zur Bahn.

Das Cortisol weiß ganz genau, wer für dieses große Durcheinander von Stimmen, Fahrzeugen und Immunsystem-Mitarbeitern verantwortlich ist: Es sind die Boten-Kollegen Adrenalin und sein Cousin Noradrenalin. Und das Cortisol scheint als Einziges zu ahnen, worauf all das hinausläuft: eine Energiekrise, es wird nämlich gerade eine Riesenmenge an Energie verbraucht.

Ich bin gerade erst aufgestanden und die Energiespeicher wurden noch nicht aufgefüllt, das ist ein Problem.

Aber davon lässt sich Cortisol sicher nicht aus der Bahn werfen. Es hat schon für jedes Problem eine Lösung gefunden … Selbstbewusst, wie es ist, begibt es sich auf die Suche nach Energiequellen. Wie wir im Kapitel »Erdnuss auf der Dunkelrutsche« über die Ernährung noch sehen werden, ist Zucker (Glucose) die Energiequelle schlechthin. *Aber die zwei Löffel Müsli, die ich mir eben noch schnell reingeschaufelt habe, reichen nicht einmal ansatzweise, um den erhöhten Glukose-Bedarf zu decken.* Auch davon lässt sich Cortisol nicht beeindrucken: Die Suche nach neuen Quellen führt es zum Fettgewebe, dem größten Energiespeicher unseres Körpers.

Und Cortisol wäre nicht Cortisol, wenn es nicht auch hier erfolgreich zur Arbeit animieren würde. Nach seiner Kamikaze-Motivationsrede beginnen die Fettzellen, sich selbst aufzuopfern, und stellen ihre Fette in Form von Energie und Bauteilen zur Glukoseneubildung zur Verfügung.

Vielleicht denkt ihr jetzt: Hervorragend! Ein wenig Stress am Morgen, und damit haben sich jede Diät und der ganze Sport erledigt. Warum nehmen wir nicht einfach Cortisol als Fettverbrenner-Pille ein! Aber ich muss euch enttäuschen, Cortisol ist zwar schlau und findig, aber es agiert nicht immer in eurem Sinne, zumindest nicht aus ästhetischer Sicht: Es landet mit seinem Arbeitsauftrag im Fettgewebe der Extremitäten. Es sind also vor allem die Fettzellen an Armen und Beinen, die sich hier aufopfern. Und es gibt sogar noch einen Effekt, der euch so gar nicht in die Karten spielt – zumindest denjenigen, die gern an Bauch, Gesicht oder Hals etwas weniger hätten: Das Cortisol wird nämlich auf dem weiteren Weg von den Fettzellen an eurem Stamm (Bauch, Brustkorb, Hals und Kopf) überzeugt, ihnen einen Teil der neugewonnenen Energiebausteine auszuhändigen – es waren ja schließlich ihre Brüder, die sich aufgeopfert haben. Die Folge ist: Die Fettmasse an den Extremitäten wird zwar abgebaut, dafür aber die Fettmasse am Stamm aufgebaut.

Wie auch immer, mit den Bauteilen für die Zucker-Neuproduktion im Gepäck – und mächtig stolz auf seine bisherigen Erfolge – bahnt sich Cortisol nun den Weg in Richtung Muskelgewebe. Auch hier sucht Cortisol neue Energiequellen, und wieder lässt es sein Geschick walten und ringt dem wenig begeisterten Muskelgewebe ein paar Proteine ab, welche vom Cortisol in den Blutstrom geworfen werden.

Nun muss das Cortisol eigentlich nur noch Bericht erstatten: Sowohl bei der Hirnanhangsdrüse als auch beim Innenminister, beide lieben ja Feedback. Bei ihnen angekommen, berichtet es über den positiven Verlauf seiner Botengänge und der Mitarbeit der anderen Kollegen. Es schließt mit den Worten, dass nun keine weiteren Boten mehr benötigt würden, die Arbeit sei erledigt –

und zwar auf exzellente Art und Weise. Nach den beiden Stationen steht für Cortisol nur noch ein To-do auf der Liste: die Leber. Es schwingt sich ein letztes Mal auf sein Motorrad, auf zu seinem Ziel, das zugleich das Ende seiner Reise bedeutet.

Die Leber erwartet bereits voller Vorfreude seine Ankunft, und Cortisol wird feierlich begrüßt – ein wichtiger Moment für alle Beteiligten. Cortisol übergibt der Leber seine Arbeitserzeugnisse, und nun können die einzelnen Bestandteile von Fetten und Proteine (oder vielmehr das, was von ihnen übrig geblieben ist) für die Zuckerherstellung genutzt werden. Von nun an liegt die Verantwortung bei der Leber und ihren Mitarbeitenden und nicht mehr beim Cortisol. Doch es lässt es sich nicht nehmen, die letzte seiner berühmten Reden zu halten, um sicherzustellen, dass aus allen Bestandteilen, die es so mühsam zusammengetragen hat, auch wirklich alles herausgeholt wird.

Damit endet das zwar kurze, dafür intensive Berufsleben eures Stresshormons Cortisol. Erschöpft, aber zufrieden tritt es in den Ruhestand. Die Golfrunden und Cocktails seien ihm auch wirklich gegönnt … Schließlich hat der Körper nun die nötige Energie, um der akuten Stresssituation zu begegnen.

Während ich also kopflos alles zusammenpacke, renne ich, so rasch ich kann, und erwische mit dem Cortisol-Kick dann doch die Bahn, um wie verabredet um zehn Uhr Tom in der Stadt zu treffen.

Die weiteren Superkräfte des Cortisols

Vielleicht habt ihr euch nun gefragt, wie Cortisol und Kortison eigentlich zusammenhängen? Vielleicht wurde euch schon einmal eine Kortisonsalbe oder ein Medikament mit diesem Inhaltsstoff verschrieben, oder ihr kennt eine Person, die es regelmäßig einnehmen muss.

Wenn das Immunsystem falsch oder viel zu stark reagiert (wie wir gleich im Kapitel »Bananen-Latex-Drama«

sehen werden), stresst das unseren Körper. Mit Cortisol können wir gleich zwei Fliegen mit einer Klappe schlagen: Wenn das Kortison in unseren Körperkreislauf gelangt, wird es zu Cortisol aktiviert. Das Cortisol wiederum kann nicht nur Bestandteile für die Energiegewinnung liefern, damit wir die Energie haben, eine Stresssituation zu bewältigen, darüber hinaus nimmt es auch den Kampf mit dem Immunsystem auf, unserer Körperpolizei, und kann es sogar ausbremsen. Kortison gehört deshalb zu den am häufigsten verwendeten Arzneimitteln. Gerade wenn das Immunsystem fehlgeleitet wird, wie es bei Autoimmunerkrankungen der Fall ist, können diese sehr gut damit behandelt werden.

So krass ist euer Körper

Kennt ihr das? Ihr fiebert wochenlang dem Urlaub oder euren Ferien entgegen, habt euch schon Pläne zurechtgelegt, und die Vorfreude steigt von Tag zu Tag. Und dann – zack – am ersten Tag schon liegt ihr flach und seid krank.

Die Erklärung ist ebenfalls bei unserem Freund Cortisol zu finden: Der Körper kommt endlich zur Ruhe, das Immunsystem ist aber durch die anhaltende Dauerbelastung durch Job und Alltag geschwächt. Viren und Bakterien haben es nun viel leichter, unseren Körper zu befallen, weil der Körper nicht mehr vom Stress angestachelt wird.

Ähnlich ist das nun auch bei mir: Als ich in der Bahn sitze, sacke ich zusammen und werde schläfrig. Auf jedes Hoch folgt eben auch ein Tief.

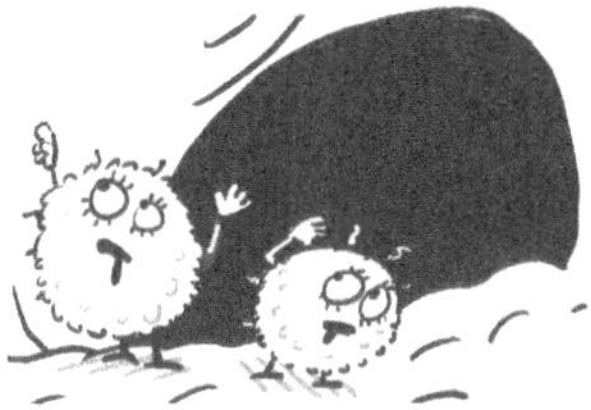

3.

Bananen-Latex-Drama –

Was wirklich passiert, wenn ihr eine Allergie habt

Wir sitzen gerade im Café, als Toms Gesicht plötzlich rot anläuft. »Hey, was ist los mit dir, hast du da draußen gerade jemanden gesehen, Lilli vielleicht?«, frage ich ihn.

»Nee, ich weiß auch nicht, in meinem Mund juckt es so komisch«, antwortet Tom etwas bedröppelt.

Okay, diesmal scheint nicht Lilli der Auslöser für seinen Aussetzer gewesen zu sein. Was war denn da los?

»Bekommst du denn genug Luft?«, frage ich ihn.

»Hm«, antwortet er leicht röchelnd.

Keine fünfzehn Minuten davor haben wir uns noch ein Stück Kuchen in diesem neuen und angesagten Café genehmigt. Und weil Tom gern mal etwas Neues ausprobiert, hat er sich für einen mit Blumendeko entschieden. Schon während wir den Kuchen in uns reinschaufelten – ich habe mich mit einem konventionellen Schokokuchen begnügt –, hat er nicht besonders glücklich ausgesehen.

Ich fragte die Bedienung, was überhaupt in diesem Kuchen drin sei. Kardamom, Veilchen, Mandeln, und sie zählte noch ein paar Sachen mehr auf, die ich mir definitiv nicht merken konnte. Eins ist auf jeden Fall klar: Eine dieser Zutaten hat bei Tom eine allergische Reaktion ausgelöst.

Auf meine Frage, ob er vielleicht eine Allergie, eine Unverträglichkeit oder Ähnliches habe, zuckt er mit den Schultern. »Keine Ahnung, manchmal ist meine Nase zu.« Da macht es bei mir klick: Na klar, die Veilchen mussten die Übeltäter sein! Veilchen sind eine Pflanzengattung, die zu den Frühblühern gehören, und ihre Pollen, die in unseren Breitengraden eigentlich nicht so verbreitet sind, können für Allergiker pures Gift sein.

Hastig zahlen wir, und ich schleppe Tom zur nächsten Apotheke, denn mir scheint eher, dass er eine Antihistamin-Tablette benötigt als irgendwelche beruhigenden Worte. Zwei Minuten später stehen wir vor der Apotheke.

Zum Glück wirkt das Antihistaminikum, von dem Tom aber langsam etwas schläfrig wird – na toll, so habe ich mir unser Treffen definitiv nicht vorgestellt, für das ich extra gekommen bin. Schließlich wollten wir ja die aktuelle Lilli-Situation besprechen und einen Plan ausarbeiten, wie er sie endlich besser kennenlernen kann. Aber ich kann nur zu gut nachvollziehen, wie er sich fühlen muss. Als ich noch zu Hause gewohnt habe, hat mein Kater Momo jeden Abend so kläglich vor meiner Tür gemaunzt, dass ich ihn trotz meiner zugegebenermaßen sehr schwachen, aber dennoch nervigen Katzenhaarallergie zu mir ins Zimmer geholt habe. Während Momo gemütlich auf meiner Brust schlafen durfte, habe ich am nächsten Morgen den Preis dafür bezahlt, denn ich bin mit geschlossener Nase und Kopfschmerzen aufgewacht, was mich als Morgenmenschen dann doch immer etwas ausgebremst hat.

Was ist eine Allergie, und wer bekommt sie?

Eine Allergie ist eine erworbene überschießende Reaktion unseres Körpers. Allergiker haben diese Erkrankung nicht von Geburt an, sie entsteht im Laufe des Lebens und entwickelt sich vor allem im Kindesalter. Von milden Symptomen wie Hautausschlag, Juckreiz über Schwellungen im Gesicht, im Mund- und Halsbereich und Atembeschwerden bis hin zu akut lebensbedrohlichem Herz- und Kreislaufversagen ist alles mit dabei. Ich sag mal so, da hat Tom mit dem bisschen Juckreiz gerade noch Glück gehabt!

Die Auslöser sind von außen einwirkende Stoffe. Diese Stoffe kommen in unserer Umwelt vor, und unser Körper stört sich normalerweise nicht an ihnen. Wenn er es aber dennoch tut, werden diese Stoffe **Allergene** genannt. Ein und dasselbe Allergen kann bei jedem Menschen ganz unterschiedliche Reaktionen hervorrufen. Und falls ihr selbst nicht betroffen seid, habt ihr vermutlich schon einmal eine allergische Reaktion in eurer Familie oder in eurem Freundeskreis miterlebt. Gerade im Frühling sind besonders viele Menschen von Heuschnupfen betroffen, wenn die Gräser und Bäume von Pollen bestäubt werden. Betroffene können eigentlich das ganze Jahr über unter dem Pollenflug leiden, allerdings gibt es in den Monaten März bis Mai eine Ballung, wenn zum Beispiel die Pollen der Weide, Ulme, Birke, Buche und Eiche ihre Runden drehen.

Im Frühjahr und Sommer hat die Allergie gegen Bienenstiche Saison, im Spätsommer und Herbst dann die Allergie gegen Wespenstiche – beides fällt unter die Insektengiftallergie. Hausstaub- und Nahrungsmittelallergiker*innen müssen potenziell das ganze Jahr über leiden.

Knapp jeder Dritte erkrankt im Laufe seines Lebens an mindestens einer Allergie, wobei die Krankheitshäufigkeit (= Prävalenz) in den vergangenen Jahren stark zugenommen hat – woran das unter anderem liegen kann, erkläre ich euch gleich genauer. Meistens treten Allergien im Kindesalter zum ersten Mal auf, theoretisch können sie sich aber in jedem Alter entwickeln.

Es gibt übrigens vier Typen von Allergien. Die Typen werden nach den Reaktionen, die in eurem Körper ausgelöst werden, unterschieden. **Typ-1** ist am weitesten verbreitet und wird »Soforttyp« genannt, weil sich die Reaktion sofort zeigt. Wie die eine gute Freundin, die immer mindestens einen Finger am Handy hat und sofort auf eure Nachrichten antwortet. Deshalb hat Tom sofort ein rotes Gesicht und ein Jucken im Mund. Neben Heuschnupfen rufen auch die Insekten-, Nahrungsmittel- und Hausstauballergie diesen Reaktionstyp hervor. **Typ-2** und **Typ-3** treten sehr selten auf, aber wenn, dann sind sie sehr gefährlich. Da nicht viele Allergiker*innen von diesem Typ betroffen sind, gehe ich hier nicht weiter darauf ein und ghoste die beiden Typen einfach mal. **Typ-4,** der sogenannte »Spättyp«, kann eintreten, wenn man mit Stoffen hantiert, die langfristig zu einer Unverträglichkeit führen. Menschen in medizinischen Berufen entwickeln zum Beispiel relativ häufig eine Allergie auf Desinfektionsmittel. Die Reaktion zeigt sich immer erst etwa ein bis drei Tage später. Der Spättyp hat etwas von mir, denn ich bin der Typ Freund, der Tom nach Tagen mal ein Emoji mit dem hochgestreckten Daumen schickt, wenn er mal wieder fragt, ob wir am Wochenende zusammen etwas machen wollen.

Und wieso der ganze Heckmeck?

Man weiß nicht mit hundertprozentiger Sicherheit, warum das Immunsystem auf manche Substanzen so komisch reagiert. Zum einen kann es an genetischen Vorbelastungen liegen. Wenn in eurer Familie zum Beispiel Neurodermitis oder Asthma bronchiale ein Thema ist, kann von Haus aus eine Überempfindlichkeit der Haut und Schleimhäute bestehen. Gerade diese sind den Umweltstoffen ständig ausgesetzt und reagieren entsprechend sensibel. An der Stelle ein großes Danke an meine Eltern, dass ihr mich größtenteils verschont habt.

Zum anderen liegt es wahrscheinlich auch an den höheren Hygienestandards in unseren Breitengraden. Wenn eure Eltern euer Kinderzimmer immer schön sauber gehalten haben, war das zwar löblich, einen Gefallen haben sie eurem Immunsystem damit aber wohl leider nicht getan. Da jedwede Stoffe von euch ferngehalten wurden, wurde euer Immunsystem geschont, und damit hatte es keine Möglichkeit, hart zu trainieren, um sich an allen möglichen Stoffen, die in der Luft herumschwirren, abzuarbeiten und selbst ein Stück reifer zu werden. Ich wusste es doch, dass ein bisschen Unordnung sogar gesund sein kann.

Immunsystem
In und auf unserem Körper leben mehr körperfremde Zellen als körpereigene! Zum Glück lebt der weitaus größte Teil dieser Fremden glücklich und zufrieden mit uns im Einklang, vor allem, weil der eine vom jeweils anderen profitiert. So könnten wir zum Beispiel ohne all diese Bakterien in unserem Darm unsere Nahrung gar nicht verdauen, und die Bakterien wiederum hätten ohne ihre Aufenthaltsgenehmigung in unserem Darm deutlich weniger

zu essen. Doch was in der einen Minute noch ein ausgeglichenes Zusammenleben ist, kann in der nächsten schon kippen, und unser Körper wird von Mikroorganismen förmlich überrannt. Genau deshalb hat unser Körper ein Abwehrsystem mit unterschiedlichen effizienten Waffen geschaffen: das Immunsystem. Sinn und Zweck unseres Immunsystems ist es, jegliche Verstöße gegen die körpereigene Hausordnung zu ahnden und diese aufrechtzuerhalten. Wobei dieser Gesetzeshüter nicht nur die eigenen Leute, sondern stets auch Bakterien, Viren und Co. im Blick hat, manchmal auch harmlose Blütenpollen. Und hier geht dann die Sache mit den Allergien los …

Wir unterscheiden zwischen zwei Arten des Immunsystems:

unspezifisches Immunsystem	**spezifisches Immunsystem**
angeboren	erworben
Allrounder	Problem- und lösungsorientiert
reagiert direkt, arbeitet aber weniger effektiv	braucht einen Moment, nutzt aber dann (im Idealfall) sehr effiziente Abwehrmechanismen
arbeitet ohne Gedächtnis	entwickelt immunologisches Gedächtnis
Ausführende Kräfte: Mastzellen, natürliche Killerzellen, Fresszellen und viele mehr	Ausführende Kräfte: B- und T-Lymphozyten, Immunglobuline

Und was passiert genau?

Der erste Kontakt:

Eine Polle fliegt in eure Nase, ihr esst eine Erdnuss, oder Kot von Milben gelangt über die Schlafzimmerluft in eure Atemwege (superlecker, ich weiß). Weder Pollen noch Erdnüsse noch Milbenkot sind eigentlich gefährliche Stoffe, und sie stellen auch kein Problem dar, wenn euer spezifisches Immunsystem gut trainiert wurde. Es kann aber sein, dass es verwirrt ist, wenn seiner Meinung nach aggressive Stoffe in euren Körper gelangen. Die **T-Helferzellen**, die zum erworbenen Immunsystem gehören, werden hellhörig, und weil sie misstrauisch auf Arbeit warten, machen sie aus einer Mücke schnell einen Elefanten (haben ja schließlich beide mehr als ein Bein) und schlagen sofort Alarm. Sie geben alles, um euren Körper zu beschützen. Mit all den von ihnen über den »Feind« gewonnenen Informationen rennen sie sofort zu den **B-Zellen**,

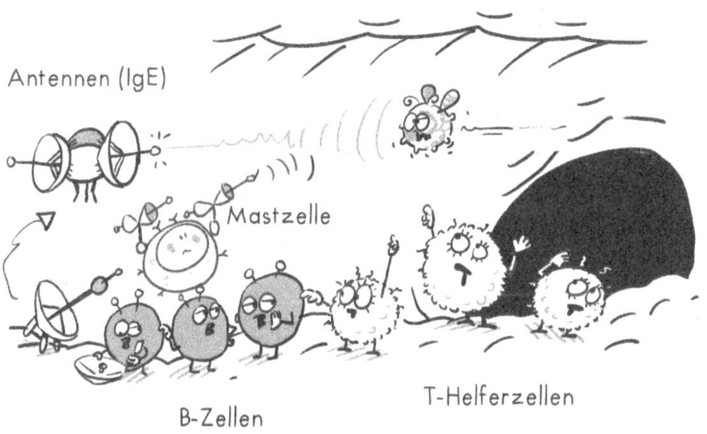

um ihnen zu erzählen, dass ein Parasit sich gerade Zutritt verschafft habe. Fake-News-Alarm! Die B-Zellen gehören ebenfalls zum Immunsystem und sind so etwas wie ausführende Beamte des Immunsystems: Sie handeln streng nach Vorschrift. Diese fehlgeleiteten B-Zellen produzieren nun wunderschöne Antennen (**IgE = Immunglobulin-E**), die in die Blutbahnen ausschwärmen und weitere Zellen des Immunsystems suchen. Die Antennen fungieren als eine Art Radargerät, um (vermeintliche) Feinde aufzuspüren. Sie lassen sich besonders gern auf **Mastzellen** nieder, die eine entscheidende Rolle bei der Bekämpfung des als feindlich angesehenen Stoffes spielen. Mastzellen gehören ebenfalls zum Immunsystem und befinden sich zum Beispiel in der Haut entlang der Blutbahnen, im Verdauungstrakt und in den Atemwegen. Sobald die Antennen nun den angeblich gefährlichen Stoff erkennen, aktivieren sie die Mastzellen, diese nehmen dann den Kampf auf: Sie setzen verschiedene Botenstoffe frei, die andere Strukturen des Körpers beeinflussen und die von außen erkennbare Reaktionen (dazu gleich mehr) auslösen. Unter diesen Botenstoffen ist das sogenannte **Histamin** von zentraler Bedeutung.

Das alles passiert beim ersten Kontakt mit dem Allergen, von dem ihr wahrscheinlich gar nichts mitbekommen habt, denn diese erste Interaktion zwischen Allergen und Immunsystem lief noch entspannt ab. Vorbildlich, wie er ist, lernt der Körper dazu, schließlich ist noch kein Meister vom Himmel gefallen. Jetzt werden aus den B- und T-Zellen Gedächtniszellen gebildet, damit sich alle Beteiligten ihre To-dos genau merken und eine größere Antennen-Produktion vorbereitet werden kann – sollte die Polle, die Erdnuss oder der Milbenkot es jemals wagen, zurückzukehren.

Kreuzallergie
Wusstet ihr, dass es zu sogenannten Kreuzallergien kommen kann? Eine Glanzleistung unseres Immunsystems … Wer zum Beispiel gegen Birkenpollen allergisch ist, hat oft auch Probleme mit Äpfeln oder Hasel- und Walnüssen. Das gilt auch für den unschlagbaren Kombinationsdauerbrenner aus dem Bio-Unterricht: Banane und Latex. Ihr werden euch vielleicht fragen, hä, was war da noch mal? Ja, manch einer möge an die vollendete Form denken, doch darum geht es hier nicht – die Ähnlichkeit besteht darin, wie sie aufgebaut sind: Sie haben auf kleinster Ebene eine gewisse Ähnlichkeit.

Bei einer Kreuzallergie tragen die Polle und das Nahrungsmittel ein ähnliches Outfit, weshalb das Immunsystem nicht unterscheiden kann, wer sich gerade Zutritt verschafft hat. Tja. Gut gemeint, aber … Oder wie meine Kunstlehrerin zu sagen pflegte: »Er war zumindest stets bemüht.«

Die Rückkehr der Polle

Stellt euch jetzt vor, euer Körper kommt wieder in Kontakt mit der Polle, der Erdnuss oder dem Milbenkot oder deren Doppelgänger. Die fleißigen Antennen (alias IgE) schlagen Alarm. Sie verbinden sich zu einem stärkeren Signal, damit sie die Mastzellen aus ihrem Dämmerschlaf aufrütteln können. Je mehr Antennen, desto besser. Das liegt daran, dass die Mastzellen erst anfangen zu arbeiten, wenn sie der Nachricht auch wirklich vertrauen können. Die mögen eben nicht so gern Ärger, den sie auch bekommen, wenn sie unnötigerweise alle und alles aufgescheucht haben. Die Mastzellen sind sich ihrer Power bewusst, deshalb starten sie erst, wenn sie sicher sind, dass sie benötigt werden.

Wenn die fleißigen Antennen erfolgreich Alarm geschlagen haben, tun die Mastzellen das, was sie am besten können: Stoffe freisetzen. Das in ihnen enthaltene Histamin mutiert jetzt zum vermeintlichen Retter in der Not. Es fliegt durch die Blutbahnen, um alle davon zu überzeugen, mitzuarbeiten. Das heißt: Es werden Strukturen geschaffen, damit der »feindliche Stoff« entweder an die Orte im Körper transportiert werden kann, wo er zerstört wird, oder ganz aus dem Körper hinausgeschafft werden kann. Dafür müssen alle an einem Strang ziehen.

Die Blutbahnen erweitern sich, deshalb errötet Tom, denn in seinem Gesicht sammelt sich nun eine größere Menge warmes Blut aus dem Körperinneren an. Gleichzeitig wird die Blutbahnwand durchlässiger, und Wasser tritt in die Umgebung aus, so kommt es zum Beispiel zu zugeschwollenen Augen. Weil das Blut nun an dem Ort fehlt, wo es eigentlich sein soll, sackt der Kreislauf ab.

Das Histamin kann aber noch mehr: Es klebt sich einfach an alle glatten Muskeln an, die wir zum Beispiel in der Lunge oder im Magen-Darm-Trakt haben (dazu später im Kapitel »Du vs. Arnold Schwarzenegger« mehr). Dadurch verkrampfen sich die Muskeln in der Lunge, weshalb wir husten müssen. Der Effekt ist auch, dass nicht noch weitere »feindliche« Stoffe eingeatmet werden und darüber in den Körper gelangen. Eigentlich clever, wenn wirklich Gefahr angesagt ist, aber doch nicht bei harmlosen Gräserpollen! Auch der Verdauungstrakt kann sich verkrampfen, was zu Übelkeit, Erbrechen und Durchfall führt. Superunangenehm, aber immerhin sehr effizient.

So krass ist euer Körper!

Stellt euch mal vor: All das macht der Körper auch, wenn wirklich schädliche Viren und Bakterien in unseren Kreislauf geraten. Die Nase blockiert, damit nicht weitere feindliche Stoffe eingeatmet werden, die Lunge verkrampft sich, damit wir den Stoff abhusten können, Flüssigkeit sammelt sich an der Schleimhaut der Nase, so sind wir gezwungen, ihn auszuschnäuzen. Und wer hat die Superpower? Das Histamin. Es ist echt ein super Kerlchen, aber es meint es manchmal einfach zu gut mit uns, deshalb gebe ich ihm eine gut gemeinte 6 von 10. Und wer kann der T-Zelle mal bitte mitteilen, dass Pollen nicht giftig sind und wir sie wirklich brauchen, damit alle Bäume und Pflanzen blühen können?!

Und was wurde aus Tom? Tom leidet unter den Pollen, dagegen kann er nicht viel tun, außer in akuten Fällen ein Antihistaminikum zu schlucken, den ultimativen Endgegner des Histamins, weil es seine Wirkung hemmt. Und von Veilchen-Kuchen lässt er ab jetzt die Finger …

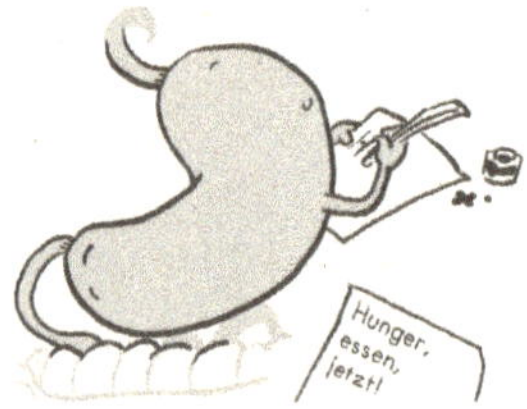

4.

Erdnuss auf der Dunkelrutsche –

Was wirklich passiert, wenn ihr esst

Kaum habe ich Grethes Wohnung betreten, wo sie, Leonie und Ted schon auf mich warten, entdecke ich im Wohnzimmer hinter dem TV-Schrank eine Erdnussdose – mein Herz schlägt schneller. Ich musste mich nämlich ziemlich beeilen, um einigermaßen pünktlich bei meinen Freunden zu erscheinen, und habe es deshalb nicht mehr geschafft, mir selbst Erdnüsse zu besorgen. Wenn es ein offenes Geheimnis über mich gibt, dann wohl das: Ich liebe Erdnüsse! Und meine wahren Freunde erkenne ich daran, dass sie immer extra einen Vorrat an Erdnüssen bei sich zu Hause für mich anlegen, selbst wenn sie gar keine mögen.

Ich stürze mich wie ein Raubtier auf die von mir erspähte Dose und lasse mich zufrieden auf dem Sofa nieder. Gemeinsam überlegen wir, was wir an diesem Abend unternehmen wollen. Pizza bestellen? Ins Kino gehen? Oder doch etwas kochen? Was gäbe der Kühlschrank denn so her? Während wir anfangen zu diskutieren, öffne ich die Dose und greife, von meinem Jagdinstinkt getrieben, hinein – und kann mich selbst gerade noch davon abhalten, mir Cashewnüsse in den Mund zu werfen – denn wer mag die schon?

Während ich meinen Mund traurig verziehe, fangen Grethe, Ted und Leonie lauthals an zu lachen. Was ist denn da los? Ich schaue ratlos in die Runde.

»Siehst du, wir haben es dir doch gesagt«, erklärt Grethe Leonie, noch immer mit Lachtränen in den Augen.

»Klärt mich bitte einer auf? Was passiert hier gerade?«, frage ich, noch immer vollkommen verwirrt.

Es stellt sich heraus: Ich war das Versuchskaninchen eines Experiments. Grethe und Ted wollten Leonie anschaulich demonstrieren, wie sehr ich Erdnüsse liebe. Und sagen wir es mal so: Der Versuch ist nicht gescheitert. Sie hatten vorhergesagt, dass mein erster Griff der Erdnussdose gelten würde, trotz des – zugegebenermaßen schwach – gewählten Verstecks. Selten habe ich mich so ertappt gefühlt. Gott sei Dank kommt Ted gerade mit einer Schüssel aus der Küche: Und was sehe ich da? Die echten Erdnüsse!

Ich bin wirklich kein Ernährungsberater, doch ich kann euch erklären, welchen Weg die Nahrungsmittel durch euren Körper nehmen, wie der Energiestoffwechsel funktioniert und welche Nährstoffe der Körper auch wirklich braucht. Spoiler: Eigentlich alle, es kommt nur auf die Menge an … Davon kann man dann übrigens auch ableiten, was der Körper nicht braucht und was man – im Rahmen einer Diät zum Beispiel – ruhig weglassen kann.

Ich bin übrigens nicht nur ein Erdnussliebhaber – der Geschmack, die Konsistenz, einfach alles ist gut daran! –, allgemein bin ich ein glücklicher Esser. Ich blende den Rest der Welt aus und konzentriere mich ganz auf die Zweisamkeit des Tellers und meiner Wenigkeit. Auch wenn ich Sport wirklich sehr, sehr liebe, ist der hauptsächliche Grund, warum ich so viel trainiere, nicht gesundheitlich motiviert. Ich möchte vor allem die Freiheit haben zu essen, was und wann ich will, ohne dass ich es großartig an meinem Körper bemerke. Okay, zugegeben: Nach den Weihnachtsfeiertagen, dem langen Winter, den vielen Prüfungen und der ganzen Stressphase merke auch ich, dass ich eventuell hier und da etwas angesetzt habe …

Ich verzichte natürlich nie auf meine geliebte Erdnuss, aber manchmal greife ich doch nicht in die Chipstüte, obwohl ich große Lust darauf hätte. Das kennt ihr wahrscheinlich auch, oder? Dahinter steckt das schlechte Gewissen, weil wir das Gefühl bekommen, uns sonst der Völlerei zu überlassen, und damit einen Kontrollverlust erleben. Und weil wir genau wissen, dass die leckeren, aber fettigen Kartoffelchips nicht wirklich zu einer ausgewogenen und gesunden Ernährung gehören …

Ich möchte euch gar nicht erklären, wie die perfekte Diät funktioniert oder was ihr *nicht* essen dürft, weil ein bestimmter Ernährungsplan das so vorsieht. Viel lieber möchte ich euch darin aufklären, zu was einzelne Bestandteile der Nahrungsmittel in eurem Körper führen können. Grundsätzlich gilt, dass ihr alles braucht – von Fett über Kohlenhydrate bis zu Vitaminen und Mineralstoffen –, aber am Ende sind wie immer die jeweiligen Mengen entscheidend. Und damit ihr für die Menge ein besseres Gespür entwickeln könnt, ist es gut zu wissen, wie der Körper diese Bestandteile verarbeitet. Es ergibt zum Beispiel keinen Sinn, grundsätzlich auf Kohlenhydrate zu verzichten, womit umgangssprachlich Zucker gemeint ist. Höre ich euch da leise aufatmen? Ja, tut das, entspannt euch. Euer Körper kann wirklich mehr verarbeiten, als ihr ihm vielleicht manchmal zumutet. Lasst uns gemeinsam anschauen, was wirklich passiert, wenn ihr Zucker, Fett und Proteine esst, damit ihr zukünftig kein schlechtes Gewissen mehr zu haben braucht. Macht es mir einfach nach: Genießt das gute Essen!

Was ist überhaupt Essen?

Sobald ihr euch bewegt oder auch nur euer Gehirn benutzt, verbraucht ihr Energie, und die muss irgendwoher kommen. Wir brauchen also Energiequellen, damit wir und unser Körper funktionieren können. Leider, leider verhält es sich so, dass wir Menschen keine Pflanzen sind, die durch Sonnenstrahlen Energie gewinnen, auch wenn wir diese sehr genießen – gerade nach einem langen, dunklen Winter. Wir müssen Nahrung zu uns nehmen, die uns mit Energie beliefert, damit wir durch den Tag kommen.

Grundsätzlich muss euer Körper alle Nahrungsmittel, die ihr euch einverleibt, in seine Einzelteile zerlegen. Die Erdnuss zum Beispiel besteht aus Proteinen, Fett und Kohlenhydraten. Das erfordert ein besonderes Geschick und zeigt mal wieder, wie unglaublich euer Körper ist – Ingenieurskunst vom Feinsten. Der Ort des Geschehens ist der Magen-Darm-Trakt, hier wird alles zerkleinert und durchmischt. Und das sind die sechs Hauptbestandteile aller Nahrungsmittel:

- Wasser: Wie ihr vielleicht wisst, besteht unser Körper zu über fünfzig Prozent aus Wasser.
- Proteine: »Eiweiße«
- Lipide: »Fette«
- Kohlenhydrate: »Zucker«
- Mineralstoffe wie zum Beispiel Natrium, Calcium oder Magnesium
- Ballaststoffe

Diesen Werbeslogan kennt ihr vielleicht: Mit extra vielen Ballaststoffen – für eine gute Verdauung. Ihr denkt wahrscheinlich auch: O wow, das Müsli hat extra Ballaststoffe, das muss sehr gesund sein. Und schon landet es im Einkaufskorb. Doch was steckt wirklich dahinter?

Als Allererstes gilt: Der Name ist Programm. Ballaststoffe sind für den Körper in erster Linie Ballast. Nicht in so negativer Weise, wie ihr jetzt denkt, aber er kann eben wenig mit ihnen anfangen. In Wirklichkeit handelt es sich nämlich um unverdauliche Stoffe, die zum Beispiel aus Zellulose bestehen und die der Körper nicht verarbeiten kann. Diese Zellulose kommt in allen Pflanzen vor: Obst, Gemüse, Vollkorn und Hülsenfrüchten. Diese Stoffe werden also vom Körper nicht verwertet und über die Dunkel-Wasserrutsche (den Dickdarm) direkt in die Toilette befördert. Davor wurden sie auf das Abstellgleis im Dünndarm geschoben.

Was heißt das für uns? Diese Ballaststoffe haben Gewicht und Volumen, sie landen aber im Gegensatz zu den Proteinen, Zuckern und Lipiden nicht in eurem Körperkreislauf. Dank einer ballaststoffreichen Mahlzeit fühlt ihr euch gesättigter, weil der Magen schön voll ist, und ihr habt dabei weniger Zucker und weniger Fett konsumiert – Kaloriendefizit olé, olé! Ich ahne bereits, was manch eine*r von euch gerade denkt: die beste Diät, von der ihr je gehört habt.

Nur leider ist es nicht so einfach: Ballaststoffe sind ein ganz großer Fan von Wasser und saugen alles auf, was ihnen in die Quere kommt. In Maßen ist das gut und regt den Darm sogar an. Weshalb empfohlen wird, täglich rund dreißig Gramm einzunehmen. Ein übermäßiger Konsum aber hat zur Folge, dass es ganz schön trocken wird auf der Dunkel-Wasserrutsche. Ohne Wasser rutscht es sich bekanntlich schlecht. Und was denkt ihr, welche

Folgen das für euch hat? Exakt: Ihr bekommt sehr unangenehme Verstopfungen. Gerade Floh-, Lein- oder Chiasamen sind bekannt dafür! Und wenn ihr im vorherigen Kapitel gut aufgepasst habt, wisst ihr, dass in unseren eigenen vier (Körper-)Wänden unzählige körperfremde Zellen hausen, die von Haus aus sehr neugierige Kerlchen sind und sich geradezu auf die Ballaststoffe stürzen. Sobald diese entdeckt wurden, werden sie von den Zellen geschnappt und ordentlich bearbeitetet. Was von den Ballaststoffen übrig bleibt, ist unter anderem Methan: Das kommt raus als der gute alte Furz … Zwiebeln, Bohnen und alle Kohlarten haben einen ganz besonders hohen Ballaststoffanteil – und jetzt wisst ihr auch, warum ihr danach immer Blähungen habt …

Was ich euch damit sagen will: Ballaststoffe sind tatsächlich gesund und sollten Teil eurer Ernährung sein! Kommt nur bitte nicht auf die Idee, übermäßig viel davon zu konsumieren, weil ihr denkt: Perfekt, damit spare ich mir ein paar Kalorien. Euer Körper benötigt trotzdem auch die anderen Nahrungsbestandteile.

Was wirklich passiert, wenn ihr esst

Lasst uns jetzt die Reise beginnen! Wie immer beginnt alles im Gehirn. Oder doch im Magen? Der knurrt nämlich, wenn er eine Weile nichts zu tun hat. Die Redewendung kommt nicht von ungefähr. Weil der Magen ein echtes Arbeitstier ist, wird er bei Langeweile rasch unzufrieden. Genau genommen grummelt es zwar eher im untätigen Dünndarm, der vor sich hin blubbert, aber der liegt immerhin direkt neben dem Magen. Der Magen ist ein wahrer Macher, weshalb er nicht lange fackelt und sofort die Initiative ergreift, sobald ihm langweilig wird: Er schickt Boten los, um seinem Chef – eurem Gehirn – mitzuteilen, dass er wieder Arbeit braucht. Einer der Boten ist das Hormon Ghrelin, das sich über Stock und Stein auf den Weg nach oben macht. Ghrelin ist ein genauso eifriger Arbeiter wie sein direkter Chef und lässt sich so schnell nicht abwimmeln. Egal, ob die Türe verschlossen ist oder Hypothalamus gerade schlechte Laune hat, die er auch an seinen Mitarbeitenden auslässt. Ghrelin weiß, was zu tun ist, und hinterlässt seine sehr klare Botschaft: »Hunger! Essen! Jetzt!«

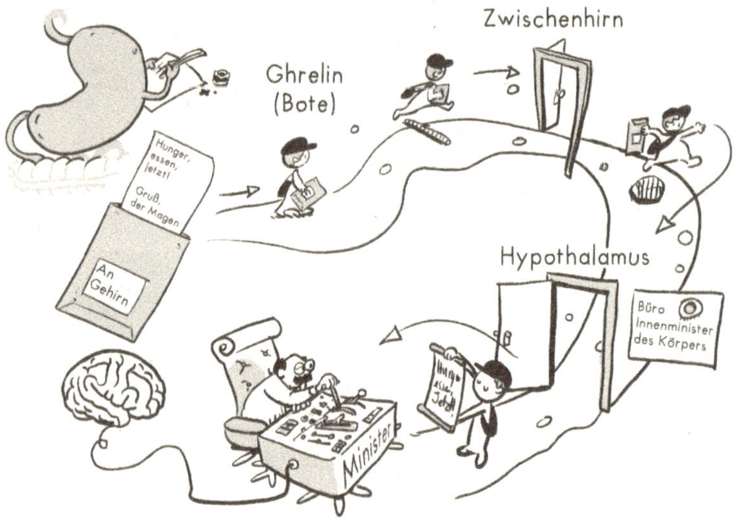

Ghrelin ist in der Büroetage des Zwischenhirns, genauer gesagt im Büro des Hypothalamus, gelandet, dem Mastermind eurer Schaltzentrale, sowohl Produzent als auch Chef vieler Hormone. Sein Schalten und Walten hat seinem Büro, wie ihr euch erinnert, die Bezeichnung »Innenministerium des Körpers« verliehen. An seinem Schaltpult sind lauter Hebel und Knöpfe, über die euer Mastermind selten den Überblick verliert. Während Ghrelin also seine Botschaft vorträgt – Hunger! Essen! Jetzt! –, geht beim Hypothalamus über verschiedene Sensoren auf seinem Pult die Meldung ein, dass sich die Zuckermenge im Blut verringert hat. Also schreitet der Hypothalamus zur Tat und drückt den Knopf, um dem Großhirn die Meldung zu übermitteln, dass wir jetzt etwas zu essen benötigen. Ich greife deshalb in die Schüssel und schütte mir eine Ladung Erdnüsse in die Hand, die ich anschließend zum Mund hebe. Dieser öffnet sich, ich kippe die Erdnüsse hinein – und los geht der wilde Ritt durch das Verdauungssystem.

Beim Gedanken an die Erdnüsse ist mir als Allererstes das Wasser im Mund zusammengelaufen (und wie!): Das ist der Speichel, der von mehreren Mitarbeitenden an vorderster Front produziert wird, den Speicheldrüsen. Sie sind unser internes Bewässerungssystem, ohne das wäre es staubtrocken in unserem Mund. Meine Erdnüsse wären daher eine eher scharfkantige, krümelige Angelegenheit – alles andere als ein Genuss.

Der Speichel kann aber noch mehr: Darin enthalten sind ein Zahnschutz (Bicarbonat), ein Bakterienschutz (unter anderem Lysozym), ein Gleitmittel (Mucin) und die ersten feinen Verdauungswerkzeuge zur Nahrungszerkleinerung: die Enzyme Alpha-Amylase und Lipase. Da kann jede*r Zahnärzt*in einpacken!

Die Zähne sind euer Mann fürs Grobe: Sobald sie den Befehl erhalten zu kauen, legen sie los. Sie zermalmen die Nüsse, während sie mit Speichel befeuchtet werden. Damit sind sie gewappnet für die weitere Achterbahn.

Das ist alles schön und gut, da hat unser Körper eine wirklich großartige Maschinerie entwickelt, vor der jeder Bauingenieur vor Ehrfurcht in die Knie geht. Es gibt nur ein Problem: Ich bin zu ungeduldig. Ich kaue solide fünf- bis sechsmal auf den Nüssen herum, und vor lauter Gier befördere ich sie schon Richtung pinke Rutsche, der Speiseröhre. Das heißt: Ich setze meinen Schluckvorgang in Gang, obwohl man ja eigentlich gute 23-mal kauen sollte, damit hätte ich den Erdnussbrei viel besser vorbereitet. Aber was soll's, hier kann ich mich tatsächlich nicht beherrschen. Erst beim

Kauen, dann beim Schlucken spielt die Zunge eine große Rolle. Sie hilft mir dabei, den Geschmack überhaupt wahrzunehmen und zu genießen (siehe dazu das Kapitel »Gebrannte Mandeln in der Festung«, S. 216).

Unsere Speiseröhre ist die Verbindung zu unserem Magen-Darm-Trakt und befindet sich hinter der Luftröhre. Deshalb kann es manchmal passieren, dass ihr euch verschluckt, wenn der Kehlkopfdeckel – der normalerweise die Luftröhre verschließt, damit die Speiseröhre angesteuert werden kann – nicht richtig oder vor lauter Gier nicht schnell genug verschlossen ist. Die Speiseröhre ist gute 25 Zentimeter lang, ungefähr zwei Fingerbreit länger als dieses Buch, und manövriert sehr aktiv den Erdnussbrei Richtung Magen, der über den Mageneingang schließlich auch genau dort landet.

Der Magen ist, wie bereits erwähnt, ein enormes Arbeitstier. Als einziges Organ des Magen-Darm-Trakts hat er sage und schreibe drei Muskelschichten – ich glaube, die musste er sich über kurz oder lang antrainieren, bei der Vorarbeit, die wir übers Kauen leisten (nämlich praktisch keine). Der Magen hat auch die Funktion eines Türstehers. Manchmal gelangt nämlich über die pinke Rutsche echt viel in euer System hinein, was dort nix zu suchen hat. Schuld daran ist unser Gehirn, das manchmal mit riesigen Scheuklappen alles durchwinkt, was ihm vor den Mund kommt. Unser armer Magen darf dann die Drecksarbeit erledigen. Unter anderem dafür ist unser Mr Bodybuilder eben mit einigen Muskeln ausgestattet.

Mein Erdnussbrei passiert also den Mageneingang und wird zuerst durchgecheckt: Den Brei kennt und liebt er genauso wie ich, daher kein Problem, er wird durchgelassen. Wenn er allerdings nicht überzeugt ist, weil das Gedächtnis ihn daran erinnert, dass er mit den Inhaltsstoffen vielleicht schon mal schlechte Erfahrungen gemacht hat, kann es vorkommen, dass er sie kurzerhand wieder rausschmeißt – und zwar auf demselben Weg, wie sie hineingekommen sind. Von Erdnüssen wurde mir aber glücklicherweise noch nie schlecht, auch von einer Nussallergie, die zu den häufigsten Lebensmittelallergien gehört, bin ich verschont geblieben. Also ab die Post, weiter geht's.

Der Magen ist ein Organ, dem ebenfalls eine ganze Heerschar an Mitarbeitenden unterliegt. Zu seinen kompetentesten gehört das Killerkommando **Magensäure** – das bereits seine Säbel wetzt, sobald unsere Späher (sprich: Augen und Nase) die Ansage durchgeben, dass es bald etwas zu tun gibt. Gerade wenn sich eine richtig große Portion ankündigt, arbeitet es extra fleißig. Das heißt: Sobald im Magen für die Neuankömmlinge Platz geschaffen werden muss, dehnt er sich, und zusätzliche Magensäure wird freigesetzt.

Die Aufgabe der Magensäure besteht darin, damit zu beginnen, Fette und Proteine zu verdauen – gemeinsam mit der sauren Lipase, die die Reise schon von Anfang an mitgemacht hat: Ihr erinnert euch, sie ist ein Bestandteil des Speichels, aktiv wird sie aber erst jetzt. Die Magensäure sorgt zudem dafür, dass der Nahrungsbrei ordentlich durchmischt und zermahlen wird.

Ein besonderer Knackpunkt sind Proteine, also das Eiweiß, das wir zum Beispiel über die tierischen Lebensmittel aufnehmen. Das ist ein Fall für den starken Magen: Er kümmert sich um die Zerlegung der Proteine, weil sie besonders langkettig sind. Proteine bestehen aus mehr als hundert Einzelteilen, den Aminosäuren, und die können erst vom Körper aufgenommen werden, wenn sie maximal heruntergebrochen sind, also maximal auf eine Länge von vier Aminosäuren.

Das Killerkommando macht den Anfang: Die Magensäure knackt die Proteine, und sobald sie eine überschaubare Größe haben, übernehmen andere Enzyme das Ruder, die die Proteine immer weiter zerkleinern.

Ich fasse mir zufrieden an den Bauch, die Erdnüsse müssen inzwischen im Magen gelandet sein. Es grummelt und brodelt nun weniger, was ja auch kein Wunder ist, er hat ja nun ordentlich Arbeit bekommen. Und es ist ja nicht so, als hätte er nicht danach gerufen! Ohne ihn wäre ich doch gar nicht auf die Idee gekommen, mir mehrere Ladungen Erdnüsse einzuverleiben …

Doch die Lorbeeren für seine harte Arbeit werden leider andere ernten. Das heißt: Die Nährstoffe kommen nicht direkt dem Magen zugute, hier profitiert ein anderes Organ – welches, werdet ihr noch sehen.

Weiter geht die Reise: Die Zerkleinerung der Nahrungsbestandteile verursacht eine solch starke schwappende Bewegung, dass der Ausgang Richtung **Dünndarm** geöffnet wird – aber nur so weit, dass die gut zermalmte Nahrung einen Stock tiefer rutschen kann.

Der Dünndarm ist die Endstation für meine geliebten Nüsse: Er ist der längste Abschnitt eures Verdauungsapparats und besteht aus dem Zwölffingerdarm, Leerdarm und Krummdarm. Die Gallensäure aus der Gallenblase und das Pankreassekret aus der Bauchspeicheldrüse holen die allerletzten Nährstoffe aus der salzigen Hülsenfrucht.

Der Dünndarm stellt die Infrastruktur zur Verfügung, die Arbeit aber wird von der Hausmeisterin, der **Bauchspeicheldrüse**, erledigt: Wie im Mundspeichel spaltet die Alpha-Amylase den Zucker weiter, hinzu kommen die Lipasen, die Fette zerkleinern. Und damit mir die aggressive Magensäure nicht den Spaß an den Nüssen verdirbt, neutralisiert im Dünndarm eine kleine Menge Bicarbonat das Killerkommando aus dem Nachbarorgan.

Die Truppe aus Alpha-Amylase und Lipasen sind Verdauungsenzyme, die von der Bauchspeicheldrüse in den Dünndarm geschickt werden und sich hier erst richtig austoben können. Wenn sie schon früher anfangen würden, ans Eingemachte zu gehen, würde der Körper seine eigenen Zellen verdauen, weil die Truppe ja schließlich selbst auch aus Kohlenhydraten und Fetten besteht. Das wäre schön blöd. Die Enzyme werden also erst aktiviert, wenn sie mit dem Speisebrei in Kontakt treten (und nicht schon auf dem Weg dahin).

Jetzt werden die Protagonisten so hergerichtet, dass sie die Dünndarmwand passieren können, um von unserem Körper aufgenommen zu werden.

Wir haben bisher noch nicht über einen Nahrungsbestandteil gesprochen, der von unserem Körper eine Sonderbehandlung bekommt: das Fett. Es hat sogar einen eigenen Fahrdienst! Diesen Dienst übernimmt die Gallensäure, die in der Gallenblase produziert wird. Sobald die Fette im Dünndarm auftauchen, werden sie von der Gallensäure geschnappt und ohne Umwege zur Dünndarmwand gefahren, damit sie entspannt und ohne weitere Kontrollen Richtung Blut passieren können.

Wie diese komischen Buggys am Flughafen, die die Leute direkt zum Gate fahren. Aber warum hat unser Körper das so eingerichtet? Wieso bekommt das Fett eine solche Sonderbehandlung?

Ihr habt bestimmt schon einmal beobachtet, wie sich das Fett vom Wasser abhebt, wenn ihr zum Beispiel eine Pfanne mit Fettresten abspült. Dann bilden sich immer so interessante Fettaugen. So ist das in unserem Körper auch: Fett und Wasser mögen sich nicht nur nicht, sie stoßen sich sogar ab. Im Gegensatz zu den Kohlenhydraten und Proteinen, die sich wie Fische im Wasser bewegen. Und weil der Speisebrei ja aus viel Wasser besteht, und zudem die leckeren Erdnüsse mit ordentlich Speichel versehen wurden, löst sich das Fett ab und braucht eben einen ganz eigenen Shuttle, um aus dem Speisebrei in euren Körper zu gelangen. Und weil wir über das Fett enorm viel Energie speichern können, lieben wir es so, deshalb hat sich dieser Ablauf auch über die Jahrtausende etabliert. Er funktioniert einwandfrei, wenn wir Fett in Maßen verzehren.

Die Proteine und Kohlenhydrate sind inzwischen so gut hergerichtet (oder kleingemacht worden, je nachdem, wie man es sehen will), dass sie unseren Körper betreten können: Die Proteine sind nun maximal viergliedrige Ketten aus Aminosäuren, und der Zucker ist ebenfalls gespalten. Wie so oft, gilt: Ohne Fleiß kein Preis! Um die Nahrungsbestandteile jetzt aufnehmen und in den Blutkreislauf werfen zu können, müssen die Zellen der Dünndarmwand Energie aufwenden – und zum Glück ist gerade neue Energie mittels dieser Nahrung auf dem Weg!

Laktoseintoleranz

Wenn ihr nicht selbst betroffen seid, kennt ihr bestimmt jemanden, der generell auf Milch und andere Milchprodukte verzichtet. Das macht er oder sie aber womöglich nicht freiwillig, sondern aus Erfahrung …

Laktose ist der Fachbegriff für Milchzucker, der aus den beiden Zuckern Glukose und Galaktose besteht. Und weil unser Körper nur einzelne Zucker aufnehmen kann, muss der Körper auch hier spezielle Mitarbeitende einsetzen, um den Milchzucker in seine Einzelbestandteile zu spalten. Das Problem ist: Sie gibt es nicht in jedem Körper, zumindest nicht in ausreichendem Maß! Ja, so ist die Natur, ein willkürliches Spiel, auf das wir selten Einfluss haben. Menschen mit einer Laktoseintoleranz können also nicht auf einen solchen Mitarbeitenden zurückgreifen, was zur Folge hat, dass der nicht gespaltene Milchzucker Richtung Dickdarm treibt und dem gleichen Schicksal unterliegt wie die Ballaststoffe: Er wird von Bakterien be fallen, das Gas Methan entsteht, und damit sind die Blähungen schon vorprogrammiert – ganz abgesehen vom Durchfall.

Es ist also zu jedermanns Schutz, wenn Laktoseintolerante auf einen Cappuccino mit Kuhmilch verzichten …

Die Verarbeitung der Nahrungsbestandteile findet hauptsächlich in eurem riesigen Stoffwechsellabor statt, der Leber, wohin die Fette, Proteine und gespaltenen Kohlenhydrate über die Blutbahn transportiert werden. Und hier gilt es für die drei Gefährten, auf Wiedersehen zu sagen, ihre Wege trennen sich.

Die Kohlenhydrate gehen nun, mit guten Wünschen der Leber, in Form von Glukose auf Tournee: Sie besuchen jeden Bereich des Körpers und teilen sich in alle Zellen des Körpers auf. Wenn allerdings sehr viel Zucker im Umlauf ist – zum Beispiel nach dem Verzehr einer Packung Schokolade –, öffnet die Leber selbst ihre Tore, um einen hauseigenen Vorrat an Zucker anzulegen. Dafür versetzt sie den Zucker in einen Schlafzustand, wodurch er zum sogenannten Glykogen wird. Mithilfe des Glykogens wird die selbstlose Leber in schlechten Zeiten den Blutzuckerspiegel konstant halten.

Es kann aber gut sein, dass für die Glukose die Tournee langfristig sehr erschöpfend ist und sie langsam ausbrennt.

Unser Körper ist ein Energievampir und saugt die Glukose aus, bis nichts mehr von ihr übrig bleibt: Sie wird zu einem Stoff (Pyruvat) abgebaut, wobei dieser Abbau dem Körper Energie liefert. Wenn nicht genügend Sauerstoff zirkuliert – wenn ihr euch zum Beispiel beim Sport lange angestrengt habt –, können beim Abbau der Glukose nur zwei voll aufgeladene Batterien produziert werden, auf die der Körper für all eure Aktivitäten zurückgreifen kann und muss. Wenn euer Körper aber etwas warten könnte, hätte er nach der Regenerierungsphase nach der Sporteinheit (hoffentlich wieder) viel Luft zur Verfügung. Wenn nämlich viel Sauerstoff im Austausch ist, entstehen aus der Glukose über lange und komplizierte biochemische Reaktionszyklen insgesamt 32 solcher energiereichen Batterien. Damit könnt ihr zwar auch nicht gerade lange durch den Wald rennen, aber dazu dann mehr im Kapitel »Du vs. Arnold Schwarzenegger«!

Die aus der Glukose produzierten Batterien sind auch euer Energielieferant, um die DNA zu vervielfältigen und Zellteilung zu ermöglichen. Die DNA ist euer ganz persönlicher Code, auf dem hinterlegt ist, welche Haarfarbe oder Körpergröße ihr habt und sogar, was eure Zellen wann und wie machen sollen. Sie trägt also die Information, wie eure Zellen arbeiten müssen, und die wird ständig neu abgelesen. Damit also euer Körper funktioniert und er die Informationen der DNA immer wieder korrekt abliest und ausführt, braucht er die Batterien. Im Idealfall hat er eben aus einer Glukose 32 dieser Batterien produziert, und damit ist der Zucker ein hervorragender Energielieferant.

Seine alten Weggefährten, die Proteine – genauer gesagt die Aminosäuren, zu denen sie zerteilt wurden –, liefern selbst keine Energie. Zwar könnten sie das, wie ihr später noch feststellen werdet, sie tun es aber nur ungern und nicht besonders effizient. Stattdessen dienen sie als Bauteil, das für fast alles in den Zellen verwendet werden kann. Unser Körper befindet sich in einem ständigen Auf- und Abbau, ihr »benutzt« ihn ja schließlich dauerhaft. So kommt es wie bei jeder Maschine mit der Zeit zu Verschleiß. Die Aminosäuren sind die Bauteile für diesen Umbau und die Erneuerungen. Die DNA gibt den Einwohnern der Zelle vor, was sie mit den Aminosäuren bauen sollen – die Kraft dafür nehmen sie aus den Batterien. Es gibt zwölf nicht-essenzielle Aminosäuren, die kann der Körper selbst produzieren, und acht essenzielle Aminosäuren, die wir mit der Nahrung aufnehmen müssen. Den dritten Gefährten im Bunde, die Fette, schauen wir uns gleich noch mal an. Meine geliebten Erdnüsse haben doch nur ganz wenig Fett … you wish Matthias.

Aber zurück zur Glukose. Auch unsere roten Blutkörperchen, die Nieren und unsere Nerven (somit auch unser Gehirn) verehren die Glukose und sind immer in der Front Row am Start, wenn sie auf Tour geht. Es ist also kein Wunder, dass euch Zucker so gut schmeckt und ihr kaum widerstehen könnt, wenn euch ein saftiger Brownie anlacht – euer Gehirn ist eben ein Zucker-Ultra …

Inzwischen habe ich meine Erdnüsse also verdaut und spüre einen deutlichen Energieschub – und jetzt habe ich auch wieder Kapazitäten dafür, über den hinterlistigen Plan der anderen zu lachen. »Ach Mensch, du bist so vorhersehbar«, lacht Grethe und boxt mir in die Seite. Ich muss ja selbst über mich lachen. Und recht haben sie sowieso.

»Was wollen wir denn heute Abend unternehmen?«, frage ich voller Tatendrang. Kein Wunder, ich habe trotz des langen Tags an der Uni nun wieder Energie und Lust, den Abend zu nutzen. Wir entscheiden uns, erst mal Pizza zu bestellen, und vertiefen uns in die Menükarte, um möglichst rasch zu unserem Vergnügen zu kommen.

Aber ist fettiges Essen per se so ungesund, wie es uns von klein auf eingetrichtert wird? Wie wir inzwischen wissen, brauchen die Fette besondere Transporthilfen, um sich in unserem Speisebrei und (Achtung, Spoiler) auch in der Blutbahn fortbewegen zu können. Die Transportwege sind für Fette deshalb etwas komplexer. Unsere Shuttles in der Blutbahn sind, ähnlich der Gallensäure im Speisebrei, körpereigene Proteine, die als Ziel die Leber haben. Das bedeutet aber nicht, dass die Fette nicht auch an anderen Stationen einen Stopp einlegen wollen oder vom Shuttle runterhüpfen und von anderen Körperzellen aufgenommen werden.

In unserem Körper schwimmen drei verschiedene Arten von Fetten: die TAGs (Triacylglycerine) sind die Fett-Form, die in unserer Nahrung hauptsächlich vorkommt, Cholesterin und Phospholipide. Alle Fette sind grundsätzlich wichtig. So können Phospholipide als unsere Fassade betrachtet werden, weil sie als Grundbausubstanz unserer Zellmembran die Zelle vor der Außenwelt schützen. Die Zellen würden sonst kaputtgehen, weil Wasser eindringen könnte und alles überfluten würde, was in der Zelle existiert. Und wie ihr im Laufe dieses Buches noch erfahren werdet, ist Wasser wirklich so penetrant, dass man sich davor durchaus in Acht nehmen muss.

Das Cholesterin sitzt ebenfalls in der Zellmembran. Dort sorgt es für die nötige Beweglichkeit, denn die Phospholipide sind so sehr darauf versteift, Wasser abzuhalten, dass sie manchmal vergessen, Mineralstoffe oder Ähnliches durchzulassen, die ebenfalls wichtig sind. Die TAGs hingegen sind die Energiespeicherform des Fettes, ja sogar der Energiespeicher schlechthin. Ein TAG besteht nämlich aus drei Fettsäuren und einem Glycerin. Was ihr euch merken könnt, ist, dass die beliebte Glukose 32 Batterien anzubieten hat, während eine der drei Fettsäuren eines TAGs es auf über 100 Stück bringt! Klingt nach einem Energieüberfluss, nicht wahr? Euer Körper ist aber natürlich nicht ganz dumm. Wobei ich in diesem Fall eher sagen sollte, er handelt besonders weitsichtig. Die anderen Bestandteile der Nahrung, besonders die charismatische Glukose, hat bereits genug Energie geliefert. Statt die Fettsäuren nun also primär für die Energiegewinnung zu nutzen, belässt er sie in ihrer Speicherform, den TAGs, und schickt sie lieber an einen sicheren Ort – euer Fettgewebe. Sobald die TAGs dort abgespeichert sind, ist der Kreislauf vollendet: Wir sind satt. Das liegt daran, dass das Fettgewebe ein Hormon namens Leptin auf die Reise gehen lässt, das dem Hypothalamus nun meldet: »Es reicht jetzt, stopp!« Neben dem Leptin hat aber auch der Anstieg des Blutzuckerspiegels bereits dazu geführt, dass das entsprechende Lämpchen auf dessen Pult aufleuchtet. Euer Hypothalamus darf nun endlich dem Großhirn signalisieren, dass ihr satt seid!

Warum nehmt ihr zu, wenn ihr zu viele Kohlenhydrate und Fette esst? Beim Fett lässt sich das gut beantworten: Solange genug Energie verfügbar ist, wird der Körper sich hüten, die TAGs zu spalten. Er schickt sie für schlechte Zeiten in das Fettgewebe. Das wächst dann natürlich. Im Prinzip geschieht bei den Kohlenhydraten das Gleiche. Es braucht nur etwas mehr Schritte. Die Bauchspeicheldrüse produziert nicht nur Verdauungsenzyme, sondern auch Hormone, unter anderem das bekannte Insulin, das losgeschickt wird, sobald wir gegessen haben. Es gilt quasi überall als Vorbote, dass frische Energie in Form von Glukose aufgenommen wurde, die sich auf dem Weg befindet. Es hängt sich an den Publikumsliebling Zucker dran, um ihm zu jeder Zelle Zutritt zu verschaffen. Wenn allerdings zu viel Zucker im Blut mitschwimmt, dann macht der Zucker sich auf die Suche nach einer Bleibe für seinen Winterschlaf. Er weiß schließlich, dass die Zellen nur für diesen Moment genug von ihm hatten. Die Zeit wird kommen, wo sie ihn anbetteln, dass er zurückkehren möge. Eine solche Bleibe findet er, wie vorhin erwähnt, in der Leber, den Muskeln (als Glykogen) und eben auch im Fettgewebe. Das Fettgewebe, als Energiereserve schlechthin, nimmt den herumstreunenden Zucker auf und verwandelt ihn zu Fett.

Inzwischen ist auch meine Pizza Diavola geliefert worden, und während wir essen, macht sich eine angenehme Stille breit. Wir sind alle damit beschäftigt, zu kauen, Speichel zu produzieren, die Zunge zu bewegen, den Schluckvorgang auszulösen, die Nahrung in die richtige Röhre zu bugsieren, sie die Rutsche hinunterzumanövrieren und den Magen seine Arbeit tun zu lassen … Das

Leptin möge kommen, nachdem ich das letzte Stück verputzt habe und zufrieden in die Runde schaue.

Wenn wir genug Energie und Bausteine unserem Körper zufügen, wird unsere Körperstadt ständig erneuert und erweitert. Schließlich stehen uns genug Proteine zur Verfügung, und die Glukose- und Fettspeicher sind so gut gefüllt, dass wir uns um Energie keine Sorgen machen müssen. Das mag unser Körper, er fühlt sich pudelwohl, und er blickt optimistisch in die Zukunft. Doch dann kommt das von ihm gefürchtete Datum. Der 1. Januar nähert sich, und somit die Diät. O neeeeiiiin ...

Was wirklich bei einer Diät passiert

Ihr kennt das, ich kenne das: Die Adventszeit ist kulinarisch gesehen ein Schlaraffenland. Selbst gebackene Plätzchen von Mama, die sie euch großzügig in eine hübsche Dose packt. Glühwein, Bratwurst und gebrannte Mandeln auf dem Weihnachtsmarkt. Weihnachtsessen auf diversen Weihnachtsfeiern. Gerade an den Weihnachtsfeiertagen erfährt die Schlemmerei ihren Höhepunkt: vom Frühstückstisch zum Mittagessen zum Kuchen zum Abendessen. Braten, Gratin, Stollen, den man nicht mag und trotzdem isst, Schoko-Lebkuchen ... Und die Beilage? Genau: keine Bewegung.

Das Bedürfnis, nach diesem Monat einen Gang herunterzuschalten und zumindest für ein paar Tage Diät zu machen, kann ich gut nachvollziehen. Und seien wir realistisch – die ersten Tage klappen meist ganz gut. Doch dann lockt doch wieder etwas ganz kulinarisch Wertvolles den Speichel hinterm Ofen hervor, und der Magen meldet sich langsam, aber sicher auch wieder häufiger. Wie soll man bei all diesen Signalen auch widerstehen können ...

Das Problem ist, dass sich euer Körper umstellen muss. Der Stoffwechsel fließt von aufbauend (anabol) zu abbauend (katabol). In der Zeit der Schlemmerei war ja alles im Übermaß vorhanden, da konnte euer Körper aufbauen – nun straft ihr seine Fettgewebe-Bauwerke durch Mäßigung. Ghrelin, das Magenknurr-Hormon, ist im Dauereinsatz und schießt ständig seine Botschaften in die Schaltzentrale hinein: »Hunger! Essen!! Jetzt!!!« Und weil kein Nachschub kommt, gelangen langsam alle Zellen in unserem Körper an die Grenzen ihrer Belastbarkeit.

Es gibt nur eins, womit sich alle beschäftigen, und alle rufen laut durcheinander: »Energie! Wir brauchen Energie!« Aber tja, ihr und euer Großhirn habt euch in den Kopf gesetzt, diesmal wirklich durchzuhalten, und ihr werdet trotz des Tumults nicht schwach. Tapfer!

Also muss mal wieder die Leber alles retten. Von ihr kommt die Ansage: »Wir müssen den Blutzuckerspiegel konstant halten, wir alle brauchen Energie. Ganz besonders unser Kollege, der uns den ganzen Mist eingebrockt hat.« Klar, wir wissen ja, wie viel Energie unser Gehirn benötigt angesichts unserer tagtäglichen Hirnakrobatik … Aber auch die Niere braucht neue Energie, schließlich muss sie sich permanent darum kümmern, dass die gefährlichen Stoffe, die in unseren Körper gelangen, ausgeschieden werden.

Die Leber spricht Tacheles: »Wir müssen das Wachstum stoppen. Harte Zeiten stehen uns bevor. Wir recyceln, wo es geht.« Das ist das Signal für die Glukose, die in der Leber als Glykogen ihren Winterschlaf fristet. Ihr erinnert euch: Wenn zu viel Glukose im Körper zirkuliert, wird ein Teil in der Leber aufbewahrt, genau für Zeiten wie diese. Die Glukose im Blut ist natürlich schon lange aufgebraucht. Während jeder im Körper nun egoistisch darauf achtet, für seine eigenen Prozesse genügend Energie zu reservieren, ist die Leber umso selbstloser: Sie spendet die gespeicherte Glukose und schickt sie an die Stellen, die sie bitter nötig haben, wie eben zum Beispiel das Gehirn oder die Nieren. Aber auch ihre Speicher sind begrenzt! Nach gut einem Tag sind die Reserven verbraucht, und nun steht auch sie mit leeren Taschen da.

Man würde denken, dass das Fett als Energiespeicherform schlechthin jetzt seinen Auftritt hat, aber die Fettspeicher werden so schnell nicht angezapft. Erst einmal versuchen alle, Energie zu sparen. Dabei liegt es nahe, erst mal die größten Energieverbraucher des Körpers einzuschränken. Während das Gehirn keinesfalls bei dem Sparprogramm einsteigen will und kann, gehören die Muskeln zu unseren größten Energieverbrauchern, bei denen man durchaus einsparen kann. Wie gelingt das dem Körper? Kurzerhand wird Muskelmasse abgebaut. Für den Rest des Körpers bedeutet das in diesem Moment eine Win-win-Situation. Die Muskeln verbrauchen nicht nur weniger Energie, nein, die durch den Abbau der Muskelmasse gewonnenen Proteine können in eurem Stoffwechsellabor Leber auch noch zur neuen Energiegewinnung genutzt werden! Und das beginnt – in Maßen –, bevor die Fettmasse überhaupt auch nur angetastet wird. Doch auch sie wird mit der Zeit mehr und mehr dran glauben müssen. Genau wie die Proteine können die Abbauprodukte des Fettes in der Leber zur neuen Energiegewinnung genutzt werden.

Wie ihr seht, beschäftigt ihr euren Körper ganz schön, wenn ihr euch für eine Diät entscheidet. Am besten habt ihr einen langfristigen Plan, wie ihr eure Ernährung in eine gesündere Richtung leitet. Und denkt daran, an der einen oder anderen Stelle körperliche Bewegung einzubauen. Ohne Sport – oder zumindest moderate Bewegung – hungert ihr euren Körper nur ab. Eure Muskeln zumindest werden euch das eher nicht danken.

So krass ist euer Körper

Die Erdnuss ist in dem Moment gestorben, in dem sie in meinen Mund gekommen ist, und sie ist nun längst Teil meines Körpers (so wie die Pizza Diavola). Ich habe ihre Fette, Kohlenhydrate und Zucker verwertet und sie in meine Körperzellen aufgenommen. Krass, oder? Da bekommt »einverleiben« gleich eine ganz andere Bedeutung …

Summa summarum braucht ihr alle Nährstoffe und müsst kaum auf etwas verzichten. Es ist wie immer die Menge, die entscheidend ist. Ein*e Erwachsene*r, der*die sich körperlich nicht betätigt, benötigt täglich etwa dreißig Kalorien pro Kilogramm Körpergewicht. Im Idealfall, zumindest nach meinem medizinischen Lehrbuch, besteht die Zusammensetzung eurer Mahlzeiten aus:

- 55 bis 60 Prozent Kohlenhydraten
- 25 bis 30 Prozent Fetten
- 10 bis 15 Prozent Proteinen
- Mindestens 30 Gramm Ballaststoffen pro Tag

Vergesst dabei nicht, dass in praktisch allem, was ihr esst, mehrere Nahrungsbestandteile enthalten sind. So stecken Kohlenhydrate nicht nur im Zucker selbst, den ihr eurem Kakao beifügt, der Kakao und die Milch enthalten auch schon Zucker. Ebenso betiteln wir alle Äpfel und Bananen zum Beispiel als gesund, auch sie tragen Fruchtzucker in sich. Ihr müsst nicht darauf verzichten. Das ist auch wichtig, weil unser Körper, wie gesagt, auf diesen schimmernden Stern an unserem Energiehimmel angewiesen ist.

Grundsätzlich ist unser Körper wahnsinnig anpassungsfähig, und wir könnten unseren Energiebedarf komplett über Proteine und Fette decken. Lasst euch aber am besten nicht stressen und genießt das Essen, das euch schmeckt. Und wenn ihr merkt, dass euch etwas nicht guttut, weil ihr vielleicht Magenschmerzen oder Blähungen davon bekommt, lasst es weg. Wenn ihr ganz bewusst eure Aufmerksamkeit auf das lenkt, was eure Zähne bearbeiten, die Speiseröhre hinunterrutscht und vom Magen und Darm bearbeitet wird, ohne euch dabei schlecht zu fühlen, werdet ihr zu einem mündigen Esser.

Wir haben an diesem Abend unseren Energie- und Genussbedarf komplett über Pizza (und über Erdnüsse) gedeckt – und uns dann mit vollen Bäuchen gegen eine Bar und lieber für einen Spieleabend entschieden. Mensch ärgere dich nicht …

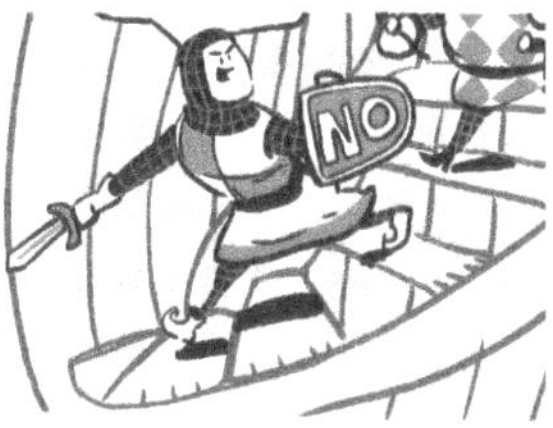

5.

Herzbeben: Bär vs. Glücksritter –

Was wirklich passiert, wenn ihr fühlt

Ich muss lachen. Tom erzählt gerade von seinem Plan, wie er die Aufmerksamkeit von Lilli wecken möchte: über einen Salsa-Tanzkurs. Dazu muss man über Tom wissen, dass er ein ziemliches Sportass ist. Er studiert an der Sporthochschule in Köln und kann gefühlt alles: von jeder Ballsportart über Ski fahren bis zum Mountainbiken. Es gibt eigentlich nur eine Sache, die er gar nicht kann: tanzen. Tja, und jetzt hat er herausgefunden, dass Lilli eine leidenschaftliche Salsatänzerin ist … Ich würde viel Geld bezahlen, um zu sehen, wie sich Tom in flüssigen Hüftbewegungen übt, für die die die lateinamerikanischen Tänze doch so bekannt sind.

Ich verspreche ihm, beim nächsten Treffen den Hula-Hoop-Reifen von meiner Schwester mitzubringen, damit er zumindest etwas üben kann, bevor er sich der Öffentlichkeit zeigt. Vielleicht gelingt es ihm irgendwann, den Reifen auch länger als zwei Sekunden oben zu halten. Eins muss man ihm lassen: An Selbstbewusstsein fehlt es ihm nicht – aber wie heißt es doch so schön: Liebende machen sich eben gern mal zum Affen.

Sein nächstes großes Ziel lautet also: Salsa Night an der Hochschule in Aachen. Die Bahnfahrt hin und zurück dauert jeweils anderthalb Stunden, und das sollte doch eine schöne Gelegenheit sein für Tom, mit Lilli ins Gespräch zu kommen …

Ich freue mich für Tom, er macht einen sehr glücklichen Eindruck auf mich, und so euphorisch habe ich ihn lange nicht mehr erlebt. Auch wenn ich ihn ehrlich gesagt für etwas verrückt halte … Aber das liegt wohl in der Natur der Sache (und seiner eigenen, lol). Wir alle kennen die berühmte rosarote Brille, die alles so viel schöner, besonderer macht und für Schmetterlinge im Bauch sorgt. Für mich als Außenstehender ist die Sache aber völlig klar, und natürlich habe ich schon längst eine Diagnose gestellt: Tom ist verliebt. Um das zu wissen, brauche ich wirklich kein weiteres Semester mehr zu studieren. Ist jetzt aber auch nicht so, als ob man dazu irgendwas im Medizinstudium lernen würde – ist wohl eher einfach meine enorme eigene Lebenserfahrung. Die Symptome lauten: wahnwitzige, verrückte Ideen und Vorstellungen. Tagträume, die leider mitunter nie Realität werden. Aber all das sage ich Tom natürlich nicht, sondern bestärke ihn darin, seinen Plan zu verfolgen. Schließlich gehört er sowieso zu den Machern. Wer weiß, vielleicht mag ihn Lilli genauso wie er sie? Oder sie lernen sich kennen, und er stellt fest, dass sie doch nicht so toll ist, wie er sich das gerade in seinem Liebeswahn vorstellt? Er soll unbedingt nach Aachen fahren, sich in sein Tanz-Outfit werfen und alles tun, um Lillis Aufmerksamkeit zu bekommen. Ich hoffe wirklich, es wird Bilder oder sogar Videos geben!

Warum fühlen wir eigentlich?

In der Medizin haben wir einen eher nüchternen Blick auf Emotionen, sie gehören mehr in den Bereich der Psychobiologie, Neurobiologie und Psychophysiologie. Für uns sind Gefühle das Erleben von Sinnesempfindungen, Punkt. Ein bisschen ausführlicher wird im Lehrbuch Psychologie von Philip G. Zimbardo (Springer Verlag, Berlin 1998) beschrieben, dass Emotionen komplexe Muster körperlicher und geistiger Veränderungen sind, die als Reaktion auf eine Situation verstanden werden können, wenn sie von einer Person als bedeutsam wahrgenommen wird. Puh. Also, wenn ihr etwas erlebt, das für euch auf irgendeine Weise wichtig ist, reagiert ihr darauf und erlebt Emotionen. Sie sind quasi eine Feedback-Schleife eures Körpers, eures Gehirns und eurer Psyche.

Ihr mögt euch fragen, warum das so ist, denn Verliebtsein ist zwar ein schönes Gefühl, aber Ängste, Leid, Trauer sind es eher nicht. Wenn ihr diese Gefühle aber nie erleben würdet, hätten euer Körper und eure Psyche keine Chance, das zu verarbeiten, womit ihr im Leben aber naturgemäß ständig konfrontiert seid. Ohne »schlecht« gäbe es nun mal kein »gut«. Leider ist es so, dass ihr im Laufe eures Lebens geliebte Menschen verliert, ihr seid immer wieder neuen Situation ausgesetzt, die ihr bewältigen müsst, und es bleibt euch nichts anderes übrig, als Veränderungen zu akzeptieren. Inzwischen wissen wir ja, dass jede neue Situation Stress auslöst.

Hätten wir nicht sowohl positive als auch negative Emotionen, verliefe unser Leben immer gleichförmig, was für Tom bedeuteten würde: keine Euphorie und keine Hochgefühle, wenn er Lilli begegnet. Er würde niemals im Leben auf die Idee kommen, sich nächtelang Salsa-Videos anzuschauen, um dann über eine Stunde lang nach Aachen zu fahren, um sich in ein Salsa-Hemd zu werfen. Und das wäre doch auch sehr schade, oder? Auch für mich!

Grundsätzlich kann man Emotionen in vier Komponenten einteilen:

- **Physiologisch** in Form von körperlichen Anzeichen: zum Beispiel Zittern, Schwitzen und Pulssteigerung bei Angst, Aufregung oder Glücklichsein.
- **Gefühle** in Form von persönlichen Empfindungen der Emotionen: zum Beispiel Angst oder Euphorie.
- **Kognitiv** in Form von Beurteilung der Emotion: Wie nehmen wir die Sprachmelodie unseres Gegenübers wahr? Welche Erinnerungen verbindet unser emotionales Gedächtnis mit ähnlichen Situationen?
- **Verhalten** in Form vom Ausdruck und Motivation: Welchen Ausdruck nehmen Mimik, Gestik, Stimme, Körperhaltung ein? Welche Handlung geht mit dem Erleben dieser Emotion einher?

Was sind eigentlich Emotionen?

Ich weiß, es ist nicht immer so einfach, die eigenen Emotionen wahrzunehmen und sie richtig einzuordnen, manch einem in eurer Umgebung gelingt das vielleicht nie. Mir geht das auch so, egal wie sehr ich mich bemühe, sie nüchtern zu betrachten. Aber Gefühle sind zum Fühlen da, und es braucht etwas Übung, Selbstreflexion und Selbstbewusstsein, damit man es schafft, seine eigenen Gefühle gut einordnen zu können. Als Sohn zweier Neurologen und Psychiater wird mir immer nachgesagt, dass ich mich auf dem Gebiet doch hervorragend auskennen müsse. Tatsächlich gerate ich dadurch auch häufiger, als mir manchmal lieb ist, in Situationen, in denen Menschen versuchen, mit mir im Gespräch ihr Gefühlschaos in den Griff zu bekommen. Nun ja, eine sehr persönliche Sache, und ich sollte wohl dankbar dafür sein, wenn Menschen solch intime Themen mit mir teilen wollen.

Aber lasst es uns jetzt mal nüchtern betrachten. Grundsätzlich unterscheiden wir zwischen primären und sekundären Emotionen. Primäre Emotionen sind von Geburt an vorhanden und unabhängig von Herkunft, Sprache und Kultur. Das heißt, egal, auf welchem Erdteil ihr zur Welt gekommen seid, ihr werdet diese Emotionen immer auf eine ähnliche Weise zum Ausdruck bringen. Dazu gehören Freude, Trauer, Ärger, Angst, Überraschung und Ekel.

Doch wofür sind diese Emotionen eigentlich gut? Wir müssen sie nicht groß erklären. Sie tragen zu einer besseren Verständigung bei und geben uns die Möglichkeit, die Reaktion einer fremden Person rasch einzuordnen. Für das Fortbestehen unserer Spezies ist beides essenziell wichtig.

Sekundäre Emotionen sind etwas komplexer. Sie beziehen sich immer auf primäre Emotionen, werden allerdings durch unsere Kultur und unser soziales Umfeld geprägt. Wenn ihr euch zum Beispiel für eure Eltern fremdschämt oder es euch peinlich ist, wenn euch ein Rülpser unterlaufen ist. In anderen Kulturen gilt vielleicht, seine Eltern zu ehren und ihnen mit Respekt zu begegnen, so etwas wie »Fremdscham«, die Mischung aus Scham, Erschaudern und Sich-lustig-Machen, gibt es dann nicht. Ein guter, lauter Rülpser kann auch als Zeichen dafür gedeutet werden, dass das Essen geschmeckt hat, und wird als Kompliment für den Koch oder die Köchin gewertet.

Sekundäre Emotionen sind es aber auch, wenn verschiedene Emotionen zusammenkommen: Wenn euch Tränen kommen vor lauter Freude, oder ihr plötzlich lauthals loslachen müsst, obwohl ihr euch gerade in einer schmerzhaften Trauerphase befindet. Diese verwirrenden Signale sind für Außenstehende nicht eindeutig zu entschlüsseln, und sie fragen sich: Was fühlt das Gegenüber gerade? Was möchte es zum Ausdruck bringen? Meistens wissen es die Betroffenen selbst nicht, und trotzdem können alle nachvollziehen, was gerade passiert. Emotionen sind komplex und selten eindeutig. Das wissen wir, weil wir sie selbst fühlen und sie deshalb bei unserem Gegenüber nachempfinden können. Klingt simpel, oder?

Kompliziert wird es aber, wenn wir versuchen, den Ursprungsort unserer Emotionen zu finden. Wäre doch herrlich, wenn wir unser Gefühlsleben besser verstehen könnten und wüssten, wo der Schalter für die negativen Emotionen ist, dann könnten wir ihn einfach umlegen und sie ganz einfach zum Schweigen bringen …

Na ja. Warum die Menschheit jede noch so große Krise überlebt hat und ihr dieses Buch überhaupt lesen könnt, liegt auch daran, dass wir gerade diese negativen Emotionen haben. Evolutionsbedingt sind sie leider sogar wichtiger als alle positiven Emotionen zusammen. Klar, Tom ist verliebt und erlebt sehr viele schöne Gefühle – aber darin schwingt auch Panik mit davor, etwas falsch zu machen, und die Angst, einen Korb zu bekommen und nicht zu genügen. Diese Gefühle sorgen dafür, dass er sich genau überlegt, wie er Lilli anspricht, und seinen Plan mit mir mehr oder weniger minutiös durchspricht. Dadurch, dass er sich eine andere Meinung einholt, erhöht er seine Chance, keine Fehler bei Lilli zu machen. Er gibt sich Mühe, was ebenfalls von ihr wahrgenommen wird und womöglich das Gefühl auslöst, wichtig zu sein – und wer möchte denn nicht wichtig sein? Wir sind natürlich nicht allesamt Narzisst*innen und brauchen auch nicht für die gesamte Menschheit die Nummer eins zu sein, aber für unsere*n Freund*in, unsere Familie und im Freundeskreis ist dieses Gefühl alles andere als verwerflich.

Es ist eben so: Wer eine positive Situation negativ interpretiert, hat erst einmal nicht viel Essenzielles zu verlieren. Wenn uns ein freundlicher Mensch die Hand gibt, wir die ausgestreckte Hand als Angriff interpretieren und als Fehlreaktion wegrennen, lassen wir diesen Menschen zwar verdattert zurück und in uns keimt ein Gefühl der Scham, aber weitreichender sind die Folgen definitiv nicht. Wenn wir eine negative Situation falsch interpretieren und es versäumen, davonzurennen, wenn sich ein Zug nähert, könnte es das letzte Mal gewesen sein, dass wir über einen Bahnübergang gegangen sind. Wer nicht auf negative Gefühle reagiert, hat kein langes Leben. Und deshalb sind unsere Aufmerksamkeitsscheinwerfer so sehr darauf gerichtet: Angst und Panik führen dazu, dass wir uns Gedanken machen, Pläne ausarbeiten, abwägen und Sorgen ernst nehmen.

Das alles bewirkt Glück nicht, zumindest nicht direkt.

Natürlich ist Glück ein sehr schönes Gefühl, und ich kann gut verstehen, dass wir alle danach streben. Aber wir können noch so oft weglaufen, wenn ein freundlicher Mensch uns die Hand gibt, das ändert gar nichts an unserer Lebenserwartung. Glück bringt uns in der Hinsicht nicht weiter (auch wenn euch das so manche*r Influencer*in weismachen möchte), und genau deshalb sind Glück und andere positive Emotionen aus medizinischer Sicht nicht besonders gut erforscht. Sie bieten in dem Sinne für uns keinen starken »Mehrwert«.

Versteht mich nicht falsch, ich spreche hier nicht davon, dass Glücklichsein keinerlei Einfluss auf die Lebenserwartung hat, geschweige denn auf die Lebensqualität – das hat es sehr wohl. Ich spreche davon, dass evolutionsbedingt die Reaktion auf den Bären, der vor euch steht, »mehr Wert« hat als das Glücksgefühl nach einem leckeren Essen oder das dank einer erwiderten Liebe. Auf die Dauer kann das Ausbleiben glücklicher Emotionen auch zum Tode führen, nur geht es beim Bären deutlich schneller. Darüber hinaus sind positive Emotionen auch recht diffus – man denke nur an die Freudentränen –, ganz im Gegensatz zu den negativen Emotionen, dank deren unsere Art überlebt hat (bis jetzt zumindest), die aber auch kippen und für einen enormen Leidensdruck sorgen können.

Aber warum ist das so? Das liegt unter anderem auch daran, wie die Emotionen im Körper schalten und walten. Wir haben gesehen, wie krass Cortisol wirkt, wenn es denn einmal im Einsatz ist. Diese physiologischen Veränderungen diversester Körperprozesse gibt es so bei positiven Emotionen nicht, unser Innenminister muss eben priorisieren.

Moooment mal, und was ist mit unserem Glückshormon Dopamin? Vermutlich habt ihr schon einmal davon gehört! Der Unterschied zum Stresshormon Cortisol ist, dass Ursache und Wirkung genau andersherum verlaufen: Während bei Stress Cortisol ausgeschüttet wird, sorgt das Cortisol selbst nicht für die Emotion Stress. So ist das aber beim Dopamin: Dopamin löst zwar Glücksgefühle aus, aber beim Glücksgefühl selbst wird nicht automatisch Dopamin ausgeschüttet. Warum das so ist, wissen wir nicht genau. Wie gesagt, bislang fehlte der Mehrwert für die Wissenschaft. Wenn ihr also mehr darüber herausfinden wollt, habe ich einen Vorschlag: Strengt euch noch mal ordentlich an, absolviert ein Medizin- oder Psychologiestudium oder gewinnt einfach den Jackpot im Lotto, dann habt ihr ordentlich Budget für eigene Studien. Engagiert renommierte Forschende, und lasst sie Experimente durchführen. Vielleicht erfahren wir dann endlich, wie wir dauerhaft glücklich werden und andere glücklich machen können. Es ist ja nicht so, als ob ich das nicht auch sehr gern wissen wollen würde …

Solange wir allerdings auf diese Ergebnisse warten, wird es weiterhin so sein, dass wir selbst herausfinden müssen, wie wir glücklich und zufrieden werden. Ich bin ja ein großer Fan von »Zufriedenheit« – es klingt so banal, aber es ist ein beruhigendes Gefühl, zufrieden zu sein mit mir, meinem sozialen Umfeld, meinen Ansprüchen. Wenn ich zufrieden bin, kann ich besonders gut schlafen.

Oder habt ihr wirklich den Anspruch, jederzeit glücklich zu sein? Man könnte es mit einem Glas Wasser vergleichen. Ihr werdet jeden Tag mehrmals daran erinnert, auch wirklich Wasser trinken zu *müssen*. Allein, wenn ihr schon das Wort Wasser hört, rollt ihr mit den Augen und seid genervt. Wie anders ist es aber, wenn ihr eine intensive Sporteinheit hinter euch habt und etwas trinken *dürft*? Das Glas Wasser schmeckt doch ganz anders, oder? Das Resultat – ein Glas Wasser trinken – ist das gleiche, die Gefühle und Emotionen allerdings könnten kaum gegensätzlicher sein. So ist das auch mit dem Glücklichsein. Wenn euch das Gefühl beschleicht und ihr es wahrnehmt, entfaltet es seine volle Wirkung. Wenn ihr aber ständig damit beschäftigt seid, das Glücklichsein zu erwischen, weil es wie die Karotte vor dem Esel hängt, und ihr krampfhaft daran festhaltet, dann frustriert es am Ende nur noch, und die wenigen Momente des Glücks entgehen euch ganz …

Und woher kommen sie denn nun?

Wie kommt es aber, dass Tom diese intensiven Verliebtheitsgefühle spürt? Am besten schauen wir uns mal wieder das Großhirn an, unseren Präsidenten, um dem Ursprung unserer Emotionen näherzukommen.

Womöglich wisst ihr, dass unser Großhirn aus zwei Hälften besteht, die Hemisphären genannt werden. Es gibt also die rechte und die linke Hemisphäre. So ganz stimmt das mit zwei Hälften allerdings nicht, weil es Verbindungsstraßen gibt, die es ermöglichen, dass sich beide Gehirnhälften gut aufeinander abstimmen können. Diese Verbindungsstraßen sind Nervenfasern, die der Körper benötigt, um optimal zu funktionieren – sowohl für die Bewegungsabläufe als auch das sprachliche Verständnis und den sprachlichen Ausdruck.

Die zwei Gehirnhälften repräsentieren jeweils die gegenüberliegende Körperhälfte: Die linke steuert die rechte Körperhälfte und die rechte die linke Körperhälfte. Konkret heißt das: Sie haben leicht angepasste Bauarten und (dadurch) unterschiedliche Begabungen.

Und welche Hemisphäre ist bei euch besonders ausgeprägt? Das könnt ihr daran sehen, ob ihr Rechts- oder Linkshänder seid. Nicht die rechte Seite bei Rechtshändern und die linke Seite bei Linkshändern ist besonders ausgeprägt, sondern genau spiegelverkehrt: Als Rechtshänder ist deine linke Hemisphäre die dominante Seite, die für das Sprachverständnis, das Sprechen und Schreiben zuständig ist sowie für kausal logische Denkprozesse und feinmotorische Bewegungsabläufe. Die rechte Hälfte kümmert sich um bildliches und räumliches Denken sowie um grobmotorische Abläufe. Bei Linkshändern verhält es sich exakt andersherum – abgesehen von der Sprache, die auch bei rund neunzig Prozent der Linkshänder auf der linken Seite liegt. Das bedeutet zum Beispiel, dass es bei einem Schlaganfall auf der linken Gehirnhälfte zu rechtsseitigen Lähmungen kommen kann und gleichzeitig auch die Sprache in Mitleidenschaft gezogen werden kann.

Forschende konnten beobachten, dass bei positiven Emotionen besonders die linke Hemisphäre aktiver ist, während sich die rechte auf Sprachmelodie und negative Emotionen fokussiert. Gerade den Zusammenhang zwischen Sprachmelodie und negativen Emotionen kann ich sehr gut nachvollziehen, wenn ich daran denke, dass ein und derselbe Satz ganz unterschiedliche Wirkungen auf mich haben kann: »Hast du es nicht gemacht?«, kann als gut gemeinte Nachfrage meiner Mutter verstanden werden – oder aber als Vorwurf! Hast du es noch immer nicht gemacht? Jetzt wird es aber Zeit …

Der Ort der Emotionsentstehung ist aber genau genommen nicht in den Großhirnhälften zu finden. Nein, dafür verantwortlich ist jemand anderes: das limbische System. Dieser Teil des Gehirns besteht aus neun Mitarbeitenden und zwei Verbindungsstrecken. Wir haben Teile des limbischen Systems bereits im Kapitel »Kreisverkehr ohne Ausfahrt« kennengelernt, ihr wisst es nur nicht. Sechs der neun Mitarbeiter des limbischen Systems haben nämlich eine »Nebenbeschäftigung«. Die sechs bilden zusammen mit einem Teil unseres sensorischen Gedächtnisses – ihr erinnert euch, unser Kurator, der entscheidet, welche Sinneseindrücke wir aufnehmen – als siebter Mitarbeiter den Papez-Neuronenkreis, und der wiederum war unser Kreisverkehr ohne Ausfahrt. Diese sechs Mitarbeitenden haben also eine doppelte Funktion: Als Teil des Papez-Neuronenkreises sind sie für Gedächtnisbildung und als Teil des limbischen Systems für Emotionen zuständig.

Warum aber prägen sich die Emotionen jeweils auf der linken und der rechten Seite unterschiedlich aus, wenn sie doch unabhängig produziert werden? Es könnte daran liegen, dass die positiven Emotionen in der linken Hemisphäre besser an unser limbisches System gekoppelt sind. Doch warum könnte das so sein? Wenn wir sprechen und schnelle, feine Bewegungen ausführen, erfahren wir häufiger und schneller positives Feedback für unsere Handlungen. Wir werden also öfter belohnt, was zu einer Verstärkung dieser Handlungen führt. Wenn ihr euch bei euren Freund*innen für ihre Unterstützung bedankt, spürt ihr wiederum ein wohlwollendes Gefühl ihrerseits – das verströmt gleich noch mehr positive Gefühle, nicht wahr? Aber wenn ihr jetzt mal, doof gesagt, einen Stein ins Wasser werft, dann applaudiert euch, seitdem ihr aus dem Kleinkind-Alter herausgewachsen seid, keiner mehr. Irgendwie schade.

Aber ihr seht, worauf ich hinaus möchte: Es ist sehr viel schwieriger, eine Belohnung für grobe Bewegungen zu bekommen. Und es ist eben auch so, dass man eher über Sprache als über Handlungen eine Verbindung zu anderen Menschen herstellt. Das liegt daran, dass hier unser inneres Belohnungssystem mit ins Spiel kommt. Dabei nimmt einer der drei Mitarbeitenden eine besondere Rolle ein, der nicht dem Papez-Neuronenkreis angehört. Darf ich vorstellen? Sein Name lautet **Nucleus accumbens**. Er ist es, der unsere Schulter tätschelt und sagt, dass wir etwas ganz toll gemacht haben. Wie aber wird unser körpereigenes Belohnungssystem aktiviert?

Die Boten des Glücks

Die Antwort lautet: durch unsere Glückshormone.

Sogar Harry Potter greift zu Schokolade, wenn ihm die Glücksgefühle abhandengekommen sind. Und das ist wirklich so: Schokolade enthält einen Stoff, der die Produktion von Serotonin begünstigt. Und Serotonin gehört zu den Hormonen, die sich auf die Fahne geschrieben haben, uns gut fühlen zu lassen. Dazu gehören ebenfalls **Noradrenalin** (ihr erinnert euch, der krasse Cousin des Adrenalins), **Dopamin**, **Endorphine** und **Oxytocin**.

Nun geht es ans Eingemachte: Wisst ihr eigentlich, wie die Weltgesundheitsorganisation (WHO) Gesundheit definiert hat? »Gesundheit ist der Zustand des vollständigen körperlichen, geistigen und sozialen Wohlbefindens und nicht nur das Freisein von Krankheit und Gebrechen«, nachzulesen bei der Bundeszentrale für gesundheitliche Aufklärung.

Ein zentraler Aspekt von Krankheit oder Gebrechen ist der damit einhergehende Schmerz, auf den wir im Kapitel »Vorstandsentscheidung und Flucht auf der Blutbahn« noch genauer eingehen werden. Schmerzen sind immer der erste und wichtigste Warnhinweis dafür, dass in unserem Körper etwas nicht stimmt. Deshalb kommen hier unsere Glückshormone ins Spiel: Serotonin, Noradrenalin und Endorphine sind in der Lage, Schmerzen zu hemmen. Noradrenalin und Serotonin werden vom Gehirn Richtung Rückenmark geschickt, damit der Schmerz gar nicht erst Richtung Gehirn wandert und somit in unser Bewusstsein eindringen kann. Die Endorphine machen das Gleiche.

Ich bin mir sicher, dass ihr dieses abscheuliche Gefühl kennt, wenn sich Migräne, Zahn- oder Rückenschmerzen anbahnen. Wenn wir sie einmal wahrgenommen haben, können wir sie nur noch schwer ausblenden, bis sie entweder von selbst, was meist leider sehr langsam passiert, oder dank Schmerztabletten verschwinden. Entscheidend ist aber, dass wir sie ausblenden können! Dafür verantwortlich sind unsere körpereigenen Glücksritter. Mit Schild und Schwert ausgerüstet, bekämpfen sie erbittert die Schmerzen auf ihrem Weg die Wendeltreppe (unser Rückenmark)

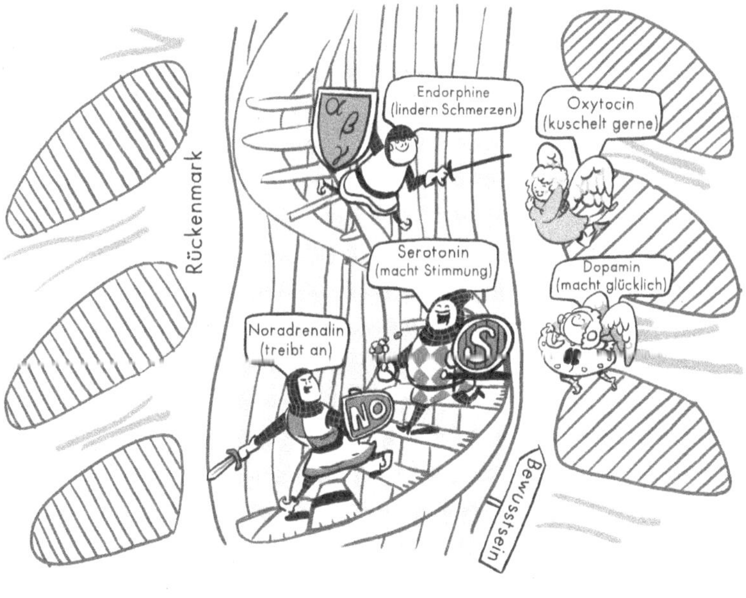
Rückenmark
Endorphine (lindern Schmerzen)
Oxytocin (kuschelt gerne)
Serotonin (macht Stimmung)
Dopamin (macht glücklich)
Noradrenalin (treibt an)
NO
S
Bewusstsein

hoch in unser Bewusstsein. Tut mir leid, wenn es um Schmerzen geht, wird es bei mir immer etwas martialisch. Diese drei können uns also glücklich machen, indem sie uns von Schmerz befreien. Aber schauen wir sie uns mal der Reihe nach an.

Endorphine sind nichts anderes als körpereigene Opiate, die auch in der Lage sind, genau wie das Oxytocin, zwischenmenschliche Bindungen zu stärken. Übrigens sind die Endorphine verwandt oder vielmehr sogar die Muse für das hochwirksame und starke Schmerzmittel Morphium, das ebenfalls ein Opiat ist, allerdings wird das chemisch hergestellt. Genauso wie das Schmerzmittel Fentanyl, das ihr vielleicht kennt, weil es in den USA gerade zu einer der größten Drogenkrisen des Landes geführt hat: Jährlich sterben Tausende Amerikaner*innen am Missbrauch des hochabhängig machenden Schmerzmittels.

Oxytocin entsteht bei angenehmem Körperkontakt. Und wisst ihr, was? Schon während eurer Geburt hat es eine entscheidende Rolle gespielt. Aus dem Altgriechischen übersetzt heißt es so viel wie »leicht gebärend« und ist dafür verantwortlich, dass die Wehen eingeleitet und die Eltern-Kind-Beziehung aufgebaut werden kann. Aber nicht nur da! Beim Thema Sex wird uns dieses sogenannte Kuschelhormon auch wieder begegnen.

Serotonin stabilisiert die Psyche und hebt damit die Stimmung, während Noradrenalin den Antrieb steigern kann. Die gehobene Stimmung lässt uns Glücksgefühle erleben, und mit einem gesteigerten Antrieb gelingt es uns viel leichter, bevorstehende Aufgaben zu bewältigen – ein schöner Trigger für unser internes Belohnungssystem. Deshalb hat Tom die Nächte durchgemacht und sich mit etwas beschäftigt, das ihn bis dato nicht die Bohne interessiert hat!

Und da gibt es noch das Dopamin, das zu verschiedenen Krankheitsbildern gehört, die Ärzt*innen immer mal wieder unter die Lupe nehmen müssen. Zum Beispiel spielt Dopamin eine Rolle bei Parkinson, Schizophrenie und Suchterkrankungen – und dem, worunter Tom gerade stark leidet: dem Verliebtsein.

Die Wege des Dopamins

Was ich euch bisher verheimlicht habe, ist, dass das Dopamin der ältere Cousin des Adrenalins und Noradrenalins ist. Sie alle gehören zur Familie der Katecholamine und arbeiten als Transmitter im Nervensystem.

Das Dopamin ist der Vagabund des Clans und, im Gegensatz zu den anderen, wenig verwurzelt, es hat nämlich keinen festen Herkunftsort, und es gibt kein Organ, das für seine hauptsächliche Produktion zuständig ist. Dopamin ist der bunte Hund in seiner Familie und entsteht in Nervenzellen, hat aber die Superkraft sich zu Noradrenalin zu transformieren, wenn sich jeweils ein Wasserstoff- und ein Sauerstoffatom dazugesellen. Noradrenalin wiederum kann in unserer Nebenniere zu Adrenalin umgewandelt werden.

Während Dopamin und Noradrenalin als Neurotransmitter zwischen zwei benachbarten Nerven ihre Botengänge absolvieren, schwimmt das Adrenalin als Hormon in der Blutbahn zu seinen Zielorten. Adrenalin legt also längere Wege in unserem Körper zurück als seine Cousins Dopamin und Noradrenalin, die ihre Viertel eher ungern verlassen.

Auch wenn das Dopamin vagabundiert, tritt es gehäuft im zentralen Nervensystem auf. Das zentrale Nervensystem umfasst das Gehirn und das Rückenmark und verbindet die beiden Bereiche miteinander.

Wusstet ihr, dass unsere Wirbelsäule nicht nur dafür zuständig ist, uns aufrecht gehen und sitzen zu lassen? Sie ist auch unser

Schutzrohr für das Rückenmark, in dem jede Sekunde des Tages lebenswichtige Botschaften durch den Körper transportiert werden. Das war mir früher nicht bewusst, und seitdem ich das weiß, bin ich noch dankbarer für diese Stütze meines Lebens.

Die Talente des Dopamins sind vielschichtig. Gelangt es über die Nerven Richtung Hirnstamm, ist es an der Entstehung von Übelkeit beteiligt. Wenn Dopamin hochkonzentriert in eurem System zirkuliert, schlägt euer Herz schneller. Es kann aber auch Einfluss auf Bewegungsabläufe nehmen und diese planen und fördern, wenn sich das Dopamin in der Mitte des Gehirns, in den sogenannten Basalganglien, versammelt. Schließlich arbeitet das Dopamin auch im limbischen System mit und koordiniert das Belohnungssystem und die Bildung von Emotionen.

Das ist wirklich beeindruckend, oder? Unser Dopamin ist ein ziemliches Multitalent, kein Wunder, dass wir Herzrasen bekommen, wenn es so durch unsere Körper rast.

Hier treffen wir nun auf den Nucleus accumbens. Ihr erinnert euch, auch er gehört zum Belohnungssystem. Parallel dazu ist er aber auch ein Verbindungsmann zwischen dem limbischen System und der Basalganglienschleife, die in unserem Gehirn für die Ausführung von Bewegungsabläufen zuständig ist.

Die Basalganglienschleife könnt ihr euch wie die Mitglieder eines Vereins vorstellen, die gemeinsam ein Nachbarschaftsfest organisieren möchten: Der Erste schickt eine Nachricht an seinen Nachbarn im gegenüberliegenden Haus, der wiederum sendet diese Information an seinem Nachbarn weiter etc. Sobald ein Datum für das Fest gefunden wurde, geht die Info raus an die Öffentlichkeit. Und so ist das auch mit unseren Bewegungsabläufen: Sobald sich das Gremium einig geworden ist, wie sie genau aussehen soll, wird die Bewegung ausgeführt.

Der Nucleus accumbens wird nun über das Dopamin aktiviert – und seine Wirkung werdet ihr sofort wahrnehmen: Er vermittelt unserem Gehirn eine euphorisierende, Lust fördernde Stimmung und aktiviert unser Bedürfnis nach Bewegung.

Wenn Tom also in der Nähe von Lilli ist, geht Folgendes in seinem Körper ab: Stellt euch vor, in Toms Hirnstamm sitzt ein Dopamin-Depot. Den Hirnstamm müssen praktisch alle Nerven durchziehen, um aus dem Körper in das Gehirn und umgekehrt zu gelangen, in diesem Sinne ist er eine Art Durchgangsweg. Vermutet wird, dass auf diesem Durchgangsweg bereits Informationen aus der Umwelt – sprich von den Augen, den Ohren und so weiter – verarbeitet werden, die eine Dopaminausschüttung bewirken. Die Information, seine geliebte Lilli vor sich zu sehen, löst in Toms Hirnstamm eine Dopaminausschüttung aus und aktiviert den Nucleus accumbens.

Habt ihr schon einmal vom **emotionalen Gedächtnis** gehört? Es speichert unsere Emotionen ab, die an Erlebnisse gekoppelt sind. Es ist so hochindividuell wie unser Fingerabdruck und ganz davon abhängig, was ihr als Baby, Kind, Jugendliche und Erwachsene alles erlebt habt. Dieses emotionale Gedächtnis ist möglich, weil Emotionen über das limbische System entstehen und dieses limbische System wiederum den größten Teil des Papez-Neuronenkreises enthält, der ja für Gedächtnisbildung zuständig ist. Deshalb zuckt ihr zusammen, wenn euer Freund oder eure Freundin ein Thema anspricht, worüber ihr beim letzten Mal gestritten habt. Je nachdem, ob ihr mit einem bestimmten Erlebnis positive oder negative Erfahrung verbindet, melden sich eure Gedächtnismitarbeitenden im limbischen System lautstark zu Wort, um euch auch ja daran zu erinnern …

Glücklichsein faken …

Ich bin Mediziner, deshalb kann, will und werde ich hier nicht anfangen, Drogen zu verherrlichen. Dafür weiß ich einfach zu gut, was sie bei einem Menschen anrichten können. Gleichzeitig möchte ich euch auch nichts vorschreiben. Für alle, die genauso vorsichtig sind wie ich: Damit ihr nicht selbst die Wirkung von Drogen testen müsst, erkläre ich euch, was in eurem Körper passiert, wenn ihr harte Drogen nehmt.

Fangen wir mal von vorn an. Was zählt eigentlich als Droge? Was nicht? Wo liegt die Grenze zu wirklich »harten Drogen«? Bei Kokain und Heroin ist der Fall ziemlich eindeutig, und ich denke, ihr werdet mir darin zustimmen, dass es sich bei diesen Substanzen um Drogen handelt. Wie sieht es aber mit Marihuana aus? Alkohol? Zigaretten? Oder gar Kaffee? Vielleicht denkt ihr: Na ja, das sind ja alles legale Substanzen (beziehungsweise vermutlich bald legal), das sind doch gar keine Drogen …

Wie ihr inzwischen wisst, haben wir in der Wissenschaft eine besondere Sicht auf die Dinge, das gilt auch hier. Jeder Stoff, der in der Lage ist, Einfluss auf die Körperfunktionen zu nehmen und diese zu verändern, ist per definitionem der Weltgesundheitsorganisation eine Droge. Marihuana kann das, Kaffee und Zigaretten, natürlich auch Alkohol oder Schmerzmittel. Gerade Alkohol ist ein Paradebeispiel: Schon beim ersten Schluck wird direkt die Aktivität des Nucleus accumbens gesteigert, die das wundervolle Gefühl erzeugt, dass wir alle ganz großartige Typen sind (was mit Sicherheit auch stimmt! Ich will euch hier nichts absprechen). Bei Nikotin führt erst eine Dopaminausschüttung zu einer erhöhten Nucleus-accumbens-Aktivität, doch der Effekt bleibt der gleiche. Gerade Medikamente haben die Aufgabe, unsere Körperfunktionen zu verändern, damit sie uns überhaupt heilen können. Doch schauen wir uns mal die härteren Drogen an, die für bestimmte Glücksgefühle sorgen. Was passiert, wenn wir sie konsumieren? Und wie geraten wir in eine Sucht?

Es gibt **Upper** und **Downer** – deren Namen Programm sind: Upper stimulieren euren Körper und haben eine aufputschende Wirkung. Downer hingegen wirken entspannend, sie fahren euren Körper herunter.

Klassischerweise gehören zu den Uppern Amphetamine, Ecstasy und Kokain. Amphetamine und Ecstasy fördern die Freisetzung von Neurotransmittern, damit aktivieren sie die benachbarten Nerven. Die Übertragung kann erst beendet werden, wenn die Neurotransmitter wieder vom Ursprungsnerv aufgenommen werden. Kokain hemmt genau diese Wiederaufnahme, deshalb ist für den Körper stundenlang Action und Halligalli angesagt. Klingt irgendwie anstrengend, oder? Ist es auch. Amphetamine und Ecstasy hingegen nehmen die Neurotransmitter immerhin wieder teilweise auf, damit sie bis zu einem Grad zumindest abgebaut werden können. Für die Neurotransmitter, die zwischen den Nerven verbleiben, ist Party angesagt:

- Adrenalin wird freigesetzt: Euer Körper ist auf Hochtouren.
- Der Serotonin-Spiegel ist erhöht: Eure Stimmung ist gehoben, ihr nehmt Farben und Musik intensiver wahr und blendet Schmerzen aus.
- Dopamin ist aktiv: Ihr seid aktiv und euphorisch.

Es ist nicht unüblich, dass dieser High-Zustand mit Downern abgemildert wird. Ich kenne selbst Menschen, die auf Partys Ecstasy konsumiert haben, aber dann, um überhaupt einschlafen zu können, Beruhigungsmittel schlucken mussten. Zu den Downern gehört aber auch klassischerweise das Heroin, das ein Opioid ist, genau wie unsere Endorphine. Es kann Schmerzen sehr effizient hemmen, gleichzeitig fährt es aber auch Kreislauf und Atmung herunter. Das führt zu einer extremen Entspannung, bei der die Gedanken aufhören zu kreisen und der Kopf komplett ausgeschalten wird. Ihr kennt diese Szenen vielleicht aus Filmen oder Serien – diese Stille nach dem Schuss, bei dem allerdings auch der komplette Körper zusammensackt … gruselig. Vielleicht wünscht ihr euch das aber auch ein bisschen: einfach mal abhängen und endlich Urlaub von den eigenen Gedanken haben. Ruhe im Kopf, einfach glücklich sein. Genau das denkt unser Gehirn nämlich auch, unser Belohnungssystem arbeitet dank der Neurotransmitter und Endorphine nämlich auf Hochtouren. Und hier beginnt das Problem: Diese Drogen bergen ein Suchtpotenzial.

Während natürliche Auslöser für Glücksgefühle zum Leben gehören – wenn Tom Lilli trifft, ich mit dem Surfboard aufm Wasser stehe, einen schönen Abend mit meinen Freunden verbringe –, sind chemische Substanzen ein hammerharter Eingriff in unseren Körper. Wir betreiben sozusagen ein Glücksspiel mit unserem Gehirn.

Aber wie kommt eine Sucht überhaupt zustande? Ihr erinnert euch daran, dass unser Verbindungsmann Nucleus accumbens sowohl ein Gefühl des Wohlbefindens auslöst als auch einen Bewegungsmotivationsschub. Sobald unser Gehirn diese beiden Gefühle zusammenbringt, ist das eine echt gefährliche Kombi, denn das motiviert uns, dieses positive Gefühl öfter erleben zu wollen. Ausgelöst werden kann das durch eine Person (Toms Angebetete), einen Ort, den wir mögen, oder eben eine hochwirksame Substanz.

Das Fiese bei der Sucht ist, dass sie über zwei Wege entsteht: Das Gehirn lernt nicht nur, abhängig zu werden, es kann ohne die Droge auch gar kein Glück mehr empfinden. Ersteres geschieht über Konditionierung. Den Pawlow'schen Hund kennt ihr vielleicht noch aus dem Biologie-Unterricht. Um euch auf die Sprünge zu helfen, ein kleiner Crashkurs: Bei einer klassischen Konditionierung wird ein neutraler Reiz gesetzt. Beim Pawlow'schen Hund ist es eine Glocke, bei uns kann das ein bestimmter Ort sein, zum Beispiel ein Club. Dieser Reiz wird mit einem angenehmen Befinden oder Erlebnis verknüpft: Beim Hund ist es Futter, das er bekommt, bei uns das Gefühl der Euphorie und des Glücks, das uns die Drogen verschaffen. Wird diese Verbindung durch Wiederholungen verstärkt, reicht allein die Glocke oder der Ort, damit beim Hund/Menschen eine körperliche Reaktion hervorgerufen wird. Gut, bei uns läuft nicht der Speichel, aber wir empfinden ein starkes Verlangen, um wieder diesen Zustand des puren Glücks zu erreichen.

Es gibt jedoch nicht nur die klassische Konditionierung, sondern auch die operante Konditionierung, die über Verstärkungsmechanismen funktioniert. Entweder über eine positive Verstärkung – dann führt der Konsum zu einem positiven Zustand (zum Beispiel mehr Energie nach einer Line Koks). Oder über eine negative Verstärkung – dann wird ein negativer Zustand abgemildert (zum Beispiel, wenn durch Heroin Schmerzen verschwinden oder der Gedankenkreislauf zur Ruhe kommt).

Problematisch sind auch die Entzugssymptome: Bei Ecstasy wird zum Beispiel mehr Serotonin ausgeschüttet, als der Körper eigentlich zur Verfügung stellt. Sobald die Wirkung nachlässt, sind die Serotonin-Speicher aufgebraucht. Ihr könnt euch vielleicht vorstellen, wie mies sich die Person dann nach dem Trip fühlen muss – nämlich gar nicht mehr glücklich. Dem kann nur ein neues High entgegensetzt werden. Doch die Highs können es niemals mit dem ersten Mal aufnehmen, wenn es am intensivsten wahrgenommen wird – und so verkehrt sich eine positive Verstärkung in eine negative Verstärkung. Es entsteht ein Teufelskreis, weil Betroffene ihr gesamtes Leben nur noch auf den Konsum von Drogen ausrichten müssen, auf der Jagd nach diesem positiven Gefühl, das sie so aber niemals mehr erleben werden.

Heroinsüchtige zum Beispiel ziehen sich komplett aus ihrem privaten Leben zurück, sie brauchen schlicht die zwischenmenschlichen Bindungen nicht mehr, weil die Opioide diese positiven Gefühle künstlich ersetzen. Das Bedürfnis nach menschlichem Kontakt wird also komplett ausgehebelt. Gleichzeitig reduziert Heroin auch negative Gefühle, die man beispielsweise bei einer Trennung hat.

Drogen sind also in der Lage, euch über chemische Wege scheinbar glücklich zu machen – indem sie euch zwischenmenschliche Nähe vorspielen, einen Energie-Booster liefern oder Schmerzen verringern. Doch was ist auf die Dauer der Preis dafür? Das echte Glück, das man ohne chemische Substanzen erreichen kann. Wer sich von Substanzen abhängig macht, verliert den Bezug zu seinem eigenen Leben, und je länger man sich in die Spirale begibt, desto fremder wird einem sein eigenes Leben.

So krass ist euer Körper: Die Physiologie der Liebe – eine Theorie nach Matthias Schuberth

Beschäftigen wir uns also lieber mit dem echten Glück und dem Verliebtsein! Als ich Tom in unserem Gespräch fragte, warum er sich ausgerechnet Lilli ausgesucht habe, hat er mich nur mit glänzenden Augen angeschaut. So, als wüsste er überhaupt nicht, warum er mir das erklären sollte, weil sie ja ohnehin die tollste Frau der Welt ist. Und genau so ist es auch für unseren Körper! Es kommen zig andere Menschen als potenzielle Partner*innen infrage, aber wir entscheiden uns für diesen einen Menschen. Woran liegt das? Äußere Anziehung habt ihr nicht wirklich in der Hand, das übernimmt euer Gehirn für euch. Genauso wie evolutionsbiologische Faktoren. Okay, das klingt jetzt vielleicht platt, aber Männer mögen es, zumindest in der Theorie, wenn Frauen ein breites Becken haben. Unbewusst vermittelt es ihnen das Signal, dass ihr Kind bei der Geburt überleben wird. In Zeiten von Gesundheitssystem und Krankenhäusern ist das natürlich weniger relevant, aber letztlich steuert uns dieser Trieb noch immer – manche mehr, manche weniger. Ebenso wie die Pheromone, auf gut Deutsch, ob man sich gegenseitig riechen kann. Es tut mir leid, euch das so ehrlich sagen zu müssen. Ich wünschte auch, wir wären da etwas fortschrittlicher ...

Toms Gehirn hat sich also mittels diverser Auswahlkriterien für Lilli entschieden. Ab jetzt signalisiert es ihm ununterbrochen: Lilli ist toll! Siehst du, wie toll sie ist? Schau sie dir an! Genau, schau am besten noch einmal hin! Er trägt eine dicke, fette rosarote Brille und ignoriert einfach alles um ihn herum, was gegen Lilli sprechen könnte (Stichwort: Red Flags). Und wer ist schuld daran? Genau: unsere Hormone ... Genauer gesagt unsere Glückhormone in Form von Neurotransmittern. Und die entstehen ungefähr so: Wenn ihr euch von dieser Person äußerlich angezogen fühlt und ihr ins Gespräch kommt, merkt ihr vielleicht, welche Gemeinsamkeiten euch verbinden. Das Gehirn mag das, es fühlt sich bestätigt in seiner Auswahl. Also schickt es die Hormone los, die das Gefühl auslösen, verliebt zu sein. Das Gedächtnis – unser Papez-Neuronenkreis im limbischen System – merkt sich, wie gut gelaunt der Chef (also unser Großhirn) auf diese Person reagiert, mit der ihr gerade sprecht, und positive Emotionen werden mit ihr verknüpft. Sobald es zu einer körperlichen Annäherung oder sogar Hautkontakt kommt, werden endogene Opioide (unsere körpereigenen!) und Oxytocin ausgeschüttet. Die Knospe der zwischenmenschlichen Bindung öffnet sich langsam ... Serotonin und Noradrenalin steigen an, weshalb es dem Körper wunderbar geht, Schmerzen zum Beispiel sind wie weggeblasen, nur weil sich dieser eine

Mensch in der Nähe befindet. Dank Adrenalin und Dopamin schlägt euer Herz schneller, eine Aufregung entsteht in eurem Körper. Und bei jedem erneuten Körperkontakt bekommt ihr wieder Besuch von Oxytocin, das das Bindungsgefühl mit der Zeit stärkt.

Broken-Heart-Syndrom
Ja, ihr habt richtig gelesen, es gibt ein Syndrom des gebrochenen Herzens, zum Beispiel auch angesichts unerwiderter Liebe. Das Herz ist natürlich nicht wirklich gebrochen, wie ein Bein oder ein Arm, weil es aus einem Muskel besteht, und der kann gar nicht brechen, höchstens reißen. Wenn also im übertragenen Sinne euer Herz bricht, dann reißen nicht die Muskelfasern, sondern es handelt sich um eine akute Fehlfunktion der linken Herzkammer, ausgelöst durch intensiven physischen und emotionalen Stress. Aber keine Sorge, diese Fehlfunktion ist in den allermeisten Fällen reversibel – das heißt, euer Herz kann sich auch wieder erholen.

Was mit einer äußerlichen Anziehung beginnt, kann zu einer tiefen emotionalen Verbindung führen. Die Glückhormone sind also dafür zuständig, dass ihr euren Kopf auch mal ausschaltet, stattdessen eurem Herzen folgt, aktiv werdet und euch darum bemüht, den Menschen anzusprechen, den ihr gut findet. Was denkt ihr, warum sich Tom plötzlich traut, Lilli zu fragen, ob er sie zur Salsa Night begleiten darf! Ich kenne ihn zwar nicht als sehr zurückhaltend und schüchtern. Aber was Tom macht, ist nicht nur mutig, sondern auch wichtig: Er ignoriert die Signale seines Gehirns nicht. Wenn es euch befiehlt, jemanden anzusprechen, tut das. Ihr könnt erst danach herausfinden, ob ihr wirklich zusammenpasst. Die Chance, dass diese Person eure Liebe des

Lebens wird, besteht – und wer will sich diese Chance schon entgehen lassen?

Genau das erkläre ich auch Tom. Ich ermutige ihn, Lilli seine Gefühle zu offenbaren, und wünsche ihm von Herzen, dass sie seine Gefühle erwidert. Wer weiß, vielleicht genießt sie seine Aufmerksamkeit, und das lässt ihr inneres Belohnungssystem aufjauchzen …

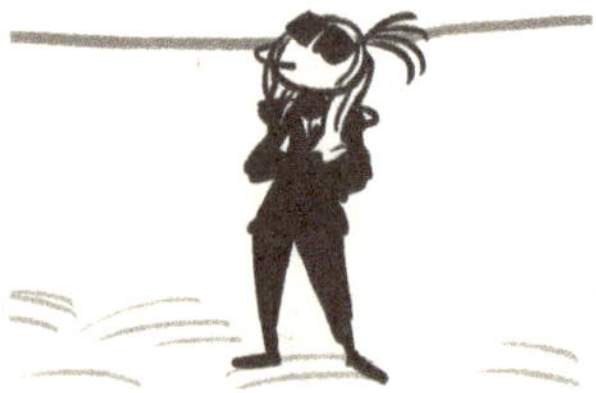

6.

Gefährliche B-Prominenz –

Was wirklich passiert, wenn ihr euch sonnt

Erschöpft liegen wir auf unseren Handtüchern, nachdem wir ein paar Bahnen geschwommen sind. Während Tom langsam eindöst, bin ich noch immer dabei, mich mit meiner Lichtschutzfaktor-50-Sonnencreme einzuschmieren, die einen leicht unangenehmen Film auf meiner Haut hinterlässt. Ich würde alles darum geben, mich so entspannt in die Sonne zu knallen, wie Tom es kann.

Wir sind seit heute Vormittag im Mainzer Freibad, um dem großen Ansturm am Nachmittag aus dem Weg zu gehen. Wir glücklichen Studenten haben zwar schon Semesterferien, die Schüler*innen müssen aber trotz dieser enormen Hitze noch ein bisschen ausharren bis zu den großen Ferien. Endlich Sommer, endlich frei! Um das zu feiern, lassen wir uns ein paar unserer kostbaren Hirnzellen wegbraten. Immerhin habe ich die letzten Klausuren geschafft, die Höhen und Tiefen meiner Stressphasen liegen hinter mir, und jetzt habe ich es mir mehr als verdient, in guter Gesellschaft dem süßen Nichtstun zu frönen. Außerdem hat Tom etwas zu erzählen. Schließlich hat er tatsächlich seinen Plan durchgezogen und in Aachen an der Salsa Night teilgenommen …

»Sag mal, sollen wir uns eine Portion Pommes holen?«, fragt er mich nach einer Weile. Ich denke an das Acrylamid darin, wenn die Pommes zu braun und zu knusprig werden, und schiebe den Gedanken schnell wieder weg. »Yes, lass uns Pommes holen.« Wenn ich schon peinlichst auf meinen Hauttyp achte, kann ich mir wenigstens eine Portion Pommes gönnen …

Wie eure Haut mit der Sonne klarkommt

Der Weg der UV-Strahlen ist eigentlich eine ziemlich kurze Geschichte, die sich trotzdem zu einer unendlichen entwickeln kann. Was ich damit meine? Also, es ist nämlich so:

Dass die Sonne uns wärmen kann, ist euch mit Sicherheit bewusst – das merkt man vor allem, wenn im Frühling nach langer Kälte endlich die ersten Sonnenstrahlen rauskommen, die nicht nur unseren Körper, sondern auch unsere Psyche auftauen. Hier geht's aber ausschließlich um die unglaubliche Power, mit der die Sonne auf unsere Haut wirkt. Die ultraviolette Strahlung (UV-Strahlung) macht zwar nur zwei bis drei Prozent der Sonnenstrahlung aus, sie sind aber der energiereichste Anteil, den die Sonne auf die Erde schickt. Sie gibt übrigens auch sichtbare Strahlen – also Licht – und Infrarotstrahlen ab, die es uns ermöglichen, zu sehen und ihre Wärme zu spüren. Die UV-Strahlung hingegen können wir mit unseren Augen gar nicht wahrnehmen, weil sie über elektromagnetische Wellen an die Erdoberfläche gelangt. Logisch, sonst würden wir uns ja nicht regelmäßig von der Sonne verbrennen lassen … UV-A-Strahlen haben eine längere Wellenlänge als UV-B-Strahlen, sie dringen über unsere Haut tiefer in den Körper ein, während UV-B-Strahlen an der Haut nicht vorbeikommen.

Jetzt wird es interessant für uns: Wie reagiert unsere Haut auf die UV-B-Strahlen, und was passiert, wenn diese enorme Energie auf uns trifft?

Wie wir Menschen auf diese Strahlen reagieren, hängt von unserem Hauttyp ab. Ich zum Beispiel habe eine sehr helle Haut, braune Augen und dunkle Haare, deshalb gehöre ich zum Hauttyp 2. Weil ich nach gerade mal zehn bis zwanzig Minuten in der Sonne einen Sonnenbrand bekomme, muss ich mich ständig einschmieren. Tom gehört mit seiner braunen Hautfarbe, seinen dunklen Augen und Haaren zum Hauttyp 3 und kann einfach eine halbe Stunde in der Sonne schlafen, ohne dass ihm etwas passiert. Insgesamt gibt es sechs Hauttypen: angefangen beim keltischen Typ mit sehr heller, blasser Hautfarbe, heller Augenfarbe (grün, blau) und eher rötlichen Haaren über den dunklen Mittelmeertyp mit dunklerem Teint bis zur dunklen Haut-, Augen- und Haarfarbe, die vor allem Menschen im mittleren und südlicheren Afrika haben.

Und ja, das Klischee stimmt: Je dunkler der Hauttyp, desto seltener oder sogar unwahrscheinlicher bekommen die Menschen einen Sonnenbrand. Aber warum ist das so? Das liegt am Melanin. Nicht zu verwechseln mit Melatonin, dem Hormon, das uns schön müde macht und worüber wir im Winter sprechen werden (siehe Kapitel »Überstunden im Blaulicht«). **Melanin** ist ein dunkler Farbstoff, der von unseren Melanozyten produziert wird. Melanozyten sind Zellen, die nur einen einzigen Job haben: Sie sind unsere Haut-Bodyguards und sollen uns vor der UV-B-Strahlung schützen.

Wir haben in unserem Erbgut zwei Farbstoffe, die von unseren Melanozyten produziert werden können: **Eumelanin,** das braunschwarze Pigment, das zu dunkler Haut und dunklen Haartönen führt, und **Phäomelanin,** das gelblich-rote Pigment, das blonde und rothaarige Haartöne bewirkt. Entscheidend für eure Haarfarbe und euren Hautton ist lediglich das Mischverhältnis dieser beiden Farbstoffe. Wenn ihr zu den seltenen Exemplaren der Rothaarigen gehört, überwiegt Phäomelanin. Seid ihr eher der dunkle Typ, habt ihr viel Eumelanin im System.

In diesem Zusammenhang möchte ich euch auf eine kleine »Anomalie« der Natur hinweisen, die absolut faszinierend ist: Es gibt nämlich auch Streberzellen, die Phäomelanin produzieren, und für ihre Übersprungshandlungen bekannt sind. Auch ihr habt sie mindestens schon gesehen, wenn nicht selbst am eigenen Körper »erlebt«: Sobald diese Streberzellen nur ein paar Sonnenstrahlen abbekommen, drehen sie komplett durch. Sie sind davon überzeugt, gebraucht zu werden, auch wenn das in dem Moment wirklich noch nicht der Fall ist. Sie fangen an, gelblich-rote Pigmente zu produzieren, um uns zu schützen – und dabei entstehen auf der Haut süße, kleine Sommersprossen. Auf Nase, Gesicht, Schultern und Unterarmen, weil sie der Sonne exponiert sind. Der wohl schönste Fall von: gute Idee, aber ziemlich sinnlose Ausführung unseres Körpers …

So – und was passiert, wenn die Energie der UV-B-Strahlen auf unserer Haut landet? Dann ist unser Melanin am Start, das die gefährlichen Sonnenstrahlen in harmlose Wärmeenergie umwandelt. Es ist der helle Wahnsinn, was unser Körper alles kann …

Was wirklich passiert, wenn ihr in die Sonne geht

Sobald wir in die Sonne gehen, registriert unser Körper das natürlich über die Augen, aber auch über die Haut. Wie ihr vermutlich wisst, ist die Haut unser größtes Organ, mit einer Größe von rund 1,8 Quadratmetern – das entspricht ungefähr der Fläche eines kleinen Abstellraums. Verrückt, oder? Wir können uns vielleicht zu fünft in einen solchen Raum quetschen, aber ihn nur mit einer einzigen Haut auskleiden – okay, das klang jetzt vielleicht etwas makaber. Insgesamt hat sie ein Gewicht zwischen rund 3,5 und 10 Kilogramm, je nach Größe des Menschen, und damit ist sie ungefähr so schwer wie mein Kater (3,5 bis 5,5 Kilogramm).

Was ist eigentlich ein Organ?

Habt ihr euch vielleicht gerade gefragt, was ein Organ überhaupt ist? Ein Organ ist eine eigene Funktionseinheit und ein bisschen wie eine Fabrik organisiert. Jede Fabrik hat eigene Mitarbeitende beschäftigt, die so spezialisiert sind, dass sie in keiner anderen Fabrik des Körpers arbeiten könnten. Sie stellen ein ganz bestimmtes Produkt her, das zwar in einem gemeinsamen Workflow entsteht, allerdings bestehen die Mitarbeitenden auf ihre Kompetenzen und arbeiten eher für sich. Alle Fabriken gehören einer Unternehmensgruppe an – ihr CEO ist unser Gehirn. Die Lunge ist zum Beispiel für die Aufnahme und Verladung von Sauerstoff auf die roten Blutkörperchen zuständig, die anschließend über die Verkehrswege in alle Fabriken transportiert werden. Die Autobahn ist unser Blutsystem.

Unsere Haut ist unser Grenzgebiet, es ist dafür zuständig, eine Schutzbarriere aufrechtzuerhalten, damit Keime, UV-Strahlung, Wasser, Wärme, Kälte unsere sensiblen Organe nicht stören. Anhand des Tastsinns, des Schmerzempfindens und der Temperaturwahrnehmung hilft die Haut uns, Sinnesreize zu verarbeiten. Die Haut reguliert auch über unsere Hautgefäße die Temperatur des Körpers. Sie besteht aus drei Schichten: Der Oberhaut (Epidermis), der Lederhaut (Dermis) und der Unterhaut (Subcutis).

Wenn die Sonnenstrahlen auf eurer Haut landen, erreichen sie als Erstes eure Epidermis – und machen Bekanntschaft mit eurem Bodyguard Melanin, das endlich seinen großen Auftritt hat. Das

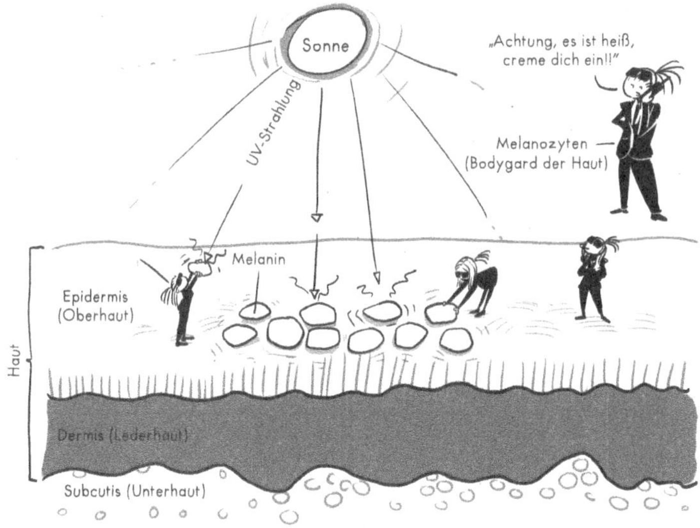

Melanin macht sich bereit, die gefährlichen UV-B-Strahlen zu bekämpfen, und arbeitet mit Hochdruck daran, diese in Wärmeenergie zu verwandeln. Sonst würden sie tiefer in die Haut eindringen, was zu Zerstörungen und Mutationen unserer Hautzellen führen könnte. Ich komme gleich darauf, welche Schäden sie anrichten können. Es steht also viel auf dem Spiel für euren Körper – entsprechend viel Verantwortung tragen die Melanozyten, die als unsere persönlichen Bodyguards tagtäglich zu unseren Diensten stehen (versteht sich von selbst, dass sie nachts frei haben …). Wenn die Melanozyten ihren Job gut machen, beschützen sie im wahrsten Sinne des Wortes unser Leben. Damit die Verwandlung gelingt, fängt das von ihnen produzierte Melanin an zu schwingen, dadurch kann es die Sonnenenergie in Wärmeenergie umwandeln und freisetzen.

Jetzt kommt es darauf an, zu welchem Hauttyp ihr gehört, das heißt, wie lang euer Melanin in der Lage ist zu schuften. Tom mit seinem höheren Eumelanin hat eine bessere Filterfunktion im Körper als ich, da in meinem Körper das überwiegende Phäomelanin einen geringeren UV-Schutz bereitstellen kann.

Wir haben eine körpereigene Sonnencreme, die je nach Hauttyp unterschiedlich lang schützen kann. So lange hält circa unser Eigenschutz je nach Hauttyp:

Hauttyp 1: 5 bis 10 Minuten
Hauttyp 2: 10 bis 20 Minuten
Hauttyp 3: 20 bis 30 Minuten
Hauttyp 4: 40 Minuten

Weil meinen Bodyguards irgendwann, genau genommen sehr schnell, die Puste ausgeht, holen sie sich Hilfe bei meinem Bewusstsein, das sofort eine alarmierende Nachricht an das Gehirn schickt. Ich höre also die innere Anweisung: »Es ist warm! Die Sonne brennt! Schmiere dich mit Sonnencreme ein!« Weil ich der inneren Stimme folge und mich eincreme, beruhigt sich mein System, und ich kann erst mal weiter entspannen und meine Pommes essen, die wir uns inzwischen geholt haben.

Und endlich erzählt Tom, wie es in Aachen lief. Tom war in einer großen Gruppe unterwegs, und er hat es tatsächlich geschafft, eine nicht so schlechte Performance an den Tag zu legen. Auch die Zeit im Zug ließ er nicht ungenutzt. Und was soll ich sagen, es klingt so, als seien sich Lilli und Tom sehr sympathisch und als würde auch Lilli nicht ganz abgeneigt sein, Tom näher kennenzulernen. Immerhin weiß er inzwischen mehr über sie als nur ihr Hobby! Ich freue mich sehr für ihn und beglückwünsche ihn für seinen Mut, während wir weiter die Pommes essen. Jetzt wird es dann aber auch für Tom Zeit, sich einzuschmieren, und ich reiche ihm meine Sonnencreme. Gut, sie ist etwas stark für seine Haut, aber natürlich lieber zu stark als zu schwach, wie ich finde …

Wisst ihr eigentlich, wofür LSF bei der Sonnencreme steht? Die Abkürzung steht für Lichtschutzfaktor und bezieht sich auf eine Zeitangabe – und zwar, um welchen vervielfachten Faktor ihr euch in der Sonne aufhalten könnt, ohne einen Sonnenbrand zu bekommen. Die Voraussetzung ist die **korrekte Anwendung** der Sonnencreme, die ihr überall auf der Haut, die der Sonne ausgesetzt ist, verteilen und gleichmäßig dick(!) auftragen müsst.

Ich habe die Möglichkeit, mit dem Lichtschutzfaktor 50 die Zeit von zwanzig auf tausend Minuten zu strecken – das sind immerhin über sechzehn Stunden! Klingt zu gut, um wahr zu sein? Ist es auch! In der Theorie mag das stimmen, aber in der echten Welt müssen wir auch auf den UV-Index achten, der je nach Region variieren kann. Die Berechnungen des LSF basieren auf dem UV-Index 8, der einer ordentlichen deutschen Sommersonne entspricht, aber nicht mit der Sonne Griechenlands (UV-Index 10) und schon gar nicht mit der Australiens (UV-Index 13) mithalten kann. Außerdem müsste der Schutz dick aufgetragen werden – dicker, als wir alle das in der Regel tun –, und ihr dürft nicht vergessen, dass nach dem Baden und Schwitzen der Schutz nachlässt und unbedingt nachgecremt werden muss.

Sonnencreme hat noch einen weiteren Special Effect: Durch die rückfettende Wirkung beugt sie Falten vor, weil der Haut weniger Wasser entzogen wird. Spart euch teure Anti-Aging-Produkte, greift lieber zu einer guten Sonnencreme – die schützt euch nicht nur, sie hält auch jung!

Was schiefgehen kann …

Nachdem wir uns die Pommes geholt haben und ich endlich bezüglich Toms Liebesfront up to date bin, döse ich langsam ein. Währenddessen haben sich anscheinend meine Hirnzellen auch eine Auszeit genommen. Als ich aufwache, ist mir irgendwie nicht gut, und ich merke, dass ich ganz schön geschwitzt habe. Und weil ich schlief, habe ich die Ansage meines Gehirns verpasst und nicht rechtzeitig nachgecremt – oh no!

Jetzt kommen die Hautbewohner, die Keratinozyten, an ihre Grenzen … Diese Zellen bestehen aus Hautstrukturproteinen (Keratin), einer Bausubstanz, die wasserabweisend ist und unserer Haut Schutz und Stabilität verleiht. Auch unsere Nägel und Haare sind daraus gemacht. Sie bevölkern die Epidermis, die äußerste Schicht unseres Körpers. Die Sonnenstrahlen treffen auf unserer Haut auf und erzeugen durch ihre Energie Wärme, was für unsere Bewohner ziemlich anstrengend ist, weil sie von den Melanozyten nicht mehr genügend Schutz bekommen. Irgendwann müssen die Melanozyten kapitulieren: In meinem Fall sind sie nach zehn bis zwanzig Minuten überfordert. Deshalb melden sie meinem Bewusstsein: Uns wird zu warm, wir können diesen Kampf nicht gewinnen, wir brauchen zusätzliche Unterstützung! Das Bewusstsein wendet sich umgehend an mein Gehirn, um mir mitzuteilen: Bitte Sonnencreme auftragen, es wird gefährlich. Aber das Bewusstsein kann eine noch so dringliche Mitteilung an mich verschicken, es ist niemand da, der sie empfängt, denn ich dämmere ja so vor mich hin … Es passiert also nichts, und die Sonne wirkt weiterhin auf meine Haut ein.

Mein Körper ist auf sich gestellt, kurzum entscheidet er, die Sache selbst in die Hand zu nehmen. Weil das Melanin weiter verzweifelt die Sonnenenergie in Wärme umwandelt, registriert der

Hypothalamus eine immer weiter steigende Körpertemperatur. Er entscheidet, einzugreifen, und versucht, den Körper runterzukühlen. Er aktiviert die hauseigene Klimaanlage, indem er die Gefäße an der Hautoberfläche der Extremitäten weit stellt, damit die Wärme dort hinausgelassen werden kann. Das passiert mittels verschiedener Mechanismen. In diesem Fall hauptsächlich übers Schwitzen, darauf gehen wir gleich genauer ein. Ich schwitze also erst mal munter weiter vor mich hin, und die sowieso nur noch spärlich vorhandene Sonnencreme wird noch schneller abgetragen …

Gerade habe ich erzählt, dass die Gefäße weitgestellt wurden, damit hat der Körper allerdings auch wieder die Tore für das schaulustige Wasser geöffnet. Und wie wir bereits im Kapitel »Bananen-Latex-Drama« gehört haben und noch öfters hören werden, findet das Wasser jede offene Tür äußerst spannend, und es ist somit kein Wunder, dass es hindurchflutet. Das hat den gerade arg ackernden Zellen in der Epidermis noch gefehlt. Das Wasser zerquetscht sowohl die Keratinozyten (normale Hautzellen) als auch die Melanozyten, die dadurch verständlicherweise arbeitsunfähig werden. Das mit dem Fluten und Zerquetschen war jetzt vielleicht etwas sehr dramatisch formuliert, aber im Kern passiert genau das. O weh, das kann nicht gut gehen, denn die Sonne feuert unerlässlich weiter, und jetzt können die UV-B-Strahlen nicht mehr umgewandelt werden, was dazu führt, dass selbst die unteren Hautzellen nun angegriffen werden. Das ruft auch das Immunsystem auf den Plan, es will und muss sich nämlich sofort um die toten Zellen kümmern – plötzlich befinden sich in dem Kriegsgebiet ein Haufen Verwundete, Tote, Schaulustige und Hilfskräfte zugleich, wobei es Letzteren viel zu eng wird und sie auf diese Weise ihre Arbeit nicht verrichten können.

Das Immunsystem ist machtlos gegen die Sonne, alles, was ihm übrig bleibt, ist, einen Teil der zerstörten Zellen zu bergen. Diese Aufgabe ist allerdings auch von außerordentlicher Bedeutung, denn ähnlich wie in Kriegsgebieten, wo die Bergung von Verstorbenen auch dazu dient, Seuchen zu verhindern, gilt dies ebenfalls im Körper. Zellschrott von zerstörten Zellen schadet nämlich den noch lebenden Zellen, weshalb das Immunsystem, genauer gesagt die Fresszellen des Immunsystems, diesen beseitigen müssen. Allerdings eben nur einen Teil von ihm, die oberste Hautschicht besteht nämlich ohnehin aus toten Hautzellen, die normalerweise als Schuppen abgeworfen werden. Diese Schicht ist die heldenhafte alte Generation an Hautzellen, die, ob gewollt oder nicht, die jungen Hautzellen vor jeglicher äußeren Bedrohung schützen. Sie wird die schöne Hautschicht sein, die ich in einigen Stunden abziehen kann.

Weitgestellte Gefäße bedeuten aber nicht nur mehr schaulustiges Wasser, nein, auch mehr Blut generell, aus dem das Wasser ja stammt. Die roten Blutkörperchen sind auch durchaus an dem ganzen Geschehen interessiert. Ihnen muss man allerdings zugutehalten, dass sie im Gegensatz zum nichtsnutzigen Wasser wenigstens Sauerstoff an alle Beteiligten im Kriegsgebiet liefern. Das Hauptsymptom für einen Sonnenbrand, die rote Farbe der Haut, beruht auf genau diesem Mehr – oder Meer – an roten Blutkörperchen, die sich direkt unter der betroffenen Hautregion versammelt haben.

Ich wache auf und bemerke, dass meine Sonnencreme kaum mehr existiert. Oh oh. Schnell wecke ich Tom, wir verabreden uns zum Sport, während ich meine fünf Sachen zusammenpacke. Denn was jetzt kommen würde, wenn ich mich noch eine Stunde länger in die Sonne knalle, ist nicht schön: Sonnenbrand, Sonnenstich, Hitzschlag sollen mir gestohlen bleiben, lieber verkrieche ich mich in meine kühle Wohnung, als dass ich mit diesen Kollegen engere Bekanntschaft mache.

Auch wenn der Kampf superrasant und aufregend wirkt, am Ende ist es ein langsamer Prozess, der noch weiterläuft, wenn das Unglück längst geschehen ist. Ein Sonnenbrand zeigt sich erst nach etwa sechs Stunden, der Höhepunkt mit eventuell Jucken, Brennen und Hautfetzen nach 12 bis 24 Stunden. Die Symptome klingen in der Regel erst nach 72 Stunden ab.

Dazu muss ich aber sagen, dass Sonnenstrahlen nicht per se gefährlich sind, wie immer macht die Dosis das Gift (sorry, aber ich glaube, das ist der beliebteste Spruch in der Medizin überhaupt …). Nicht nur Pflanzen brauchen die Sonnenenergie für ihre Fotosynthese, sondern auch wir Menschen für unsere Vitamin-D-Produktion. Vitamin D ist kurz gesagt für das Wachstum und die Stabilität eurer Knochen von zentraler Bedeutung. Trotzdem ist die Sonnenstrahlung bei stärkster Mittagssonne mit Vorsicht zu genießen, weil sie unseren Körpern schlichtweg zu viel Energie zumuten kann – so viel Energie, dass sie Mutationen in den Hautzellen auslösen kann. Diese Mutationen können, gerade auf die Dauer, in vielen Fällen zu Hautkrebs führen.

Ja, das ist kein schönes Thema und ich wünschte, ich könnte einfach nur mit euch feiern, im Freibad abhängen und euch vielleicht ein Eis spendieren. Aber Hautkrebs gehört zu den mit Abstand häufigsten Krebsarten, und deshalb finde ich es wichtig, auch darüber zu sprechen. In der Medizin nennen wir Krebs übrigens »bösartige Neubildungen«, auch nicht so schön … Fakt ist, dass Hautkrebs in Deutschland und Europa auf dem Vormarsch ist. Wir unterscheiden verschiedene Arten von Hautkrebs und zwei davon wollen wir uns genauer anschauen:

- Bösartiger, schwarzer Hautkrebs (Malignes Melanom)
- Vermeintlich gutartiger, weißer Hautkrebs (Basalzellkarzinom)

Der schwarze Hautkrebs wird durch mutierte Melanozyten ausgelöst und metastasiert – das heißt, wenn er nicht frühzeitig erkannt wird, kann er sich im ganzen Körper verteilen und dadurch in anderen Gegenden und Organen einen richtig bösen Schaden anrichten. Während der weiße Hautkrebs lange als gutartig galt, weiß man heute, dass er zwar nicht metastasiert, aber dennoch ziemlich zerstörerisch sein kann, weil er rundum in die Tiefe wachsen und dort bei seinen Nachbarn Schäden anrichten kann.

Der Hauptrisikofaktor für weißen Hautkrebs ist die Gesamtmenge der UV-Strahlung, der man sich in seinem Leben aussetzt. Beim schwarzen Hautkrebs sind es eher die Sonnenbrände, die man sich in seiner Kindheit und Jugend zugezogen hat. Macht euch aber nicht verrückt, die Vergangenheit könnt ihr nicht mehr ändern. Was zählt, ist, dass ihr euch ab jetzt immer schön vor Sonnenbränden schützt und zum Hautkrebsscreening geht! Schutz ist nicht nur beim Sex, sondern auch hier superwichtig. Vergesst bitte auch nicht: Durch den Klimawandel wird es immer wärmer, und wir sind mehr und mehr der Sonne ausgeliefert. Das »Gute« am Hautkrebs ist letztlich aber, dass er auf unserer Haut ist und wir ihn oder seine Vorstufen theoretisch selbst sehen können. Das ist bei Lungen- oder Darmkrebs zum Beispiel nicht der Fall, da könnt ihr ja nicht einfach »ein Auge drauf werfen«. Wenn ihr also irgendwelche komische Leberflecke oder Hautveränderungen bei euch selbst oder euren Freund*innen entdeckt, keine falsche Scheu, schaut mal bei eurem Hautarzt oder Hausarzt vorbei, und lasst sie checken!

Warum wir schwitzen

Warum habe ich aber überhaupt geschwitzt, als ich friedlich und nichtsahnend in der Sonne lag und vor mich hingedöst habe? Das liegt an der Thermoregulation unseres Körpers, der ein großer Fan davon ist, wenn alles mehr oder weniger gleichförmig abläuft (wir erinnern uns: Neues stresst ihn erst mal). Wir hörten vorhin kurz von unserer körpereigenen Klimaanlage. Unsere Körperkerntemperatur – damit ist alles im Inneren, in Richtung des Körperzentrums gemeint, vom Rumpf bis zum Schädel – beträgt normalerweise rund 36,5 Grad Celsius, ganz egal, wie kalt, warm oder heiß es draußen ist. Die Körperschale hingegen – alles, was bei einem 2-D-Körper um das Zentrum herum liegt, sprich die Haut, aber auch Arme und Beine – passt sich an die Umgebungstemperatur an. Selbst wenn die Körperschale auf 28 Grad Celsius abgekühlt ist, kann noch alles wie am Schnürchen funktionieren. Entscheidend ist nur, dass die Temperatur im Körperinneren um die 36,5 Grad Celsius beträgt, damit alle Prozesse optimal ablaufen können. Sobald die Körperschale eine Temperatur unter 28 Grad Celsius erreicht, kommt es allerdings auch zu den berühmten Erfrierungen – also packt die Handschuhe doch auch lieber ein!

Aber wie kommt es, dass sich unsere Hülle an die Außentemperatur überhaupt anpasst? Hier spielt wieder die Gefäßweit- und -engstellung die entscheidende Rolle. Eure Blutbahn ist letztlich eure Heizung, und das Blut darin das Wärmemittel. Wenn der Körper Wärme abgeben will, stellt er die Blutgefäße an der Körperschale weit, also vor allem an den Extremitäten. Die Folge: Es fließt mehr warmes Blut aus dem Körperinneren ins »Körperäußere«, wo die Wärme des Blutes leichter an die Umgebung abgegeben werden kann. Wenn die Blutgefäße enggestellt werden, gelangt weniger warmes Blut in die äußeren Bereiche und verbleibt als Wärmemittel im Körperinneren.

Was bringt es aber dem Körper, circa 36,5 Grad Celsius warmes Blut zur Wärmeabgabe in die äußeren Bezirke zu leiten, wenn es in der Umgebung gleich warm ist? Genau, nichts mehr! Das ist der Grund, warum ab einer Außentemperatur von rund 36 Grad Celsius eine Gefäßweitstellung kaum mehr etwas bewirkt. Hier funktioniert nur noch eine Einstellung der Körper-Klimaanlage: das Schwitzen. Auch übers Schwitzen wird die Temperatur nämlich reguliert: Wir horten in unserem Körper eine Millionenstadt an Schweißdrüsen – insgesamt sind es etwa zwei bis vier Millionen. Diese Schweißdrüsen sind länglich aufgebaut und befinden sich vor allem an der Stirn, an den Fußsohlen, den Handflächen und den Achseln.

Wenn das Gehirn ein Signal mit dem Go an seine Schweißdrüsen sendet, fangen sie wie wild an, Schweiß zu produzieren. Übrigens sind nicht wir es, die bewusst über unser Gehirn entscheiden, zu schwitzen. Schön wäre es, denn das würde ja bedeuten, wir könnten es gerade in unangenehmen Situationen auch selbstständig abstellen. Doch es sind automatische Prozesse, die sich über Jahrtausende bewährt und dafür gesorgt haben, dass der Mensch noch immer lebt.

Die Schweißdrüsen setzen Natriumchlorid frei, was dafür sorgt, dass wieder das ach so neugierige Wasser angelockt wird – genau wie ich möchte es schließlich auf jeder Hochzeit tanzen – und unbedingt dem Natriumchlorid hinterherspringen will. Jetzt hat unser Körper aber ein ganz hervorragendes Feature eingebaut: Er lässt das Wasser dem Natriumchlorid folgen und zieht dann aber größtenteils, sobald beide auf dem Weg zur Oberfläche sind, das Salz still und heimlich zurück. Für so ein bisschen Natriumchlorid wäre das ganze Wasser nun wirklich nicht in die Hitze rausgegangen. Natrium und Chlorid als zwei Mineralstoffe haben aber einen zu großen Wert für unseren Körper, um einfach so rausgeworfen zu werden. Somit gelangt das Wasser relativ einsam nach draußen, verdunstet und entzieht der Haut dadurch Energie – also Wärme. Das heißt: Der Schweiß wird über die Haut abgegeben, verdunstet, und durch die abgegebene Wärme kühlt der Körper ab. Das ist ein ähnliches Prinzip, wie wenn ihr die Haut an eine kalte Oberfläche presst, dann leitet sich ebenfalls Wärme ab.

Was noch alles schiefgehen kann

Wovor ich mich an diesem Nachmittag gerade noch so retten kann, ist ein **Sonnenstich**. Das ist ein leichter, durch Hitze verursachter Schaden, der den der Sonne besonders ausgesetzten Kopf betrifft. Und weil sich direkt unter der Schädeldecke das Gehirn befindet, reagiert der Körper dabei besonders sensibel.

Nach einer Weile lösen die UV-B-Strahlen Irritationen der Hirnhaut und des Hirngewebes aus. Es kommt zu einer Entzündungsreaktion. Das gefällt dem Gehirn gar nicht.

Im Zuge der Entzündung werden auch die Gefäßwände wieder durchlässiger – schließlich brauchen die Immunzellen einen vereinfachten Eingang, um rasch aus dem Blut ins Gewebe überzutreten und an Ort und Stelle des Geschehens reparieren zu können. Und mal wieder betritt das Wasser die Bühne. Das Wasser passiert ebenfalls vermehrt die Gefäßwände. Dadurch kommt es zu einer Wasseransammlung im Gewebe, was wir in der Medizin ein Ödem nennen. Das führt dazu, dass das Hirngewebe anschwillt. Weil das Gehirn aber von äußerst stabilen Schädelknochen umgeben ist, hat es gar keine Möglichkeit, richtig anzuschwellen. Dadurch steigt der Druck im Kopf, und da das Gehirn es wirklich gar nicht mag, zusammengedrückt zu werden, bekommt ihr das auch schnell zu spüren. Wenn ihr also folgende Symptome feststellt, reagiert sofort: Schwindel, Kopfschmerzen, Verwirrtheit, eingetrübtes Bewusstsein, schnelle Atmung und Herzrasen. Verlasst zuallererst die Sonne, sucht einen Platz im Schatten auf, trinkt ausreichend, nutzt kühle Umschläge und geht notfalls zum Arzt!

Euer Körper tut alles, um die überschüssige Wärme abzugeben, und arbeitet deshalb für euch auf Hochtouren! Aber keine Sorge, ein Sonnenstich ist nur in wirklich seltenen Fällen lebensbedrohlich. Normalerweise ist nämlich nur der Kopf betroffen, wenn wir rechtzeitig eingreifen und unseren Körper schützen. Das ist übrigens auch einer der Gründe, warum uns die Natur fantastische Haare geschenkt hat: Die fangen als unser körpereigener Sonnenschirm auch etwas von der Sonne ab. Und weil Haare etwas Wundervolles sind, gehen wir darauf später noch einmal genauer ein (siehe Kapitel »Innenansichten vom Aussehen«). Die Symptome eines Sonnenstichs ähneln allerdings einem Hitzschlag, und mit dem ist wirklich nicht mehr zu spaßen!

Im Gegensatz zum Sonnenstich, ist beim Hitzschlag der gesamte Körper betroffen. Wenn euer Gehirn (also Großhirn, Zwischenhirn und so weiter) durch den Sonnenstich schon geschwächt ist, »kollabiert« es irgendwann ganz. Das ist vielleicht etwas übertrieben formuliert, weil es nicht in sich zusammenfällt, aber es muss sich ausruhen und fährt einige Mechanismen herunter. Als unsere lenkende Einheit kann es sich somit nicht mehr so zuverlässig um verschiedene Regulierungen kümmern, wie es das sonst immer so pflichtbewusst tut.

Es gibt zwei verschiedene Formen von **Hitzschlag** – den klassischen und den Anstrengungshitzschlag. Vom klassischen sind vor allem sehr junge oder ältere Menschen betroffen, bei denen die

Thermoregulation noch nicht oder nicht mehr so richtig funktioniert. Wovor aber leider keine Altersklasse gefeit ist, ist der Anstrengungshitzschlag, der uns treffen kann, wenn wir uns in einer heißen Umgebung körperlich zu stark anstrengen. Der Hitzschlag breitet sich über den Kopf im ganzen Körper aus. Da das Gehirn ja seine Pappenheimer kennt, weiß es, dass man bei einer Temperatur von 36,5 Grad Celsius am besten arbeitet. Wenn die Temperaturen im ganzen Körper durch die Sonnenenergie ansteigen, erklärt es darum sofort den Notstand und beruft einen Krisenstab ein. Ziel ist vor allem, die Funktionstüchtigkeit der überlebenswichtigen Organe zu gewährleisten, die sich zwischen Rumpf und Gehirn befinden. Bei der Sache gibt es nur ein Problem: Sobald die Körperschale, als Hauptverantwortlicher für die Wärmeregulation, es nicht mehr hinkriegt, genug Wärme über Schwitzen und Co. abzugeben, läuft das System heiß und wird letzten Endes außer Betrieb gesetzt. Dann haben wir wirklich ein Problem: Es besteht Lebensgefahr.

Aber was passiert genau in unserem Körper, wenn wir in einer heißen Umgebung eine akute Überhitzung des Körpers erleben – sei es innerhalb von einigen Tagen oder in kurzer Zeit? Das Gehirn, genauer gesagt seine von uns nicht steuerbaren Anteile, betätigen wieder ihren Lieblingsknüppel und stellen die Gefäße im Körper weit, wodurch die Wärme abgegeben werden soll. Sobald diese Prozesse angestoßen sind und trotzdem keine Abkühlung in Sicht ist, ruft das Gehirn seine Schweißzellen an, die wieder vermehrt das Wasser an der Nase herumführen sollen. Es gibt aber zwei Formen von Hitzschlag: Beiden ist gemeinsam, dass der Körper überwärmt ist – beim klassischen Hitzschlag entsteht diese Überwärmung durch die zu hohe Außentemperatur. Beim Anstrengungshitzschlag durch übermäßige körperliche Anstrengung – auch eure eigenen Muskeln produzieren nämlich ordentlich Wärme, wenn sie benutzt werden. Bei Temperaturen von über

36 Grad Celsius kann der Körper die Wärme aber, wie bereits erwähnt, nur noch über das Schwitzen abgeben.

Da das Wasser seiner Neugier folgt, dem spannendem Natriumchlorid, kann es seine eigentliche Aufgabe im Blutkreislauf nicht mehr wahrnehmen. Es verlässt die Blutbahn, wodurch der Blutdruck absackt, weil das Blut an Volumen verliert. Und wenn wir weniger Blut im Körper haben, können die Organe nicht mehr ordentlich mit Sauerstoff beliefert werden, weshalb sie schließlich nicht mehr so gut arbeiten können – irgendwann drohen die Organe sogar ganz zu versagen.

Ihr seht also, ein Dilemma, egal, was der Körper in dieser Situation macht, seine normale Funktion wird darunter leiden. Wenn er zu warm wird, kann er nicht mehr richtig arbeiten. Er muss erst die Wärme loswerden, kann dies aber nur, indem er Wasser abgibt, das für seinen Kreislauf und damit seine Funktionstüchtigkeit ebenso von entscheidender Bedeutung ist. Bei einem Hitzschlag kommt es also zu den gleichen Symptomen wie beim Sonnenstich: Schwindel, Kopfschmerzen, Verwirrtheit, eingetrübtes Bewusstsein, schnelle Atmung und Herzrasen – allerdings alles tendenziell stärker ausgeprägt. Das eingetrübte Bewusstsein zum Beispiel kann in eine Bewusstlosigkeit übergehen. Da könnt ihr noch so viel Eis schlecken … Das Einzige, was hilft und bei einem tatsächlichen Hitzschlag beachtet werden sollte, ist, sich sofort in den Schatten zu begeben. Am besten verkriecht ihr euch an einen kühlen Ort, lagert den Oberkörper hoch und trinkt, wenn möglich, viel kühles Wasser, macht euch kalte Umschläge (keine kalte Dusche oder Ganzkörperbad!). Ihr solltet letztlich zeitnah das Krankenhaus aufsuchen!

Wenn ihr das Gefühl habt, selbst im Sommerurlaub noch Gewichte heben zu müssen oder irgendwelche Kilometer abzureißen, wodurch also hohe Außentemperatur und körperliche Anstrengung zusammentreffen, kommt hier meine medizinisch fundierte Empfehlung: Ihr dürft ruhig auch mal am Pool liegen bleiben (Achtung, am besten unterm Sonnenschirm!) und ausschlafen, das ist nicht nur für die Psyche gut, sondern schützt euch auch vor Überanstrengung. Genießt das süße Nichtstun, und wenn euch das schlechte Gewissen plagt, denkt in Zukunft an meine Worte!

Übrigens: Für die Sauna gilt das Gleiche. Sie tut nur für eine gewisse Zeit gut, doch wenn es für den Körper dauerhaft zu warm wird, wisst ihr jetzt ja, was passiert!

So krass ist euer Körper

Okay, ich werde nicht von der Sonnencreme-Industrie gesponsert, leider, aber bitte, nehmt es ernst und cremt euch stets ein. Wenn es schon ein solches Wundermittel gibt, das in der Lage ist, unsere Haut und unser Leben zu schützen, dann sollten wir dem auch huldigen und es in unsere tägliche Routine einbauen. Es braucht ja lediglich eine Minute, um sich das Gesicht damit einzuschmieren, so viel Zeit muss sein. Und natürlich verstehe ich es, wenn ihr euch extra Badekleidung für euren Sommerurlaub besorgt, für euren Beachbody monatelang trainiert und auf diverse Nahrungsmittel verzichtet, um im Freibad gut auszusehen. Aber wenn ihr euch im Sommer wirklich etwas Gutes tun und entspannt das Leben genießen wollt, wäre es besser, ab und an Kleidung zu tragen, die schafft es nämlich auch, UV-B-Strahlen abzublocken. Und ein Hut oder eine Cap bewirkt ebenfalls Wunder! Der angenehme Nebeneffekt davon ist, dass ihr dann auch mehr vom Frühling habt, weil ihr nicht ganz so häufig ins Fitnessstudio rennen müsst … Ach, und denkt dran: Auch wenn Wolken am Himmel hängen, brechen UV-B-Strahlen durch und verlieren dabei nicht viel von ihrer Energie. Jeder hatte mal nach einem dieser Tage einen fetten Sonnenbrand …

Auch und gerade im Wasser müsst ihr euch zudem gut schützen, denn die fiesen Sonnenstrahlen reichen bis zu einen Meter unter die Wasseroberfläche, und die gute Sonnencreme leidet ja sowieso schon im Wasser. Denkt auch daran, wenn ihr schnorcheln geht! Nur hinter normalem Fensterglas seid ihr sicher, das hält nämlich komplett alle UV-B-Strahlen ab. Es ist also absolut okay, das schöne Wetter auch mal drinnen zu genießen … Aber genug jetzt vom Moralapostel Matthias.

Es wird Zeit für etwas sportliche Ertüchtigung! Ich will ja schließlich im Sommer toll aussehen, wenn ich mich dann ohne ausreichenden Sonnenschutz wieder zu lange in der Sonne aufhalte …

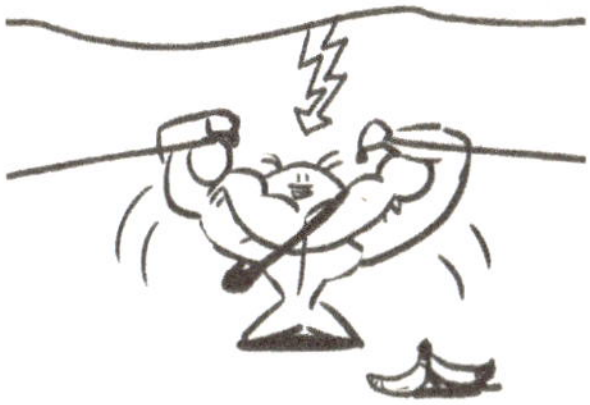

7.

Du vs. Arnold Schwarzenegger –

Was wirklich passiert, wenn ihr Sport macht

Tom wartet ungeduldig vor der Tür auf mich. Ich atme durch. Sport war schon immer und ist auch heute noch ein großer Teil meines Lebens, aber die letzten Wochen habe ich, milde ausgedrückt, wenig Bewegung abbekommen. Und jetzt soll ich wieder in die volle Leistung gehen? Puh.

Wenn ich meinen Eltern Glauben schenken darf, habe ich meinen ersten richtigen Schwimmzug schon mit drei Jahren gemacht. Ich trainierte sogar fast täglich im Schwimmverein, bevor ich mit fünfzehn das Handtuch warf (*badumtss*). Ich habe Leichtathletik gemacht, an einigen Triathlons teilgenommen, Karate gelernt und war im Kindergarten sogar mal einen Monat lang der Ballettanzpartner meiner besten Freundin.

Meine große Liebe aber gilt dem Handball, dem bin ich, seitdem ich vier Jahre alt war, bis heute treu geblieben. Und weil wir uns im Sommer immer für die neue Saison vorbereiten, die im Herbst beginnt, muss ich mich jetzt wieder fit machen. Das heißt: Heute joggen mit Tom, denn morgen geht's wieder mit dem offiziellen Training los. Montags Athletiktraining, dienstags, mittwochs und donnerstags Hallentraining und am Wochenende jeweils ein Vorbereitungsspiel nach einer morgendlichen Trainingseinheit. Allein bei der Vorstellung bekomme ich schon Muskelkater, autsch …

Die Runde mit Tom wird dagegen ein Klacks, und doch kostet sie mich enorm Überwindung, meine Klausurenphase-Zwangspause war einfach zu lang. Aber das Schöne an unserer Runde ist: Wir laufen nur in dem Tempo, in dem wir noch entspannt quatschen können. Zum Glück ahne ich zu dem Zeitpunkt noch nicht, dass wir wenig später an einem Trimm-dich-Pfad vorbeikommen werden …

Was ist eigentlich ein Muskel?

Probiert mal, euer Herz anzuspannen. Und jetzt euren Darm. Und, erfolgreich? Wenn ja, flunkert ihr! Und jetzt probiert es mal mit eurem Oberarm. Da geht einiges, oder?!

Das liegt daran, dass wir in unserem Körper zwei verschiedene Muskelarten antreffen, die jeweils eine andere Funktion haben: die **glatte** und die **quergestreifte** Muskulatur. Die glatte findet ihr im Magen-Darm-Trakt und in den Arterien, Venen und Atemwegen. Diese Muskulatur stärkt eure Organe und kann von unserem Gehirn nicht direkt angesteuert werden. Ihr könnt noch so sehr versuchen, euren Dickdarm anzuspannen, um besser und schneller zu verdauen, es wird euch nicht gelingen.

Und dann gibt es die quergestreifte Muskulatur, die wiederum in zwei Untergruppen eingeteilt wird: die Herz- und die Skelettmuskulatur. Die Skelettmuskeln können wir ganz bewusst lenken, indem wir sie aktiv anspannen und aufbauen, um Bewegungsabläufe in Gang zu bringen. Euren Herzmuskel könnt ihr wie die glatten Muskeln nicht direkt aktiv trainieren. Dennoch könnt ihr dafür sorgen, dass euer Herz stärker pumpt oder eure Darmmuskulatur mehr Leistung bringt. Euer Gehirn kann nur keinen direkten Arbeitsauftrag von euch umsetzen, sondern muss das über Umwege tun: Für die Stärkung des Herzens müsst ihr euch körperlich anstrengen und für den Darm mehr essen. Easy, oder?

Wo ihr die Herzmuskulatur findet, muss ich euch bestimmt nicht groß erklären. Das Herz ist einer der stärksten Muskeln, die euer Körper zu bieten hat. Nur weil er jede Minute eures Lebens das gesamte Blutvolumen durch den Körper jagt, könnt ihr überhaupt ein gesundes, aufregendes, lustiges Leben führen!

Auch die Skelettmuskeln erfüllen genau die Funktion, an die ihr wahrscheinlich auch zuerst denkt: Sie stabilisieren unser knöchernes Skelett. Wir können uns dank dieser Muskeln aufrecht halten und bewegen. Hallo aufrechter Gang!

Eure Muskeln bestehen aus vielen kleinen Muskelzellen, die alle gleich aufgebaut sind. Ein Muskel ist also wie eine Siedlung mit Dutzenden Fertighäusern, die alle vom selben Hersteller kommen. Die glatte Muskulatur besteht aus einkernigen Zellen, die Herzmuskulatur aus einkernigen verzweigten Zellen und die Skelettmuskulatur aus mehrkernigen länglichen Muskelfasern.

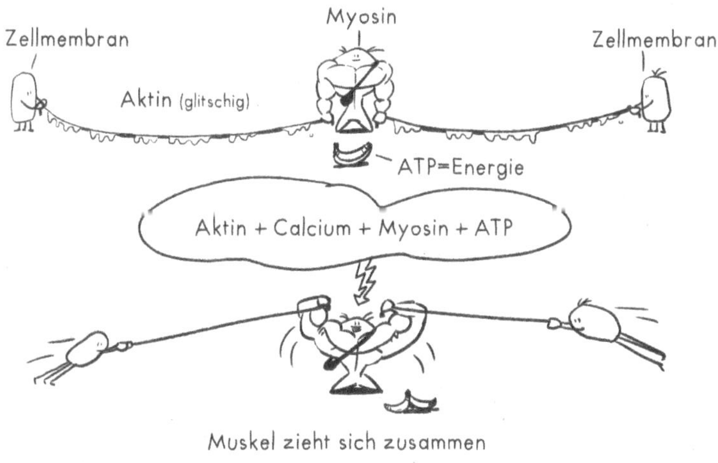

Muskel zieht sich zusammen

Doch woraus bestehen Muskelzellen? Muskelzellen besitzen große Calcium-Speicher und fadenförmige Proteinketten, die **Myofilamente** (Muskelfäden) genannt werden. Von Muskelfäden gibt es zwei Typen: **Aktin** und **Myosin**. Diese beiden Agonisten und Antagonisten sind die ausführende Kraft der Muskelzellen, wenn es darum geht, kraft eurer Muskeln eure Körperteile zu bewegen. Dieses unschlagbare Team sollte man besser nicht trennen – ganz nach dem Motto: Never change a running system. Sie ziehen nämlich gemeinsam am selben Strang. Wie genau, sehen wir uns gleich an.

Muskeln sind über Sehnen immer an zwei verschiedenen Knochen fixiert. Wäre dem nicht so, also wäre der Muskel nur an einem Knochen befestigt, würde er den Knochen brechen. Unsere beiden Kollegen Aktin und Myosin sind nämlich dermaßen aufgepumpt, dass sie eine ordentliche Spannung reinbringen können. Sobald sich der Muskel am Ellenbogen zwischen Ober- und Unterarm zusammenzieht, könnt ihr den Arm bewegen. Zusammen ergeben Aktin und Myosin die Muskelfunktionseinheit **Sarkomer**.

Der Befehl für die Bewegung geht aber niemals direkt von unserem CEO, dem Großhirn, an die Muskeln, sondern erfolgt immer erst über diverse andere Strukturen, die die Bewegung noch mal anpassen. Das Großhirn will schließlich manchmal mehr, als eigentlich möglich ist. Was dann genau geschieht, erkläre ich euch noch.

Und jetzt fragt ihr euch vielleicht: Wie zur Hölle kann es sein, dass Arnold Schwarzenegger so enorme Oberarme hat und ich nicht? Ganz einfach: Training. Wenn ihr wollen würdet, ja auch als Frau, könntet auch ihr solche Oberarme haben – in der Theorie zumindest. Zu seinen Hochzeiten hatte Arnie übrigens einen Armumfang von über einem halben Meter! Das muss man auch wollen! Aber grundsätzlich ist es so, dass euer Körper und Arnies Körper aus dem gleichen Holz geschnitzt sind. Arnie hat sich allerdings an seiner Belastungsgrenze entlanggehangelt, während ihr euch vielleicht andere Prioritäten im Leben gesetzt habt – Spaß haben zum Beispiel, dieses Buch lesen, TikTok-Videos schauen. Man kann eben nicht immer alles haben.

Und wie funktionieren Muskeln denn nun?

Falls ihr euch jetzt aber vorgenommen habt, doch an eurem Armumfang zu arbeiten, kann ich euch zumindest aus physiologischer Sicht erklären, wie Muskeln überhaupt funktionieren. Da wir selbst nur das Schicksal unserer Skelettmuskulatur in der Hand haben, wollen wir uns auf sie fokussieren.

Insgesamt besitzen wir über 600 Muskeln, über die wir die volle Kontrolle haben. Zu den prominentesten Vertretern dieser Skelettmuskeln gehören unser größter Po-Muskel namens Gluteus maximus, der größte Rückenmuskel Latissimus dorsi, die beiden Oberarmmuskeln Bizeps und Trizeps sowie der große Brustmuskel Pectoralis major. Vielleicht kennt ihr die Kollegen auch schon, wenn ihr im Fitnessstudio Kraftsport betreibt, denn sie gehören zu den am häufigsten trainierten Muskeln – wenn man mal von unseren Beinmuskeln absieht, die wir sogar täglich trainieren, einfach nur, weil wir gehen. Aber sie sind eben nicht so glamourös wie unsere Freunde Bizeps und Trizeps.

Es gibt bei über 600 Stück aber natürlich noch einige andere Muskeln, die sich keiner besonderen Berühmtheit erfreuen. So musste ich für mein Studium zum Beispiel die autochthone Rückenmuskulatur auswendig lernen. Ihr habt gar nicht erst versucht, den Begriff richtig zu lesen? Kein Wunder! Die Aufgabe, diese sage und schreibe 25 Rückenmuskeln auswendig zu lernen, jeden einzelnen ihrer Nerven, alle zu- und abführenden Gefäße, an welchen Knochen die Muskeln ansetzen, wo sie enden usw., war wohl eine der sinnfreisten und nervigsten im Medizinstudium. Das war eher eine Aufgabe für mein Köpfchen als für meinen Bizeps, der sich über mehr Beschäftigung natürlich auch gefreut hätte. Und das Fiese daran: Diese Rückenmuskeln werden am Schluss doch immer nur zum »Musculus erector spinae« (frei übersetzt »der die Wirbelsäule aufrichtende Muskel«) zusammengefasst, und keine Sau interessiert sich mehr für die Musculi interspinales, Musculi spinales, Musculi semispinales, Musculi intertransversarii, Musculi iliocostales etc. pp.

Aber bevor ihr einschlaft, mache ich mal lieber schlagkräftig weiter. Diese Muskeln gehören eigentlich in jedes Dankbarkeitstagebuch, wie ich finde, sie sind nämlich unsere Stütze für die Wirbelsäule. Sie sorgen dafür, dass wir aufrecht stehen und sitzen können. Und damit ihnen das gelingt, befinden sich in den Skelettmuskeln zig Muskelfasern aus langen mehrkernigen Zellzusammenschlüssen, die aus Proteinen bestehen.

Sie besitzen viel roten Muskelfarbstoff, der genauso wie roter Blutfarbstoff in der Lage ist, Sauerstoff zu binden. Deshalb haben diese sogenannten Haltemuskeln, die zum **Muskelfasertyp 1** gehören, eine ziemlich lange Ausdauer, weil sie mit der Hilfe von Sauerstoff Energie gewinnen können. Aus diesem Grund ist für uns der aufrechte Gang auch nicht besonders anstrengend, im Gegensatz zu unseren »Vorfahren«, die diese Haltemuskeln noch nicht in dieser Ausprägung hatten. Sein kleiner Bruder **Muskelfasertyp 2** ist ziemlich das Gegenteil davon. Diese Muskeln können weniger Sauerstoff aufnehmen und müssen bei der Energiegewinnung somit vermehrt auf die Hilfe von Sauerstoff verzichten. Das hat zur Folge, dass sie schneller müde werden, dafür aber besonders rasch reagieren können. Diese Muskelfasern befinden sich typischerweise in den Armen. Wäre ja auch doof, wenn ihr zum Beispiel essen möchtet und allein um die Gabel zu halten schon eine Viertelstunde benötigt, bis die Muskeln eurem Befehl folgen (die Zeitspanne war natürlich vollkommen übertrieben). Und dann muss euer Arm die Gabel auch noch zum Mund führen und wieder zurück zum Teller – und das einige Male, je nach Größe der Portion …

Für die Muskelkontraktionen sind unsere beiden Pumper Aktin und Myosin zuständig. Aktin verschiebt sich gegen Myosin, und damit die beiden nicht ständig Gefahr laufen, aneinanderzugeraten, steuern bestimmte Proteine ihre Prozesse.

Nach einer hübschen Laufstrecke entdeckt Tom den Trimm-dich-Pfad – total angefixt probieren wir diverse Geräte aus, und wie das so ist, artet es leider schnell in einen Wettbewerb aus. Während wir uns also an den Stangen hochhieven, unsere Bauchmuskeln bespielen und unseren Gleichgewichtsinn herausfordern, sind unsere Muskeln ganz schön im Einsatz. Ich benutze bei den Bewegungen auch andere Muskeln, es ist aber meine Arm-, Brust- und Rückenmuskulatur, die diese besondere Aufgabe bewältigen muss. Mein Großhirn und interner Drillmeister ist gnadenlos, seine Befehle lauten: »Körper hochziehen«, an die Schmerzrezeptoren: »Zähne zusammenbeißen, koste es, was es wolle!«

Diese Befehle gelangen über das persönliche Post- und Botensystem des Gehirns ins Rückenmark und werden dem Muskel oder der Muskelgruppe zugeordnet. Es wird eine Leitung hergestellt, die eine direkte Verbindung zwischen Rückenmark und Muskel ermöglicht, so kann die Nachricht entlang des Nervs entlangflitzen, bis zu dessen Ende, an dem auch schon der empfangende Muskel liegt. Wenn die Nachricht beim Muskel eingeht, löst das helle Aufregung aus, die sich wellenförmig über die gesamte Muskelmembran ausbreitet.

Ich hatte vorhin schon kurz erklärt, dass die Muskelzellen einen großen Calcium-Speicher haben, dieser nennt sich: das sarkoplasmatische Retikulum. Zusammen mit den Muskelfäden antwortet es hektisch, anstatt erst einmal durchzuatmen und sich Zeit zu nehmen, darüber nachzudenken, was es denn tun möchte. Es lässt seinen internen Calcium-Speicher frei, was zur Folge hat, dass sich das Calcium in der ganzen Muskelzelle verteilt. In diesem Moment springt das Myosin auf das Aktin, weil durch das Calcium eine Bindungsstelle auf ihm frei wird und sie sich nicht mehr aneinander vorbeischieben müssen. Im Geheimen hat Myosin schon längst darauf gewartet, weshalb es dafür bereits Energie bereitgestellt hat (in Form von ATP, unserer energiegeladenen Batterie). Und jetzt passiert das, was ich bezwecken wollte: Der Muskel zieht sich zusammen, und ich kann meinen Körper an der Stange hochziehen.

Was in meinem Inneren stattfindet, sieht ungefähr so aus wie ein doppeltes Tauziehen, bei dem drei Beteiligte involviert sind: Zwei Personen ziehen jeweils an einem Ende, und eine dritte, besonders motivierte Person zieht in der Mitte an zwei Enden gleichzeitig. Die äußeren Personen sind quasi unsere Zellmembran, sie sind miteinander verbunden. (Wir Menschen haben eine durchlässige Membran, damit die Stoffe zwischen den Zellen auch gut transportiert werden können – nur Pflanzen, Bakterien oder Pilze haben eine Zellwand). Die Person, die so motiviert in der Mitte an zwei Tauen zieht, ist das Myosin. Sie hat sich auch schon eine Banane bereitgelegt, damit sie auch gut durchhalten kann (Banane = ATP = Energie). Das Tau selbst ist das Aktin, das in der Regel ziemlich glitschig ist. Alle warten auf das Go!

Sobald das Calcium also angerauscht kommt, dockt es auf dem Tau an, das sofort trocken wird, und Myosin kapiert, dass es endlich losgehen kann: Es schlingt die Banane hinunter, schnappt sich die beiden Seile und zieht an ihnen. Die beiden anderen Mitspieler werden vollkommen überrumpelt und in die Mitte gezogen (= der

Muskel zieht sich zusammen). Und damit unser doppelter Spieler auch wirklich durchhält – die Energie der ersten Banane, gepaart mit dem Überraschungsmoment, hält nicht lange –, müssen mehr Bananen her. Sobald mehr Energie hergestellt wird, kann er auch länger am Tau ziehen und den Muskel bespielen.

Dank des Kraftakts meines Myosins ziehe ich mich noch einige Male hoch, bis mir die Schweißdrüsen das Wasser die Stirn runterlaufen lassen. Neben mir sehe ich Tom, der ebenfalls anfängt zu schwitzen. Na, wenigstens etwas …

Was wirklich passiert, wenn ihr euch körperlich belastet – die Leistungsphysiologie

Ein paar Klimmzüge sind schön und gut, wie aber komme ich wieder in den Modus, ein sechzigminütiges Handballspiel durchzuhalten? Wie kann ich meinen Körper dazu bringen, Leistung abzuliefern? Damit verlassen wir die alltäglichen Bewegungen, die zu jedermanns Leben dazugehören und betreten das Feld der Leistungsphysiologie. Kurz gesagt: der Weg vom Couch-Potato zur Sportikone.

Das Stichwort lautet hier: Energie. Aber nicht in Form von Energydrinks, tut mir leid, dass ich euch enttäuschen muss. Inzwischen wissen wir ja, dass nicht nur wir, sondern gerade unsere Muskeln hart für uns arbeiten, wenn wir eine Bewegung ausführen. Dafür benötigen sie Energie – und diese eben nicht in Form eines blubbernden, zuckrigen Getränks, sondern von ATP – ihr erinnert euch, die universelle Energiewährung unseres Körpers. Um diese Versorgung zu gewährleisten, bedient sich der Muskel im Laufe der Belastung verschiedener Quellen.

Wenn ihr also eine Runde joggen geht, kann ganz am Anfang der Muskel vom ATP-Vorrat der Muskelzelle selbst zehren. Aber aufpassen, wir sprechen hier von den ersten Sekunden! In den darauffolgenden zwanzig bis fünfundzwanzig Sekunden greift er auf den nächsten Speicher zurück – das Kreatinphosphat. Ihr fragt euch jetzt, was das ist? Ja, das braucht ihr euch nicht großartig zu merken, Kreatinphosphat ist einfach eine besondere Speicherform der Energie, damit die Muskeln kurzfristig zur Höchstform auflaufen. Was ihr euch merken könnt, ist Kreatin, falls ihr es als Kraftsportler*innen nicht eh schon kennt: Es kommt in Fleisch und Fisch vor und wird auch als Nahrungsergänzungsmittel genutzt, um den Speicher vor dem Sport aufzufüllen. Der Stoff ist bei vielen Sportler*innen beliebt und gilt aktuell nicht als Dopingmittel.

Wenn diese Speicher ebenfalls ausgesaugt sind und ihr noch 58 Minuten und 40 Sekunden eurer Joggingrunde vor euch habt, geht es an eure Glukose-Speicher, also den Zucker. Erinnert ihr euch an das Kapitel »Die Erdnuss auf der Dunkelrutsche« und daran, dass wir verschiedene Möglichkeiten haben, Energie über Glukose zu gewinnen? Der Muskel macht das auch so: Wenn genügend Sauerstoff zirkuliert, wird der Zucker aerob – also mit der Hilfe von Sauerstoff – über mehrere, verschiedene Zyklen zu insgesamt 32 ATPs abgebaut. Bei weniger Sauerstoff bleiben dem Körper lediglich 2 ATPs übrig, die er anaerob – ohne Sauerstoff – gewinnt.

Am Anfang ist der Körper etwas überfordert und noch dabei, sich einzugrooven, er greift nach dem schnellen Verbrauch des vorhandenen Sauerstoffs auf die wenig effiziente Methode zurück und bekommt mickrige 2 ATPs. Aber da liegen immer noch gute 57 Minuten laufen vor euch – wie soll das also gehen?

Nach einer Minute gelingt es ihm, den Glukosespeicher mithilfe von Sauerstoff effizienter abzubauen. Ihr erinnert euch vielleicht: Die Muskeln und die Leber sind die größten Glukose-Speicherorte (in Form von Glykogen). Während die Leber selbstlos den Zucker für den Rest des Körpers bereitstellt, behalten die Muskeln ihre Speicher selbst ein. Immerhin müssen sie uns theoretisch ja aber auch zur neuen Nahrung transportieren. Ihr Egoismus ist also doch vielleicht ganz okay. In einer idealen Welt mit idealen Körpern würde das auch so bleiben. Aber die Natur ist nicht ideal, unser Körper schon gar nicht, und so geht uns nach einer gewissen Zeit im wahrsten Sinne des Wortes die Puste aus. Also nicht nur uns, auch dem Körper selbst: Sauerstoff wird im Muskel zur Mangelware. Ab jetzt findet die Energiegewinnung aus Zucker parallel mit und ohne Sauerstoff statt. Aaaaber vergesst dabei nicht, wie schlau euer Körper ist: Nur weil er kurzfristig auf eine wenig effiziente Methode umstellt, heißt das nicht, dass er langfristig nicht wieder genug Puste hat, um mit Sauerstoff sehr viel mehr Energie zu gewinnen. Die Natur ist zwar nicht ideal, aber ziemlich, ziemlich clever.

Ihr fragt euch bestimmt, wie eure Belastungsgrenze so aussieht. Wenn der Körper zu wenig Sauerstoff für die effiziente Energiegewinnung hat, hinterlässt die Glukose bei ihrem Abbau das Endprodukt Laktat. Anhand seiner Menge in eurem Blut könnt ihr während oder nach einer körperlichen Belastung ablesen, wie fit ihr (noch) seid. Das Laktat kann als Indikator dafür gesehen werden, wie schnell und ausreichend genug der Sauerstoff zum Muskel transportiert werden kann. Wenn ihr mehr Energie ohne Sauerstoff als mit gewonnen habt, habt ihr eure Belastungsgrenze überschritten. Die Folge könnt ihr aber nicht nur an euren Blutwerten ablesen, die spürt ihr natürlich auch: Der Muskel wird müde. Und das kann nach dreißig Minuten Joggen passieren, nach fünfzig Minuten oder nach der geplanten Stunde – je nachdem, wie trainiert und fit ihr seid.

Dem Körper ist es also recht, wenn wir an den Zuckerspeicher gehen, auch wenn der Sauerstoff fehlt. Doch leider überbrücken wir damit gerade mal zehn Minuten bis zu einer Viertelstunde (das variiert natürlich und hängt stark von der eigenen Konstitution ab). Und weil Muskelarbeit verdammt viel Energie kostet, muss schon wieder die Leber einspringen. Aber sosehr sich die selbstlose Leber auch bemüht, auch ihr Speicher wird irgendwann leer sein. Außer, ihr lasst das mit dem Sport, aber dann haben wir andere Probleme. Und genau daran denkt ihr, während euer Großhirn euch einbläut: Noch ein bisschen, da geht noch was, komm, reiß dich doch zusammen, das schaffst du schon. Und was nun passiert, wird von euch geliebt und vom Körper verabscheut: Zähneknirschend geben die Mitarbeitenden im Gehirn die Anweisung weiter, die so wertvollen Fettvorräte anzubrechen.

Ich weiß, ich weiß, ihr werdet diese Nachricht lieben und vermutlich wenig Verständnis für euren Körper haben, der diesen Prozess wirklich nicht mag. Aber die Sache ist die: Es gibt ja, wie wir bereits wissen, einen Grund, weshalb wir Fett einlagern, und zwar einen guten: Der Körper bereitet sich damit auf schlechte Zeiten vor. Er hält entsprechend nicht viel von den Sport-Eskapaden seines Chefs, nur um abzunehmen oder anderer Späße halber. Aber weil er nun mal das letzte Wort hat und sogar direkten Einfluss auf die Muskeln, hören diese auch nicht auf zu arbeiten. Die Muskeln haben jetzt die Wahl, entweder Energie heranzuschaffen oder zu kollabieren, was auch Verletzungen nach sich ziehen könnte.

Aber bevor ihr euch zu früh über die Fettverbrennung freut: Die Leber muss noch einige Zeit durchhalten, bis die Fettverbrennung wirklich in Gang kommt, denn sie laufen zwar schon ab circa dreißig Minuten mit, aber erst nach rund hundert Minuten kontinuierlicher Belastung werden die Fettspeicher als Hauptenergiequelle herangezogen. Dafür lohnt sich das so was von: Mithilfe von Sauerstoff kann der Körper dann aus einer einzigen Fettsäure über 100 ATP-Einheiten produzieren – dreimal mehr als aus einem Zucker!

Was wirklich passiert, wenn ihr trainiert

Und jetzt schauen wir uns mal die Auswirkungen von Sport auf den ganzen Körper an und betrachten zwei altehrwürdige Organe.

Vielleicht habt ihr euch auch gefragt, woher eigentlich der Sauerstoff kommt. Gut, der kommt aus der Luft – wow. Aber wodurch kommt er in unser Blut? Vielleicht tippt ihr auf die Lunge – und herzlichen Glückwunsch, damit liegt ihr natürlich richtig: Ludwig Lunge ist unser Mann. Wir atmen über die Nase Sauerstoff ein, der schließlich in unserem Verteilerzentrum, der Lunge, gesammelt und organisiert wird. Wenn wir also beim Yoga über Atemübungen visualisieren, wie sich der Atem im Körper verteilt, ist das nicht ganz falsch. Der Sauerstoff gelangt auf den roten Blutkörperchen in unser Blutsystem und wird von der Kopfhaut bis zum kleinen Zeh überallhin transportiert – mitunter müssen die Blutkörperchen also ganz schön lange Wege zurücklegen, und sie brauchen auch einen Antrieb, damit sie durch die Arterien an ihren Zielort gelangen. Der Antreiber ist unser Herz: Gestatten, Heinrich Herz. Dank seiner quergestreiften Herzmuskulatur kann es sich ordentlich zusammenziehen, dadurch erzeugt es einen enormen Druck, der das Blut durch unseren Kreislauf schießen lässt.

Wenn also das Großhirn (also ihr) entschieden hat, eine Runde zu joggen – und zwar eine Stunde und bitte mit Steigung –, meldet der Muskel einen erhöhten Sauerstoffbedarf, den Ludwig Lunge auch erfüllt. Er ist schließlich ein zuverlässiger Dienstleister. Normalerweise zieht er sechs bis acht Liter Luft pro Minute in unseren Körper, diese Kapazitäten sind aber erweiterbar: Geübte Marathonläufer*innen können über 150 Liter pro Minute einatmen! Und wie soll das gehen, fragt ihr euch bestimmt – und das zu Recht : Sie atmen nicht nur tiefer – also von 600 Milliliter auf drei

Liter pro Atemzug –, sondern erhöhen ihre Atemzüge von dreizehn auf gute sechzig pro Minute. Wow.

Aber das geschieht nicht über Atemmeditation und Visualisierung, der Körper muss sehr hart dafür arbeiten: Die Nebenniere schüttet dafür Botenstoffe aus (Katecholamine), genauer gesagt mal wieder unsere Freunde und beiden Cousins Adrenalin und Noradrenalin, die im Blutkreislauf unterwegs sind und die Luftwege (Bronchien) der Lunge erweitern. So passt mehr Luft hinein, und der Sauerstoffaustausch mit den roten Blutkörperchen wird verbessert.

Um aber all die Anpassungen vorzunehmen, braucht unsere Lunge ein paar Minuten, währenddessen muss der Muskel eben auf Kreatinin-, ATP- und Zucker-Speicher zurückgreifen.

Und warum hecheln wir trotzdem noch, obwohl die Lunge ihre Kapazitäten eigentlich längst erweitert hat? Tja, die Vorräte müssen auch wieder angesammelt werden, das dauert seine Zeit. Wenn wir unsere Vorräte alle leer gefuttert haben, müssen wir ja auch wieder in den Supermarkt, um Nachschub zu besorgen.

Jetzt kommt unser Heinrich Herz zum Einsatz, der mit ordentlichem Druck das mit Sauerstoff beladene Blut durch den Körper jagt. Das Herz zieht sich genauso zusammen wie die anderen Skelettmuskeln (das doppelte Tauziehen) und presst damit das Blut in den Körper hinaus – das ist unser Pulsschlag. Je nachdem, wie stark er und seine nachgeschalteten Blutgefäße sich zusammenziehen, wird das Blut mit höherem oder niedrigerem Druck durch den Körper gejagt, und somit ist der Blutdruck höher oder niedriger.

Während wir also unsere Runden drehen und ab einem gewissen Zeitpunkt nichts mehr denken, hängt sich unser Herz richtig rein und bringt das Blut mit dem lebensnotwendigen Sauerstoff dorthin, wo es gebraucht wird. Aber das Herz ist nicht so selbstlos wie die Leber und lässt sich seine Arbeit gut bezahlen. Es zwackt eine ordentliche Menge an Sauerstoff stets für sich selbst ab.

Krafttraining vs. Ausdauersport

Willst du Arnold Schwarzenegger nacheifern oder lieber ein 90-minütiges Fußballspiel durchhalten? Das ist die Gretchenfrage: Muskelaufbau versus Ausdauer steigern. Ich persönlich finde ja eine Mischung ganz gut, das ist auch unser Ziel beim Handballtraining. Ein Spiel dauert in der Regel sechzig Minuten, in denen praktisch dauerhaft gerannt wird, aber um mich gegen die Gegner durchzusetzen und den Ball ins Tor zu bekommen, brauche ich schließlich auch Muskelkraft.

Beim Ausdauersport, wie zum Beispiel Joggen, Fahrradfahren oder auch Schwimmen, soll nicht unbedingt kurzfristig eine Höchstleistung vollbracht werden, die die Muskeln für einen kurzen Moment überbeansprucht. Es geht vielmehr darum, die Muskeln kontinuierlich an die Belastungsgrenze zu bringen. Die Muskeln reagieren, indem sie sich auf den Ritt auf der Rasierklinge einlassen und ihre Energiegewinnung optimieren. Das heißt: Es werden neue Kraftwerke gebaut und die vorhandenen saniert. Mit diesen Kraftwerken sind Mitochondrien gemeint, die die Infrastruktur für die effiziente Energiegewinnung aus Glukose zur Verfügung stellen. In ihnen läuft der Teil der Energiegewinnung ab, für den der Sauerstoff benötigt wird. Die Muskeln haben fortan größere Kapazitäten für die effiziente Energiegewinnung.

Beim Krafttraining baut ihr eure Muskeln auf, weshalb ihr bewusst ihre Belastungsgrenze überschreitet. Das bedeutet, dass euer Körper nicht die Energie zur Verfügung stellen kann für eine dauerhafte Leistung, weil der Muskel schon recht früh müde wird. Aber ihr könnt an seinem Ego arbeiten! Wenn man dem Muskel immer wieder deutlich macht, dass er nicht stark genug ist, entwickelt er einen unvergleichlichen Kampfgeist – das lässt er nicht auf sich sitzen. Der Muskel beginnt, vermehrt Proteine herzustellen, was zur Folge hat, dass mehr Zellbestandteile produziert werden. Der Effekt ist, dass Größe und Kraft des Muskels zunehmen. Auf diese Weise also mutiert ihr zu Arnold Schwarzenegger. Ein Hinweis an der Stelle: Die Muskeln werden nur dicker, indem sich die Muskelzellen vergrößern – das nennt man Hypertrophieren –, ihr bekommt nicht mehr Muskelzellen an sich.

Muskelkater

Am nächsten Tag tut mir alles weh. Der Wettkampf mit Tom an der Klimmzugstange hat seine Spuren hinterlassen, und ich schaffe es kaum, meine Trainingstasche zu heben, na toll … Ich habe meine Muskeln wirklich nicht besonders gut behandelt. Muskelkater ist kein Spaziergang und wirklich unangenehm,

In der Regel tritt der Muskelkater nach ein paar Stunden bis zu zwei Tage später auf. Die Funktion der Muskeln ist ja, Spannung zu erzeugen, aber wenn ihr zu lange oder zu schwere Gewichte hebt oder tragt, werden die Muskeln überbeansprucht, und sie bekommen kleine Risse. Genau genommen entstehen diese Risse bei den Myofilamenten Aktin und Myosin, die schließlich genau für diese Krafterzeugung zuständig sind. Die betroffenen Muskelzellen werden dadurch geschädigt und schwellen an, was wiederum eine Entzündungsreaktion auslöst (dazu dann im nächsten Kapitel mehr). Und das schmerzt!

Und wie reagiert euer Körper darauf? Er versteift den Muskel, spannt ihn also an, um die schmerzauslösende Bewegung zu verhindern. Schlau, oder? Sonst würden wir munter weiter Sport treiben und gar nicht auf die Verletzungen unseres Körpers hören, wenn er nicht lauthals darum bitten würde, uns zu schonen …

Allerdings führt diese Versteifung zu einer geringeren Durchblutung des Muskels, und die Substanzen, die die Entzündung ausgelöst haben, können nicht so schnell abtransportiert werden.

Bei einem Muskelkater könnt ihr euch schonend bewegen und die Muskeln leicht massieren – wobei die Betonung auf *schonend* und *leicht* liegt. Aber Bewegung steigert grundsätzlich die Durchblutung, die die Schmerzen reduziert.

Ich seh den Sternenhimmel …
Habt ihr euch auch schon einmal gefragt, warum ihr manchmal Sterne seht, wenn ihr euch sehr angestrengt habt? Hier handelt es sich nicht um Halluzinationen, keine Sorge. Sterne sehen kann man, auch wenn man mal zu schnell aufgestanden ist. Die Ursache ist es ein akuter Blut- und damit Sauerstoffmangel am Auge. Die Arterien, die zu den Augen führen, können in dem Moment nicht ausreichend mit Blut versorgt werden. Das Blut ist nämlich entweder beim Aufstehen in die Beine gerauscht, oder es kann eben, da das Blut bei intensiver körperlicher Belastung woanders gebraucht wird, zu einer kurzzeitigen verminderten Hirndurchblutung kommen.

So krass ist euer Körper

Egal ob Usain Bolts Oberschenkel, Cristiano Ronaldos Fuß, Arnold Schwarzeneggers Oberarm, Serena Williams' Unterarm oder eure Hand, während ihr dieses Buch haltet: Alle Muskeln arbeiten gleich. Sie alle brauchen Energie. Erst wenn sie aufgebraucht ist, hören die Muskeln auf zu arbeiten. Was euch von den Spitzensportler*innen unterscheidet, ist, dass ihr einfach bislang netter zu euren Muskeln gewesen seid und sie weniger stark gefordert habt.

Aber der Körper ist doch extrem anpassungs- und lernfähig. Beim Ausdauersport stärkt er die Leistungsfähigkeit des Herzens, weil es lernt, sich schneller und stärker zusammenzuziehen. Und beim Kraftsport sind die Zellen gewachsen, weil er angehalten ist, mehr Proteine als sonst zu produzieren. Der Effekt ist, dass das Herz mehr Blut pumpen kann und für die gleiche Menge an Blut weniger oft pumpen muss. Und als Special Effect nimmt die Blutmenge zu, damit mehr Sauerstoff transportiert werden kann. Vorausgesetzt, ihr bleibt dem Training treu.

Ich verfluche noch immer die Jogging- und Trimm-dich-Pfad-Runde. Aber was soll's, ich geh zum Training, zieh mich um und nehme mir vor, es langsam anzugehen. Ein Vorsatz, der nicht lange halten soll …

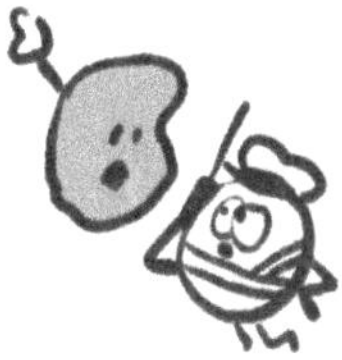

8.

Vorstandsentscheidung und Flucht auf der Blutbahn –

Was wirklich passiert, wenn ihr blaue Flecken bekommt

Okay, das war vielleicht doch etwas zu viel … Am nächsten Morgen wache ich auf, und mein ganzer Körper schmerzt. Der wirkliche Abschuss – im wahrsten Sinne des Wortes – war unser Trainingsspiel »zum Spaß«, damit wir wieder »in Stimmung« kämen, meinte der Trainer noch. Auch meine Teamkollegen waren richtig heiß aufs Spielen, weshalb wir dann doch ziemlich aufgedreht haben. Spaß hat es schon gemacht, aber wie es so ist, kann die Stimmung schnell mal kippen.

Handball ist ein Vollkontakt-Sport – festhalten, drücken, schubsen, ziehen, das ganze Programm eben, alles, was zu einem richtigen Spiel dazugehört. Im Handball ist Körperkontakt vorprogrammiert, und der Sport kann – auch während harmloser Trainingseinheiten – ziemlich brutal sein.

Aber aua. Heute ist das Ganze gar nicht mehr lustig … An meinen Armen entdecke ich diverse blaue Flecken, auch ein paar

Schrammen sind dabei. Dazu dieser höllische Muskelkater. Aber das Schlimmste ist leider meine Platzwunde auf dem Kopf, gerade am Haaransatz vorn. Mein Schädel brummt richtig. Einer der Gegner hat mir seinen Ellenbogen bei einem Überzieher mit voller Wucht auf den Kopf geschlagen, natürlich nicht extra, hoffe ich zumindest. Das ist leider im Eifer des Gefechts passiert, ändert aber nichts an meinen Schmerzen. Der einzige Trost: An mir vorbeigekommen ist er trotzdem nicht.

Wieso aber kann ich nie Nein sagen und habe mir das volle Programm angetan? Andererseits: Ich bin wirklich froh, mich nach dieser langen Lernphase endlich wieder austoben zu können. Schmerzen sind dann so etwas wie eine Nebenwirkung.

Handball gehört einfach zu mir dazu, und ich habe es ganz schön vermisst. Damals haben mich meine Eltern zu einem Schnupper-Handballltraining geschickt, weil sie etwas für mich gesucht haben, was mir Spaß machen könnte, bei dem ich mich voll auspowern kann. Ich kann mich daran nur halb erinnern, aber so bin ich eben beim Handball gelandet und habe es bis heute nie bereut! Mein Vater auch nicht, wenn er mich im Winter zu den Spielen begleitete, die zu seinem Glück nicht bei Minusgraden auf irgendwelchen Wiesen, sondern in schön geheizten Hallen stattfanden.

Mit nur einem gebrochenen Finger und einer Absplitterung meines Hüftknochenkopfs bin ich verletzungstechnisch im Vergleich zu anderen tatsächlich bisher sehr gut weggekommen. Schmerzen nach jedem Spiel habe ich aber trotzdem, egal ob wegen Kratzern, blauen Flecken oder eben einer Platzwunde …

Was sind überhaupt Schmerzen?

Schmerzen sind ein Warnsignal unseres Körpers an unser Bewusstsein. Sie warnen uns vor der Situation, in der wir uns gerade befinden, weil sie unserem Körper physisch oder psychisch nicht guttut. Das alarmierte Großhirn sollte am besten sofort reagieren und uns aus dieser Situation oder diesem Zustand befreien.

Vielleicht kennt ihr diesen Klassiker, den viele Kinder erleben: Ihr habt nicht geglaubt, dass die Herdplatte wirklich heiß ist, und mal probeweise die Hand darauf gehalten – und sie sofort wieder weggezogen. Dieser Reflex ist eine Schutzreaktion unseres Gehirns.

Ich zitiere hier gern einen meiner Professoren von der Uni, der mal in einer Vorlesung so schön gesagt hat: »Schmerzen sind eine Vorstandsentscheidung des Gehirns.« Doch was bedeutet das genau? Eigentlich ist es ganz simpel: dass die Schmerzen gar nicht am Tatort selbst entstehen, also an der Hand, wenn ihr die heiße Herdplatte berührt, oder am Haaransatz wie bei mir heute nach dem Spiel. Die direkt betroffenen Zellen im Bereich der Wunde schicken Botenstoffe los, die diese Info erst an die Nerven herantragen. Diese wiederum leiten dann die Info an das Gehirn weiter. Erst wenn das Signal im Gehirn angekommen ist und von ihm als relevant betrachtet wurde, könnt ihr den Schmerz wahrnehmen.

Diese Schmerzwahrnehmung kann sich im Laufe eures Lebens verändern, weil sie im Gedächtnis abgespeichert wird – genauso wie der »Einhandmischer« und Emotionen –, nur diesmal in der Abteilung »Schmerzgedächtnis«. Das ist auch der Grund, warum zum Beispiel Kinder im Gegensatz zu ihren Eltern so viel weinen müssen: Wenn ihr euch zum ersten, zweiten oder fünften Mal euren Zeh anschlagt, tut das höllisch weh, aber beim fünfzigsten oder hundertsten Mal eben nicht mehr. Da verzieht man höchstens mal das Gesicht.

Das Gehirn evaluiert ständig die Schmerzen und fragt sich: Ist der Schmerz relevant dafür, dass wir überleben? Stellt er eine ernste Bedrohung dar? Wenn wir den Schmerz eines angeschlagenen Zehs also sehr oft erlebt haben, weiß unser Gehirn irgendwann, dass sich das zwar echt unangenehm anfühlt, aber nicht zu langem Leiden, geschweige denn Tod führt. Es schließt daraus, dass wir überleben, auch wenn wir uns den Zeh anschlagen.

Schmerzen haben zudem eine emotionale Komponente: Wer Schmerzen empfindet, fühlt sich mit großer Wahrscheinlichkeit auch hilflos, sorgt sich und hat Ängste. Verantwortlich ist wieder die enge Verbindung eures Papez-Neuronenkreises (Gedächtnisbildung) mit dem limbischen System (Emotionsbildung). Gerade bei Kindern kann man diese emotionale Komponente gut beobachten, da sie noch stark auf Hilfe angewiesen sind, um den Schmerz bewältigen zu können. Wie die Eltern auf die Verletzung des Kindes reagieren, wirkt sich entscheidend auf seine Schmerzwahrnehmung aus. Wenn die Eltern panisch herumrennen, während das Kind lauthals schreit, hilft ihm das nicht, sie können es viel besser beruhigen, indem sie Ruhe ausstrahlen. Bei Erwachsenen ist diese Komponente nicht mehr so stark ausgeprägt, da sie eigene Bewältigungsmechanismen verinnerlicht haben. Trotzdem haben sie natürlich zu kämpfen, wenn sie mit chronischen oder starken Schmerzen konfrontiert sind.

Warum Chilischoten scharf schmecken

Wahrscheinlich kennt ihr die Situation: Ein leckeres asiatisches Gericht steht auf dem Tisch, und ihr haut rein. Aber oje, dabei überseht ihr die Chilischote, die sich im Gemüse versteckt hat. Das kann schon einmal zu einer schweißtreibenden Angelegenheit werden. Schuld daran ist das darin enthaltene Capsaicin. Diese Substanz aktiviert in eurem Körper euren Schmerzrezeptor, der für starke Hitze (über 36 Grad Celsius) zuständig ist. Dieser Rezeptor sendet nun zwei Signale: Aua, Schmerzen, tut weh! Und aua, Schmerzen, weil ist zu heiß! Bitte Körper runterkühlen – sofort! Aus diesem Grund beginnt der Körper die vermeintliche Wärme übers Schwitzen wieder abzugeben.

Während ich also ganz langsam in den Tag starte, überlege ich, wie ich meine Schmerzen am besten behandeln kann. Als Allererstes nehme ich mir Magnesiumpulver aus dem Badezimmerschrank, um zusätzlichen Krämpfen vorzubeugen.

Ich versorge meine Platzwunde, die unser Physiotherapeut gestern schon behelfsmäßig behandelt hat. Ich desinfiziere sie und klebe ein paar Steri-Strips drüber, die Wunde sollte schließlich an der frischen Luft bleiben. Vorsichtig wasche ich zumindest mal meinen Körper ab. Während ich das warme Wasser über meinen Körper prasseln lasse, nehme ich wahr, wie gut mir das tut. Währenddessen bewege ich mich behutsam. Denn bei jeder falschen Bewegung weiß ich, was mir mein Körper sagen möchte: Stopp! Nicht bewegen! Wir sind gerade dabei, das zu reparieren, was du gestern kaputtgemacht hast (oh, hallo Schuldgefühle und schlechtes Gewissen!). Wenn ich meinem Körper die Erholungsphase nicht gönne, wird es mir noch schlechter gehen. Eine neue Ladung Schmerz würde auf mich zurollen und die Wunde noch länger brauchen, um zu verheilen.

Der Schmerz, die Ankunft der Polizei und ein ungebetener Gast

Meine Platzwunde hat den natürlichen Aufbau der Haut an der Stelle zerstört. Ist ja auch logisch, sonst würde es nicht »Platzwunde« heißen, schließlich ist die Haut – und damit die darunterliegenden Blutgefäße – aufgerissen, und Blut ist hinausgeströmt. Aber was passiert nach der Eröffnungszeremonie?

Bei dem Aufprall sind an der Stelle einzelne Zellen zerrissen, zerquetscht oder sonst wie demoliert worden. Weil kaputte Zellen in einer gesunden Umgebung nichts zu suchen haben, müssen sie entfernt werden. Das ist wie ein altes heruntergekommenes Haus. Die Gutachterin prüft das Haus sehr gründlich und wägt ab, ob es sich lohnt, das Haus renovieren zu lassen. Aber es ist ziemlich eindeutig, dass dieses Haus abgerissen werden muss: Die Leitungen sind kaputt, die Fassade verwittert, die Böden haben Löcher. Und so lautet auch das Fazit unserer Gutachterin: Komplettabriss. Auf dem Grundstück soll ein modernes Haus mit mehreren Wohnungen gebaut werden, die den heutigen Standards entsprechen und energieeffizient sind – in der Theorie zumindest. So ist das auch mit den alten, zerstörten Hautzellen, die erst entfernt werden müssen, damit sich neue Zellen bilden können.

Und wie läuft das ab? Die Haut muss dem Gehirn mitteilen, dass die Zellen an der Stelle abgerissen werden müssen. Der Weg vom Haaransatz zum Gehirn ist zwar nicht weit, aber weil die Haut keine direkte Verbindung zur Chefetage hat, dauert es trotzdem seine Zeit. Die Haut muss ihre Nachricht über verschiedene Boten bei unserem Präsidenten platzieren.

Aber wisst ihr, was für eine geniale Funktion unser Körper für diesen Fall besitzt? Sobald eine Zelle geschädigt und ihre Zellmembran kaputtgegangen ist, gibt sie ihren Inhalt frei. Die Inhaltsstoffe

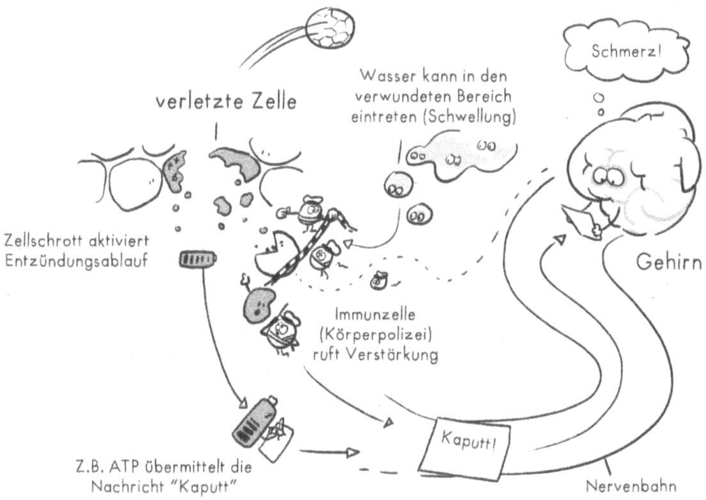

werden in die Umgebung entlassen. Und genau diese Inhaltsstoffe, die streng genommen gar nicht frei im Körper herumschwimmen dürften, funktionieren jetzt als Boten. Das bedeutet, dass dieser sogenannte Zellschrott den Entzündungsablauf aktiviert, der in drei Etappen erfolgt:

1. Der Zellschrott selbst, darunter zum Beispiel unsere Batterie ATP, aktiviert die Nerven. Er übergibt ihnen die Nachricht »Kaputt«, die sie direkt an das Gehirn weiterleiten.
2. Anderer Zellschrott aktiviert Immunzellen, die eigene Boten an die Nerven und weitere Immunzellen senden. Sie überliefern die Info, dass hier – also auf meinem Kopf – etwas nicht stimmt.
3. Aus der zerstörten Zelle werden Fettsäuren freigesetzt, die sich in Gewebshormone umwandeln. Diese Hormone werden an Ort und Stelle produziert und wirken auch dort. Es entsteht ein verstärktes Schmerzempfinden, und sie können Fieber auslösen. Genau diese Hormone sind der Angriffs-

punkt der gängigen Schmerzmittel Ibuprofen, Aspirin und Diclofenac. Indem sie die Umwandlung der Fettsäuren verhindern, mildern sie die Schmerzempfindung ab.

Während also bestimmter Zellschrott (ATP, unsere Energiewährung) einen direkten Draht zu unseren Nerven aufbaut – besser gesagt zu unseren Schmerzfasern –, bindet sich anderer wiederum an Immunzellen, unsere Körperpolizei, die im ganzen Körper patrouillieren. Diese Immunzellen schicken dann für das Schmerzsignal ihre eigenen Boten los, aber sie können auch andere Botenstoffe freisetzen, die wiederum andere Zellen des Immunsystems anlocken. Es ist ungefähr so wie der unwiderstehliche Duft aus der Küche, wenn an Weihnachten der Braten im Ofen vor sich hin gart und man eigentlich noch satt ist von der letzten Mahlzeit. Wie der Braten, der in euch Super-Esskräfte auslöst, entfalten auch diese Boten, die fremde Immunzellen anlocken sollen, Superkräfte: Sie transformieren die Wände der Blutgefäße so, dass sie sich nicht nur weitstellen, damit der Blutfluss wieder langsamer wird, sondern auch Andockstellen daran angebracht werden können. Die angelockten Immunzellen können sich mit diesen Andockstellen koppeln, um so aus der Blutbahn in das geschädigte Gebiet überzugehen – sie flutschen praktisch durch die Gefäßwand hindurch!

Nachdem die schnelle Eingreiftruppe des Immunsystems die Lage ausgecheckt hat, werden nun Fresszellen an den Ort des Schlamassels geschickt: Aber keine Sorge, das seid nicht ihr während der Weihnachtsfeiertage … Fresszellen sind die Pac-Mans unseres Immunsystems, die sich um den Zellschrott kümmern, indem sie ihn zerkleinern und abtransportieren.

Während also unsere Polizisten und Pac-Mans sich um den Tatort kümmern und alles aufräumen, sind die Blutgefäße weitgestellt – was auch ungebetenen Personen den Zutritt zum Gewebe gestattet: Die Gaffer mit ihren Smartphones sind wieder einmal gewissermaßen unser Wasser. Das wandert nämlich genauso ungebeten in den Ort des Geschehens und ist quasi der tollpatschige Onkel, der bei euren Familienzusammenkünften während der Feiertage immer im Weg steht. Er stellt unnötige Fragen, und bei seinen unkoordinierten, aber liebevollen Versuchen zu helfen, macht er eigentlich alles nur noch schlimmer. Ihr alle liebt ihn natürlich sehr, aber keiner versteht, warum er nicht einfach auf dem Sofa sitzen bleibt, während ihr den Festschmaus vorbereitet.

Das Wasser, das sich an der Stelle ansammelt, erklärt die Schwellung an meiner Platzwunde. Der Vorteil einer Platzwunde ist zumindest, dass das Wasser sich auch schnell wieder verflüchtigt, weil es über die Wunde an die Außenwelt abgegeben wird. Bei inneren Verletzungen ist das anders. Wenn ihr zum Beispiel einen Bänderriss oder einen gebrochenen Finger habt, gibt es keine Wunde, deshalb kann die dort angesammelte Flüssigkeit nicht schnell wieder abtransportiert oder abgegeben werden. Sie staut sich also und zerquetscht damit die übrigen, teilweise sogar noch intakten Zellen. Nicht sehr lustig! Damit ihr zukünftig wisst, was ihr nach einer Sportverletzung am besten tun könnt, auch um der Ansammlung von Flüssigkeit vorbeugen zu können, verrate ich euch ein offenes Arztgeheimnis – die sogenannte PECH-Regel. Nur leider könnt ihr sie nicht auf euren nervigen Verwandten anwenden!

Ihr seid bestimmt schon mal im Sportunterricht mit dem Fuß umgeknickt oder habt euch etwas angeschlagen. Beim nächsten Mal könnt ihr die PECH-Regel zur akuten Behandlung einsetzen. Dafür braucht ihr noch nicht einmal einen Arzt!

P wie Pause: Unterbrecht den Sport und entlastet die betroffene Stelle.

E wie Eis: Kühlen! Aber legt das Eis nicht direkt auf die Haut. Das Eis hilft bei der Schmerzlinderung und der Abschwellung.

C wie Kompression (okay, etwas geschummelt, aber hey, was wirkt, das wirkt): Ihr könnt zum Beispiel mit einer elastischen Bandage die Stelle umwickeln. Achtet darauf, immer in Richtung des Herzens zu wickeln.

H wie Hochlagern: Wenn ihr die Stelle hochlagert, könnt ihr dafür sorgen, dass die Flüssigkeit besser abläuft.

Was wirklich passiert, wenn das Blut gerinnt

So weit haben wir also geklärt, was im Körper passiert, wenn eine Wunde entsteht: Die Haut ist aufgeplatzt, und die direkt darunterliegenden Blutgefäße gehen kaputt. Klingt nicht nur brutal, ist es auch, sowohl für die betroffene Stelle als auch für mich, wenn ich an meinen dröhnenden Schädel denke. Wie können wir aber jetzt dafür sorgen, dass wir nicht unser ganzes Blut über diese Öffnung verlieren?

Normalerweise solltet ihr bei einer richtigen Platzwunde sowieso eine Notaufnahme aufsuchen, denn meistens ist die Wunde so groß, dass ihr sie selbst gar nicht versorgen könnt. Und abgesehen von der Gefahr, dass sich Bakterien und Co. Zutritt verschaffen, ist der Spalt in der Haut einfach zu groß, um von allein wieder zusammenzuwachsen – zumindest in keiner optisch schönen Form. Manch einer ahnt es schon: Nadel und Faden müssen her. Bei mir war es aber zum Glück so, dass sie einerseits keine drei Zentimeter groß war und unser Physio sofort zu Hilfe eilte und mit einer etwas unorthodoxen Behandlung akut eingesprungen ist: Etwas Küchenrolle, Kinesio-Tape und ordentlich Druck auf meinen Schädel. Und siehe da, schon hörte es auf zu bluten.

Doch was ist da passiert? Warum hat sich das Blut entschieden, nicht mehr hinauszuströmen, sondern da zu bleiben, wo es hingehört – nämlich in meinem Körper? Das Geheimnis liegt in der Soße. Besser kann man das Blut jedenfalls, das in eurem Körper zirkuliert, nicht beschreiben: Blut besteht nämlich nicht nur aus roten Blutkörperchen und Wasser! Habt ihr das gewusst? In der Soße schwimmen nämlich auch noch viele andere Bestandteile herum: unter anderem die **Thrombozyten**. Das sind Blutplättchen, die neben den roten Blutkörperchen, zu denen wir gleich noch kommen werden, und den weißen Blutkörperchen – unsere Immunzellen und körpereigene Polizei – zu den zellulären Bestandteilen unseres Blutes gehören. Die Aufgabe der Thrombozyten lautet: Haltet die Rasselbande zusammen, während ihr durch den Blutkreislauf rauscht, lasst niemals auch nur einen entkommen. Wenn also unerlaubterweise Blut aus einem unserer Gefäße dringt, sind die Thrombozyten zur Stelle und halten es auf, so gut sie können. Und wie sieht das genau aus? Lasst uns Torsten, den Thrombozyten, auf seiner gestrigen Tour durch meinen Körper begleiten.

Für Torsten ist heute ein besonderer Tag. Er ist zehn Tage alt geworden, ein stolzes Alter für jemanden seiner Art. Andere werden gerade mal halb so alt. Aber ihm ist auch bewusst, dass er den größten Teil seines Lebens schon hinter sich hat. In spätestens zwei Tagen wird er sich wohl ein letztes Mal auf den Weg machen, bevor er von der Milz aussortiert wird. Die Milz ist da streng, sie liegt herrisch links oben hinter dem Magen und ist die oberste Prüfstelle für Blutbestandteile und strenger als der TÜV.

Deshalb schwimmt Torsten etwas wehmütig durch die Gefilde, schließlich hat er bisher noch nicht viel erlebt. Er durfte nicht einmal einen Einsatz leiten. Auch wenn er weiß, dass er dann auch kein Teil dieser wunderbaren Welt mehr wäre, in der er sich gerade treiben lassen darf. Wie immer hat alles seine zwei Seiten.

Doch, hey, was ist da los? Plötzlich kommt Schwung in die treibende Masse, das Blut beginnt immer schneller und schneller zu fließen. Ist Torsten gerade schon wieder durch Herz und die Lunge gerauscht? Plötzlich bemerkt er, wie mehrere rote Blutkörperchen voller Aufregung an ihm vorbeischwimmen.

Und da erinnert er sich: Heute gab es beim morgendlichen Meeting eine lautstarke Ansage des Großhirns: »Erstes Training und Testspiel der Saison! Achtung! Angeschlagen! Noch nicht fit! Zu ehrgeizig!« Ein Raunen ging durch die Menge.

Anscheinend ist immer viel los, wenn der Körper auf dem Spielfeld steht – er selbst hat es ja noch nicht erleben dürfen … Torstens Aufregung steigt, denn der ersehnte Einsatz ist in greifbarer Nähe!

Während er also die ersten vierzig Minuten des Spiels so durch meinen Körper saust und die roten Blutkörperchen ihn wie bekloppt überholen und mit einem Affenzahn durch die Gefäße rauschen, um den Sauerstoff bei den Muskeln abzuliefern, passiert bei Torsten rein gar nichts. Gerade als er versucht, seine Enttäuschung wegzudrücken, durchfährt ihn aber ein Ruck – bääähm! Der ganze Blutfluss schwappt plötzlich hart an die Decke und dann wieder auf den Boden, und Torsten überkommt eine leichte Übelkeit.

Zeitgleich hört er schon die Ansage von oben: »Höchste Alarmstufe! Kopf getroffen! Ich wiederhole: Kopf getroffen!« Torsten befindet sich noch im Hals, ist aber auf dem Weg Richtung Kopf und kann sein Glück kaum fassen: Das ist sein Moment! Vollgepumpt mit Adrenalin, lässt er sich um die Kurve treiben, aber sein Ziel ist nicht zu sehen. Keine Markierung zeigt ihm seinen Weg, und vor lauter Gabelungen weiß er nicht, wo abbiegen – alles ist dunkel. Das kann doch nicht wahr sein! Irgendwo muss doch dieses Loch sein, von dem das Gehirn gesprochen hat. Das Gehirn irrt eigentlich nie, selbst Torsten weiß das. Es muss also an ihm liegen, er muss an ihm vorbeigeschwommen sein. Vielleicht hat er seine Chance auch verpasst, und seine Geschwister haben sich schon darum gekümmert?

Doch dann Erleichterung, er spürt, wie der Blutspiegel absinkt. Das Gefäß wird enger. Okay, jetzt kann es nicht mehr lang dauern. Noch eine Kurve … und … wow! Da ist es! Das Loch ist so groß wie ein Zwei-Cent-Stück. So etwas hat Torsten noch nie gesehen!

Rote Blutkörperchen, Wasser und Proteine haben sich davor versammelt und stehen kurz vor einer Massenpanik – sie alle wollen raus. Daneben stehen die weißen Blutkörperchen, die in ihre Funkgeräte schreien und ganz offensichtlich überfordert sind mit der Situation.

Doch irgendetwas kommt Torsten komisch vor, als er sich ein genaues Bild machen will. Dass sein Typ hier gefragt ist, steht außer Frage. Aber da steht jemand, den er erst gar nicht erkennt. Wer oder was ist das? Ist das etwa **von Willebrand**?

Über von Willebrand hat Torsten nur in seiner Schulung gehört. Wie Torsten und seine Geschwister schwimmt auch er durch das Blut. Mit seinen aus Zucker und Proteinen gebauten Armen soll er ein hervorragender Kletterer sein. Darüber hinaus hat er besonders gute Augen, mithilfe deren er Defekte in den Blutgefäßen schon aus einer Entfernung von vielen Zentimetern erkennen kann. Mit seinen starken Armen kann er sich an der zerstörten Wand festhalten. Aufgrund seiner enormen Erfahrung erhielt Torsten stets die Anweisung, in solchen Fällen ihn als Allererstes aufzusuchen – er wisse, was zu tun sei. Kaum will Torsten auf ihn zugehen, wird auch schon nach ihm geschnappt – es ist von Willebrand, der seinen Arm nach ihm ausgestreckt hat. Alles, was jetzt passiert, passiert sehr schnell. Auf von Willebrands Anweisung wirft Torsten den Inhalt seines Rucksacks in den Blutfluss und streckt seine Arme aus. Woraufhin ein Protein nach Torstens Arm greift – und mit der anderen Hand einen von Torstens Geschwistern einsammelt. Sie schieben sich nun gemeinsam vor das Loch. Es kommen noch weitere Proteine dazu, die sich alle irgendein Glied von anderen Thrombozyten greifen. So können sie ein Netz aus ihren eigenen Körpern spannen und das Loch so schließen, dass keine weiteren Blutkörperchen oder Flüssigkeit nach außen dringen können. Torsten hat es geschafft, er hat seinen Job erledigt. Gemeinsam mit einigen seiner Geschwister und den Proteinen hat er die Blutung gestoppt – fürs Erste.

Das war die Geschichte der sogenannten primären Hämostase, der ersten Hälfte der Blutstillung. Während Torsten also mit Händen, Armen, Füßen und Beinen an Proteine geheftet ist, kann er nicht mehr viel bewegen. Ein sogenanntes weißes Blutgerinnsel ist entstanden. Das wiederum leitet die sekundäre Hämostase, die zweite Phase der Blutstillung, ein mit dem Ziel, dass das Blut gerinnt.

Das Problem ist: Der Ansturm auf das Loch lässt nicht nach, was eine extreme Belastung für Torstens Netz darstellt. Und weil die Proteine, die Torsten und seine Geschwister verbinden, zum schwächeren Glied dieses Zusammenschlusses gehören, müssen sie unbedingt gestärkt werden, damit das Netz engmaschiger wird. Hier kommen Gerinnungsfaktoren ins Spiel, die ebenfalls im Blut mitschwimmen. Sie sind jetzt im Einsatz und setzen alle Hebel in Bewegung, um den Proteinen zu helfen – und dann: Geschafft, das Blut kann nicht mehr entweichen. Mission erfüllt.

Als Nächstes werden Gefäßwand und Haut wieder verschlossen. Das kurze Leben des Torsten hat einen fulminanten Abschluss gefunden. Mit etwas Glück wird sein Körper nicht nur wieder in seine Einzelteile zerlegt, sondern er wird sogar als Schorf auf der Wunde noch etwas von der großen weiten Welt sehen. An der Stelle also eine Bitte: Torsten hat so hart für euch gearbeitet, kratzt ihn nicht gleich von eurer Haut runter!

Bei einer kleinen Wunde – so wie bei mir Gott sei Dank – regeneriert die Haut, indem sie neue Hautzellen produziert. Wenn es sich um eine größere Wunde handelt, ist eine vollständige Reparatur nicht mehr möglich, und der Körper muss stattdessen einfaches Bindegewebe einsetzten. Das Resultat: eine Narbe.

Blaue Flecken

Die Platzwunde ist also versorgt, doch was tun mit den blauen Flecken? Am Ende des Tages ist ein blauer Fleck nichts anderes als ein Bluterguss im Körper, und zwar in direkter Nachbarschaft zu unserer Hautoberfläche. Sonst könnten wir den Fleck schließlich auch nicht sehen.

Auf dem Spielfeld werde ich angerempelt, festgehalten, oder der Ball trifft meinen Körper. Die Rempler sind stark genug, um die Blutgefäße, die direkt unter der Haut liegen, zu zerstören, aber nicht stark genug, um unsere Haut zu zerreißen (wie bei der Platzwunde). Das hat direkte Folgen für das Blut, das eingesperrt bleibt und nicht wie bei einer offenen Wunde herausfließen kann. Die Folge: Es sammelt sich unter der Haut an.

Aber was bedeutet das? Entstehen Blutergüsse nur unterhalb der Haut? Blutergüsse könnt ihr auch im Körperinneren haben, dann handelt es sich um innere Blutungen – und falls ihr genügend *Grey's Anatomy* geschaut habt, wisst ihr, was das bedeutet: potenziell lebensgefährlich. Von einem Bluterguss am Oberarm oder am Schienbein könnt ihr eher nicht sterben, an inneren Blutungen leider schon. Was unterscheidet also einen Bluterguss von einer inneren Blutung? Um das zu verstehen, müssen wir uns mal den Blutkreislauf genauer ansehen.

Das Herz pumpt ja mit seinem Herzmuskel das Blut mit Druck durch den Körper. Und jetzt könnt ihr mal raten, wie viel Blut in der Minute durch den gesamten Kreislauf gedrückt wird:

a) rund sechs Liter
b) ein halber Liter
c) vier Liter

Alle, die die Auflösung hier lesen möchten, muss ich jedoch enttäuschen. Ihr könnt gern noch etwas darauf herumkauen. Währenddessen gebe ich euch einen weiteren Fakt an die Hand: Wisst ihr, über wie viel Liter Blut ein Erwachsener verfügt, der etwa siebzig Kilo wiegt …? Fünf Liter!

Von der Aorta habt ihr bestimmt auch schon einmal gehört (ich zähle auf euch, liebe *Grey's-Anatomy*-und-*Doctor-House*-Fans) – das ist die Hauptschlagader, die direkt ans Herz angeschlossen ist. Die ist ziemlich muskulös, gerade ihre Wand, im Prinzip ist sie euer innerer Arnold Schwarzenegger. Das ist auch kein Wunder, denn sie muss einiges aushalten. Die Aorta gehört zu unserem arteriellen System, sie ist also eine Arterie. Und mit Arterien sind alle Blutgefäße gemeint, die vom Herzen wegführen. Wenn das Blut in die Aorta und ihre nachgeschalteten Arterien gelangt, kommt es gerade aus der Lunge und der linken Herzkammer und ist somit sehr sauerstoffreich, weshalb es eine hellrote Farbe hat. Und von den Arterien gelangt das Blut in die Kapillaren, das sind minikleine Gefäße, die jeweils in den Geweben liegen. An dieser Stelle gibt das Blut den Sauerstoff ab, den es die weiten Wege transportiert hat. Aber das Blut wandert natürlich weiter, nur ohne Sauerstoff-Ladung – und auf einem anderen Weg: Diesmal geht es über die Venen zurück Richtung Herz und Lunge, wo sie sich ihre neue Ladung Sauerstoff abholen, um diese dann wieder durch den Körper transportieren zu können. Die Venen also sind Blutgefäße, die sauerstoffarmes Blut durchschleusen. Auch die Geschwindigkeit unterscheidet sich, je nach Blutgefäß: Das Blut schießt schnell und pulsförmig durch die Arterien, während es in den Kapillaren und Venen langsamer und kontinuierlich fließt.

Willkommen im Kreislauf eures Lebens: Das wiederholt sich täglich über tausendmal – und wisst ihr was? Keiner der Beteiligten langweilt sich dabei auch nur eine Minute, auch wenn es vielleicht nach 9-to-5-Job klingt. Jeder trägt Verantwortung und weiß, dass es Auswirkungen auf alles haben kann, wenn nur etwas Kleines schiefläuft.

Bei inneren Blutungen sind tendenziell die großen Arterien und großen Venen betroffen, die große Mengen an Blut durchschleusen, und das in den Arterien auch noch mit ordentlich Geschwindigkeit. Ist die Hauptschlagader betroffen, kann das in knapp einer Minute zum Verlust des gesamten Blutvolumens führen – weil pro Minute ungefähr die Menge an Blut gepumpt wird, über die wir überhaupt verfügen. Wer jetzt übrigens immer noch nicht die Antwort auf die Quizfrage hat, sollte noch mal genau lesen.

Wenn die Aorta reißt, dann kann das also lebensgefährliche Folgen haben. Wenn eine Vene reißt, dann ist die Blutung nicht schwallartig, vielmehr kommt es zu langsam sickernden Blutungen – und die sind leider genauso gefährlich. Aaaber, ich will euch natürlich keine Angst machen, im Gegenteil: Unser Körper wäre nicht unser Körper, wenn er sich nicht gegen diesen Katastrophenfall gewappnet hätte: Die großen Arterien sind von sehr stabilen Wänden umgeben, und die großen Venen haben extrem elastische Wände. Es muss also wirklich sehr viel passieren und einige Arnold Schwarzeneggers müssten hier ihre Muskeln spielen lassen, bis diese wichtigen Arterien und Venen überhaupt kaputtgehen können. Im Gegensatz zu den Blutgefäßen, die wir an Armen und Beinen haben. Ihre Wände sind nicht von dieser stabilen Beschaffenheit, weshalb sie auch viel schneller zerreißen können.

Und was passiert, wenn ein solches Blutgefäß kaputtgeht? Das Blut fließt heraus und hinein in die Umgebung – so lange, bis das Loch in der Gefäßwand von den Thrombozyten Torsten und Co., der Blutgerinnung, gestoppt wird. Dieser Vorgang sorgt für den berühmten blauen Fleck auf eurer Haut.

Aber Moment mal! Sind wir also doch blaublütig? Bevor ich von meinem Pferd steige, meinen Hut ziehe und mit einem ritterlichen Knicks wieder um eure Aufmerksamkeit bitte, müssen wir das doch noch einmal mit der Realität abgleichen: Warum sind unsere blauen Flecken blau, wenn doch das Blut rot ist? Ich muss euch enttäuschen, wir sind alle gleich. Wir alle werden von hell- bis dunkelrotem Blut durchblutet. Selbst King Charles.

Woran liegt es also, dass der Fleck blau ist und nicht rot? Um das zu klären, unternehmen wir einen kleinen Ausflug in die Welt der Biochemie. Wie wir inzwischen wissen, ist der Blutkreislauf unser Straßenverkehrssystem, das alle unsere einzelnen Fabriken (Organe) miteinander verbindet. Was nicht alles darauf transportiert wird: Nahrung, Abfall, Botschaften der Hormone, Gase sowie unsere Immunabwehr wie auch unsere Thrombozyten. Vielen sind wir im Laufe dieses Buches bereits begegnet.

Konzentrieren wir uns nun mal auf die Gase, die ebenfalls im

Blutkreislauf unterwegs sind: Dabei handelt es sich um Sauerstoff (O_2) und Kohlenstoffdioxid (CO_2) – hier geht es um die effiziente Energiegewinnung für die einzelnen Fabriken. Und zuständig für den Sauerstoff sind unsere roten Blutkörperchen, die in der Fachsprache übrigens **Erythrozyten** genannt werden. Auch wenn der Name vielleicht adelig anmutet, gerade sie sorgen dafür, dass ihr zum ganz normalen Volk gehört. Deshalb ist das Blut rot – genauso wie Gras grün ist. Es liegt am roten Blutfarbstoff – so wie Chlorophyll Gras grün macht.

Und wie wir inzwischen ja auch wissen, sind die roten Blutkörperchen sehr fleißig und transportieren den Sauerstoff auch wirklich in jede Ecke unseres Körpers – auch an die Stelle, wo ich vom Gegner am Oberarm getroffen wurde. Dort ist die Szenerie aber nun folgende: Das Blut fließt ja gerade aus dem Gefäß heraus – und zwar unter die Haut. Das ist so, als wäre Sand im Getriebe, es hat an der Stelle einfach nichts zu suchen, zumindest nicht in dem Ausmaß. Weder ist es erwünscht, noch erfüllt es eine Funktion. Und das bedeutet für unseren Blutkreislauf: Klappe zu, Affe tot. Da die Schleusen geschlossen werden, kommt das Blut nicht mehr weiter und sammelt sich dort an – und tadaa: mein blauer Fleck. Alles, was dem Blut übrig bleibt, ist, darauf zu warten, dass es vom Körper abgebaut wird.

Aber wie kommt es, dass der Fleck jetzt blau wird? Das Blut ist ja nach wie vor rot, oder? Die Erythrozyten, unsere roten Blutkörperchen, bestehen aus dem Hämoglobin, dem Bestandteil, der den Sauerstofftransport überhaupt ermöglicht. Und das Hämoglobin besteht wiederum aus Hämgruppen. Eine Hämgruppe ist die Sauerstoffaufnahmestelle und wichtigste Funktionseinheit der Erythrozyten. Das Ding ist: Hämgruppen bestehen aus einem Häm. Wenn der blaue Fleck also mit der Zeit seine Farbe annimmt, liegt das am Häm: Das Blut muss ja an jener Stelle abgebaut werden, und diese Aufgabe übernimmt üblicherweise die

Leber. Und weil das Blut in die Falle getappt ist und nur an Ort und Stelle abgebaut werden kann – und auch muss, weil es den normalen Ablauf der Zellen dort nur behindert –, kommt das Immunsystem zum Einsatz. Die Körperpolizei ist also wieder auf Patrouille und bearbeitet das Häm. Da dieser Prozess aber über zwei komplizierte Schritte abläuft und wirklich langweilig ist, erspare ich euch diesen Teil. Wirklich wichtig ist nur der zeitliche Verlauf – sowohl für euch im Alltag als auch in der Rechtsmedizin. Nach ein paar Stunden, manchmal auch erst nach einem Tag treten die Flecken zum ersten Mal in Erscheinung, wobei sie zuerst eine grau-bläuliche bis blauviolette Färbung annehmen. Dann ist der Fleck noch frisch. Nach vier bis sieben Tagen, wenn der erste Schritt des Abbaus abgeschlossen ist, entsteht eine grünliche Verfärbung. Nach gut acht Tagen verändert es sich in ein Orangegelb, das nach einigen weiteren Tagen vollständig zur Leber abtransportiert wird. Dann erst ist der blaue Fleck verschwunden.

So krass ist euer Körper

Und was hat das Ganze mit der Rechtsmedizin zu tun? Eingefleischte *Tatort*-Fans ahnen es bereits: Anhand der farblichen Veränderungen können die Rechtsmediziner*innen einschätzen, wann eine Verletzung eingetreten sein muss. Bei der Rekonstruktion von Tathergängen helfen auch die Formen und Verläufe der blauen Flecke. Ein weiterer interessanter Aspekt in der Rechtsmedizin sind die Totenflecken. Diese entstehen bei Verstorbenen durch das schwerkraftbedingte Absinken des nicht mehr zirkulierenden Blutes und können je nach Farbe Rückschlüsse auf den Tod zulassen. Sie werden von »normalen« blauen Flecken unterschieden, indem der Rechtsmediziner auf sie drückt. Während »frische« Totenflecken sich nämlich wegdrücken lassen, bleiben Blutergüsse bestehen.

Zum Glück braucht es für meinen Fall keine Expertise der Rechtsmedizin. An diesem Tag aber geht trotzdem nicht mehr viel. Ich gönn mir einen Netflix-Marathon und bestelle mir etwas zu essen, während ich die Arbeit diesmal meinem Körper überlasse – Torsten und Co. machen das schon!*

---

* Die Auflösung auf meine Quizfrage lautet: a)

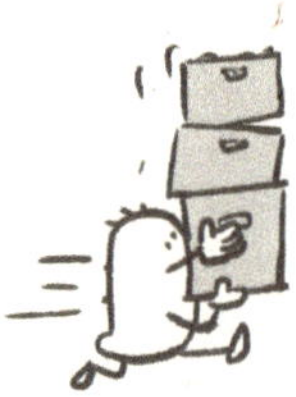

9.

Kommunikationsstörungen und ein flauschiger Vierbeiner –

Was wirklich passiert, wenn ihr einen über den Durst trinkt

Neun Uhr freitagmorgens, Biochemie, vor mir stehen: ein Glas Nuss-Nougat-Creme, Salzstangen und eine Banane. Dr. Maus eröffnet die Vorlesung mit den Worten: »Heute sprechen wir über Störungen im Fettstoffwechsel … und wie Alkohol im Körper abgebaut wird.« Ausgerechnet. Was will das Universum mir damit sagen? In meinem Kopf dröhnt es, aber nicht mehr wegen der Platzwunde auf meinem Kopf, die ist mittlerweile gut verheilt, nein, dafür gibt es einen anderen Grund. Ich spule nur ein paar Stunden zurück.

Nachdem ich erfahren habe, dass ich mein zweites Anatomie-Testat bestanden habe, stehe ich in der WG von ein paar Kommilitonen, um darauf anzustoßen. Zwei Stunden später halte ich im Irish Pub die fünfte Weinschorle in der Hand – Angaben ohne Gewähr – und entdecke hinter der Bar die Whiskey-Marke eines irischen Mixed-Martial-Art-Kämpfers. Es folgen noch zwei Tequila-Bier und eine sagenhafte Karaoke-Performance von »Wonderwall«, zu der ich mich in nüchternem Zustand niemals hätte hinreißen lassen. Wie es sich angehört haben muss, könnt ihr euch sicher vorstellen … Ich muss schließlich kurz vor fünf Uhr im Bett gelandet sein, meiner etwas unangenehmen Snapchat-Story nach zu urteilen. Und jetzt sitze ich ausgerechnet in einer Vorlesung über die Wirkung von Alkohol und ringe mit meinem Kater, der leider nicht bloß auf meinem Schoß schnurren möchte … Während ich in Selbstmitleid versinke, denke ich an Tom, der noch nie einen Schluck Alkohol angerührt hat. Der Glückliche. Warum bloß kann ich nie Nein sagen und muss auf jeder Hochzeit tanzen? Hat sich der Rausch »gelohnt«? Dabei muss ich zugeben – die Nacht war durchaus intensiv, ich hatte wirklich viel Spaß. Zumindest, soweit ich mich erinnern kann. Keine Minute habe ich an den Tag danach gedacht, obwohl ich es hätte besser wissen müssen.

Während ich mir weitere Selbstvorwürfe mache, meine Schmerzen aushalte und mit zusammengebissenen Zähnen dem Dozenten folge, lerne ich, wie der Alkohol durch den Körper wandert – und kann alles live miterleben. Hey, das ist doch mal ein Erlebnis-Lernen – eigentlich ja nicht schlecht für mein Gedächtnis, versuche ich mich selbst aufzumuntern. Auf dem Lehrplan steht das so sicher nicht, denke ich schmunzelnd.

Was ist eigentlich Alkohol

In dieser Nacht habe ich eine meiner wichtigsten Regeln aus den Augen verloren: das eigene Limit kennen. Jede*r, der*die mit Alkohol in Berührung kommt, muss sich klarmachen, dass Alkohol zwar gewisse »Vorteile« hat – damit meine ich eine gewisse Gelassenheit und positive Enthemmung –, aber de facto ganz einfach ein Nervengift ist. Das heißt nicht, dass schon der erste Tropfen verheerende Waldbrände in eurem Körper auslöst (dazu später mehr). Alkohol gehört zu den meistkonsumierten Drogen und birgt statistisch das höchste Potenzial, sich selbst und andere Menschen zu schädigen – mehr noch als Heroin, Crack oder Kokain! Wusstet ihr, dass Deutschland zu den wenigen europäischen Ländern gehört, in denen man bereits mit sechzehn legal Alkohol kaufen kann? Also natürlich nicht so hartes Zeugs wie Wodka oder Gin, doch Bier und Wein haben es auch schon in sich.

Woraus besteht Alkohol eigentlich? In unseren Breitengraden aus der Substanz Ethanol. Ethanol wird oft aus pflanzlichen Rohstoffen wie Mais, Weizen oder Zuckerrohr durch Fermentation und Destillation gewonnen.

Alkohol hat wahnsinnig viele Kalorien und liefert sogar mehr Energie als ein Proteinriegel, deshalb lautet die sinnvolle Empfehlung bei einer Diät, zuallererst auf den Alkohol zu verzichten. Der Körper kann tatsächlich fast doppelt so viel Energie aus Alkohol ziehen wie aus zum Beispiel Kohlenhydraten – krass, oder? Aber Energie ist natürlich nicht alles, wie wir im Kapitel »Erdnuss auf der Dunkelrutsche« erfahren haben. Es sind auch die Stoffe drum herum nötig, die Nährstoffe, und von denen hat der Alkohol definitiv viel zu wenig, was für unseren Körper heißt: Daraus kann er nicht so richtig eine Körperstadt aufbauen.

Wenn ihr am Abend in die Nacht startet und beim Vorglühen einen Drink nehmt, ladet ihr eure interne Powerbank auf 100 Prozent. In der Schlange vor dem Club merkt ihr, wie langsam ein paar Prozent flöten gehen, doch die Aussicht auf eine verheißungsvolle Nacht hält euch am Laufen. Ihr betretet den Club, stürzt euch ins Vergnügen, und nachdem ihr euch ein paar Gin Tonics gegönnt habt, purzeln die Prozentzahlen nur so. Nachdem ihr auf dem Heimweg noch im Fast-Food-Restaurant gelandet seid und in euren Burger beißt, ist eure Powerbank komplett aufgebraucht.

Wer viel Alkohol trinkt, lädt die Batterien seines Körpers ordentlich auf. Die Batterien kennt ihr schon, hier schauen wir sie uns genauer an. Die Batterien sind Moleküle, die **Adenosintriphosphat (ATP)** genannt werden. Mit ihren hundert Prozent, symbolisiert durch drei (»tri«) Balken, machen die sich nun auf den Weg, diese Energie weiterzugeben, an Mitarbeitende in den Körperzellen, die alle möglichen Dinge produzieren (ganz, wie die DNA es ihnen aufträgt). Bei der Umwandlung in **Adenosindiphosphat (ADP)** gibt die Batterie einen Balken ihrer Ladung ab, es sind nur noch zwei (»di«) übrig. Beim nächsten Schritt wird sie zu **Adenosinmonophosphat (AMP)** – und die Batterie hat zwar noch einen (»mono«) Balken übrig, aber sie gilt als leer. Mittels der Nahrungsbestandteile müssen wieder zwei neue Balken auf sie drauf geladen werden.

Woran liegt es aber, dass wir nicht ganz viele Batterien auf Vorrat produzieren? An unseren urururalten Körpern, die Neandertaler lassen schön grüßen … Der Körper ist so angelegt, dass er nur so viel Energie erzeugt, wie er auch verbraucht. Damit will er verhindern, dass überschüssige Energie entsteht, die er nicht weiterverwenden kann. Stellt euch vor, das ATP würde am Ende noch frei herumschwimmen und irgendwelche Schmerzrezeptoren antippen. Schmerz durch zu viel Energie, das wäre doch mal was – passiert aber natürlich in Wirklichkeit nicht. Dafür gibt es im Körper verschiedene Feedbackschleifen, die aufschreien und laute Signale ans Gehirn senden, wenn zu viel Energie umgewandelt wurde. Die umgewandelte Energie meldet sich mit einer klaren Ansage schließlich selbst: »Bitte aufhören!« Was folgt, habt ihr bereits im Kapitel über die Ernährung gelernt! Da Alkohol vor allem viele Kohlenhydrate, also Zucker, besitzt, beginnt der Körper damit, statt den Zucker in Energie umzuwandeln, diesen in schlafenden Zucker (Glykogen) oder schließlich zu Fett umzubauen. Dreh- und Angelpunkt von Alkohol in unserem Körper ist die

Leber. Lasst uns mal genau nachverfolgen, wie der Alkohol in die Leber kommt! Ganz nach Erdnuss-Manier.

Was wirklich passiert, wenn Alkohol in euren Körper gelangt

Der Alkohol, sprich Ethanol, betritt über Mund, Rachen, Speiseröhre und Magen euren Körper. Es ist der Auftritt eines Rowdys, der sich schon die Hände reibt, wenn er so schön im Mund prickelt. Er freut sich auf eine lange Nacht und stellt sich schon auf ein paar Raufereien ein …

Nachdem er durch euren Körper gerauscht ist, gelangt er in den Dünndarm, unser Nahrungsankunftsterminal, wo er drei Phasen erlebt. Erst schlängelt er sich durch den Dünndarm und bemüht sich, über die Wand in das Blut überzugehen. Anschließend verteilt er sich im Körper – auf der Suche nach neuen Abenteuern. Am Ende seiner Reise geht es in die Leber. In dieser letzten Phase muss er sich auf etwas gefasst machen: Die Leber hat wirklich gar keine Lust mehr auf euren Alkoholkonsum und wird ihm ordentlich zusetzen. Doch Achtung: Der Alkohol ist nicht einfach nur ein geselliger Zeitgenosse, er hat auch seinen haarigen Vierbeiner mitgebracht … Für das Ethanol endet die Nacht also in der Leber, schneller, als ihm lieb ist – aber schließlich hatte es schon seinen Spaß in unseren Innereien. Die Leber zerlegt das Ethanol in seine Einzelteile – insgesamt wird 95 Prozent des Ethanols hier abgebaut.

Aber für die Leber ist das ein Klacks, es gehört vielmehr zu ihrem täglichen Routinejob, alles zu zerlegen, was ihr in die Quere kommt: Nahrungsmittel, Medikamente, da wird der Star des Abends eher zur Nebenfigur. Die Leber ist unser ganz persönlicher

Marktplatz, auf dem munter Lebensmittel, Stoffe und vieles mehr getauscht werden – allerdings ist das Währungsmittel nicht Geld, sondern Energie.

Der gesellige Alkohol wird zu einer bunten Obst- und Gemüsekiste (ich weiß ja schließlich auch nicht, was ihr so alles trinkt). Der Alkohol wird also geliefert und vom Warenhändler namens Leber entgegengenommen. Um möglichst viel Energie rauszuholen, stellt er Mitarbeitende ein, die ihm dabei helfen sollen, die Obst- und Gemüsekisten durchzusehen, was an wen direkt verkauft oder was weiterverarbeitet werden kann. Diese Hilfskräfte sind Enzyme, die sich an diesem Prozess beteiligen. Enzyme sind Katalysatoren, die ein bisschen wie Spiritus funktionieren, das den Grill schneller und effizienter anheizt. Wenn sie mitarbeiten, braucht man für einen Prozess zum Beispiel bloß einen Balken einer Batterie statt normalerweise zwei Balken, um eine Reaktion auszulösen. Echte Energiesparmaßnahmen also. Enzyme beschleunigen somit den Stoffwechsel und haben auch eine zentrale Rolle im Alkoholabbau inne.

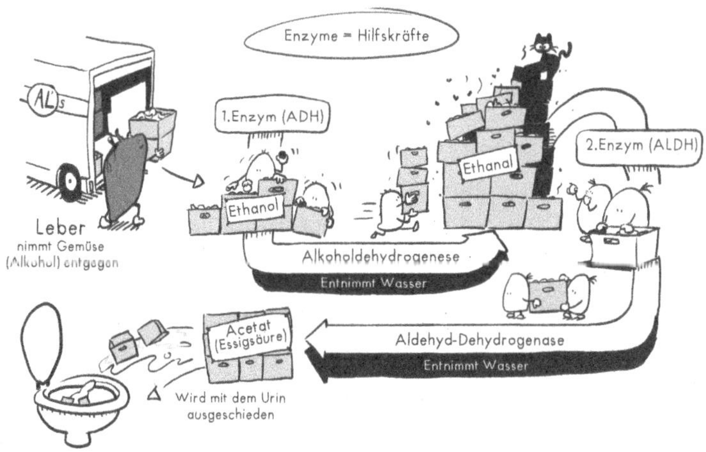

Das erste Enzym, mit dem wir es hier zu tun haben, heißt **Alkoholdehydrogenase (ADH)** und klingt vielleicht etwas sperrig, aber ich verspreche euch, dass ihr es mit einem kleinen Trick sogar bald in euren Wortschatz aufnehmen könnt: »Hydro« bedeutet auf Altgriechisch *Wasser*, »de« *wegnehmen*. Die Endung »-ase« bezieht sich auf seine Jobbezeichnung: *Enzym*. Also: Dem Stoff *Alkohol* wird etwas weggenommen – *de* –, und zwar Wasser – *hydrogen* –, durch ein Enzym – *ase*.

Nachdem sich das ADH eingeschaltet hat, bleibt vom Ethanol nicht mehr viel übrig, es wurde zu **Ethanal** verarbeitet. An der Stelle habe ich leider keine guten Nachrichten für euch: Dieser Prozess ist die Krux und hauptsächlich dafür verantwortlich, dass ihr einen Kater bekommt. Denn Ethanal ist zehn- bis dreißigmal aggressiver als Ethanol. Doch dazu später mehr! Ihr habt euch einen Rowdy mit Haustier ins System geholt, das sich zu einem echten Hulk entwickeln kann …

Aber zum Glück hat die Leber noch weitere Hilfskräfte engagiert, und die sind dem Hulk auf jeden Fall gewachsen. Dem Ethanal wird durch das Enzym **Aldehyd-Dehydrogenase (ALDH)** wieder Wasser entzogen, wodurch **Acetat (Essigsäure)** entsteht. Ja, denkt ruhig an Essigsäure, mit der ihr das Klo putzt. Das Hausputzmittel wird tatsächlich auch aus Ethanol gewonnen. Es ist also die gleiche Substanz, allerdings in verdünnter Form. Und so, wie ihr mit Essigsäure den Wochenputz in eurer Wohnung bestreitet, damit der Staub verschwindet, legt die Essigsäure als Alkoholüberbleibsel über den Urin einen eleganten polnischen Abgang hin.

Das ADH ist eine superschnelle Hilfskraft und stapelt die Gemüsekisten in Windeseile, erkennt schnell faule Teile und entsorgt sie, ohne lang zu fackeln. Das ALDH hingegen ist der superentspannte Typ. Immerhin muss es Hulk, den wildgewordenen Kater, bändigen, das erfordert schon eine gewisse Geduld, das weiß auch die

Leber. Jedenfalls läuft es nicht Gefahr, sich in den Burn-out zu arbeiten. Egal, wie viel es vom Ethanal in Essigsäure umsetzen muss, es hält sich genau an sein Pensum. Auch wenn sich die Kisten stapeln und stapeln, weil ADH so schnell vorankommt, bringt dies das Enzym ALDH nicht aus der Ruhe. Es verzichtet weder auf seine Pausen, noch legt es einen Zahn zu.

Die Regel für eine »safe Dosis« Alkohol

Für Männer gilt 20 Gramm pro Tag, das sind 0,6 Liter Bier oder 0,25 Liter Wein. Frauen verarbeiten in der Regel 10 Gramm pro Tag, also 0,3 Liter Bier oder 0,125 Liter Wein. Selbstverständlich kommt es zu individuellen Abweichungen! Über diese Mengen hinaus muss man von gesundheitsrelevanten Folgen des Alkoholkonsums ausgehen!

Wenn ihr euch an die empfohlene »safe Dosis« haltet, gebt ihr dem ALDH-Helfer in etwa den Workload auf, den er schafft. Alles darüber hinaus bleibt unbearbeitet. Mit der Folge, dass sich die Obstkisten anhäufen und nicht weiter bearbeitet werden. Beziehungsweise das Ethanal, unser Kater, wird größer, wilder und kann sich voll ausleben. Wir wollen keinen Hulk in unserem Körper, wir wollen unser Putzmittel! Echtes Putzmittel wollen wir aber natürlich auch nicht in unserem Körper, bevor hier irgendwer auf ganz komische Ideen kommt – das ist nämlich auch nicht besonders gesund und hilft ganz sicher nicht bei der Katerbekämpfung …

Nur wenn ihr über längere Zeit sehr regelmäßig Alkohol trinkt, entscheidet der Markthändler irgendwann, dem ALDH-Typen eine zweite Hilfskraft an die Seite zu stellen. Klingt toll, oder? Vielleicht habt ihr selbst schon einmal festgestellt, dass ihr nach einer alkoholreicheren Zeit auf einmal deutlich mehr Alkohol verträgt. Allerdings hat die neue Hilfskraft leider einen dicken, fetten Haken: Sie raucht bei der Arbeit – ein No-Go auf so sensiblem Gebiet. Und das hat auch ziemliche Folgen, weil die Gase (Sauerstoffradikal, ROS), die diese Hilfskraft produziert, mit allem Möglichen um sie herum reagieren. Dieser »Qualm« kann sogar eure DNA aufbrechen und am Ende Krebs auslösen. Also merkt euch: Auch wenn die Hilfskraft unseren ALDH-Typen unterstützt und damit Hulk besser bewältigt werden kann, ist sie trotz allem toxisch, weil sie die ganze Region verpestet.

Es mag sich zwar »cool« anfühlen, viel Alkohol vertragen und seine Freund*innen unter den Tisch trinken zu können. Wenn diese Fähigkeit aber durch viel trinken antrainiert und nicht, wie wir gleich sehen werden, angeboren wurde, zeigt sie eher, dass in eurem Körper eine weitere, die rauchende Hilfskraft nämlich angestellt wurde, und die wollt ihr lieber nicht in euch haben!

Warum Alkohol für die Leber tödlich sein kann

Bei chronischem Alkoholmissbrauch entscheidet also die Leber irgendwann, dass die Powerbank schon genug geladen ist und eine weitere Ladung die Batterien schädigen würde. Sie wandelt die Energie statt in ATP zu Fett um. Dieses Fett wird aber nicht abtransportiert, und da es aus der Leber nicht rausfindet, lagert es sich hier ab – es ist eine Fettleber entstanden. Das ist nicht gesund, denn aus dieser Fettleber wird eine Leberzirrhose – das heißt, dass die Leber sich vernarbt. Eine vernarbte Leber wiederum ist der Hauptrisikofaktor für die Entstehung von Leberkrebs – und daran kann man sogar sterben. Das passiert aber natürlich nicht sofort, wenn ihr mal am Wochenende einen über den Durst trinkt.

Aber woran liegt es nun, dass euer Kumpel euch so unter den Tisch trinken kann, ohne groß dafür geübt zu haben? Ein Teil der Trinkfestigkeit hängt ganz einfach mit der eigenen genetischen Disposition zusammen. Sie bestimmt die Schnelligkeit, mit der euer Körper den Alkohol abbauen kann. Euer Kumpel hat auch die gleiche ALDH-Hilfskraft, die genauso arbeitet wie eure, doch vielleicht hat sie ein paar zusätzliche Muckis und kann in derselben Zeit mehr Obst- und Gemüsekisten stapeln. Und das Klischee stimmt – Menschen aus dem asiatischen Raum vertragen tendenziell weniger Alkohol, weil ihr ADH (der erste Helfer) anders arbeitet. Und ein weiteres Klischee kann ich bestätigen: Frauen vertragen weniger Alkohol. Nicht unbedingt wegen ihrer Hilfskräfte, sondern weil Männer in der Regel mehr Muskelmasse und mehr Blut im System haben, weshalb sich dieselbe Menge an Alkohol besser und weiter verteilen kann. Wie immer ist aber jeder Mensch anders gebaut und mit unterschiedlich qualifizierten Mitarbeitenden gesegnet. Ausnahmen bestätigen stets die Regel!

Was Alkohol noch so alles in eurem Körper treibt

Was passiert aber, wenn der Dünndarm die Energie, die der Alkohol liefert, gewittert hat und ihm den Einlass in eure Blutbahn gewährt? Das Ethanol verteilt sich im Blut und gelangt unter anderem in die für euch so wichtige Büroetage! Er fängt an, euer Zwischenhirn zu sabotieren – die betroffene Stelle kennt ihr bereits. Der Alkohol hemmt die Ausschüttung eines wichtigen Hormons, das ebenfalls ADH heißt (so wie es eben viele Matthiasse gibt). Hier ist aber das »antidiuretische Hormon« gemeint, auch Vasopressin genannt, das für die Wasserregulation in eurem Körper zuständig ist und in der Hirnanhangsdrüse gebildet wird. Ihr erinnert euch vielleicht an sie: Sie ist die Leitstelle, die Achim mit der Nachricht »Stress« in Richtung Nebenniere losgeschickt hat.

Weil es seinen Job nicht machen kann, werden in der Niere keine Kanäle eingebaut, um das geliebte Wasser, das der Körper benötigt, zurückzuhalten. Das führt dazu, dass ihr einen erhöhten Harndrang verspürt. Diese Wirkung erkennt ihr daran, dass ihr häufiger aufs Klo müsst, wenn ihr Alkohol trinkt. Das Wasser rauscht geradezu durch euren Körper: Normalerweise werden in der Niere Wasserkanäle eingebaut, um es über eine Rutsche wieder zurück in den Körper zu holen, bevor zu viel von ihm über den Harnleiter in die Blase übergeht. Aber ohne Chef-Regulatorin ADH ist das unmöglich. Wenn sie ausgeknockt ist, wird das Wasser ziemlich schnell über die Blase entlassen. Was doof ist, nicht nur, weil der Mensch zu über fünfzig Prozent aus Wasser besteht und es für alle Körperfunktionen benötigt wird; im Wasser des Urins sind auch wichtige Elektrolyte enthalten, wie zum Beispiel Natrium, Chlorid und Kalium. Diese Mineralstoffe sind im Einsatz, um die Muskel- und Nervenfunktionen zu regulieren, und nebenbei sorgen sie auch noch dafür, dass der Blutdruck aufrechterhalten wird – nun werden sie aber von dem Wasser die Harnröhre mit hinuntergerissen.

Alkohol kann also dafür sorgen, dass euer Körper dehydriert (*de*: weg und *hydriert*: Wasser). Wenn ihr Kopfschmerzen, Schwindel, Müdigkeit und einen trockenen Mund verspürt, sind das genau die Symptome dafür. Euer Körper signalisiert eurem Gehirn: Durst, wir brauchen Wassernachschub! Und wenn dieses Signal dazu führt, noch ein Bier und noch ein Bier zu bestellen, verbessert das die allgemeine Wassersituation natürlich nicht unbedingt …

Als ich meine Snapchat-Story gepostet habe – was auch immer mich da geritten hat, ach ja, der Alkohol –, hatte ich einen richtig roten Schädel. Was soll ich sagen. Der Grund dafür ist die Gefäßweitstellung (periphere Vasodilatation) (vergleiche Toms rotes Gesicht im Kapitel »Bananen-Latex-Drama« oder meinen fetten Sonnenbrand im Freibad). Das warme Blut wird aus dem Körperkern in die Schale geholt. Blöderweise fehlt es dann an anderer Stelle, wo es eigentlich viel wichtigere Aufgaben zu erfüllen hätte. Subjektiv fühlt es sich so an, als wäre uns warm, dabei verliert der Körper aber relativ schnell viel Wärme. Objektiv ist es sogar so, dass wir unterkühlen. Und weil das Gehirn selbst sich noch im Rausch befindet, bemerkt es viel zu spät, wie kalt es in Wirklichkeit ist, möglicherweise ist es dann sogar schon zu spät. Von wegen Alkohol wärmt von innen, das ist definitiv ein Mythos. Also passt gut auf, und zieht euch warm an, wenn ihr Alkohol trinkt – auch im Sommer ist das wichtig!

In meiner Story hatte ich nicht nur einen hochroten Kopf, ich habe auch dezent gelallt, o Mann. Wie kommt es eigentlich dazu? Und warum torkelt man, wenn man betrunken ist? Beides hängt miteinander zusammen, die Opfer des berauschenden Alkohols sind kleine, feine Nerven, die im Kleinhirn sitzen. Das Kleinhirn befindet sich am Hinterkopf, am unteren Ende des Gehirns, und ist vor allem für eure Koordination und euer Gleichgewicht zuständig. Wenn ich zur Wasserflasche greife, macht uns das Großhirn die Ansage, was der Arm überhaupt tun soll: »Grob in die Richtung bewegen und nach der Wasserflasche greifen.« Während das Kleinhirn – zusammen mit den Basalganglien aus dem Kapitel »Herzbeben – Bär vs. Glücksritter«, die eine Bewegungsmotivation auslösen – dafür sorgt, dass wir diesen Vorgang überhaupt koordinieren können – wann und wohin genau wir unseren Arm bewegen, Hand und Finger öffnen und schließen sollen. Ohne die Ansage des Kleinhirns würden wir wohl den Arm gegen die Wasserflasche schlagen, sonst würde aber nichts weiter passieren.

Und da normalerweise immer im ganzen Körper Übertragungen von einem Nerv zum anderen stattfinden, bringt unser Störenfried auch diese Kommunikation durcheinander. Er zerstört die Übertragung zwischen den Leitungen mit einer riesigen Freude, und nervt damit unser Kleinhirn kolossal. Sie können nicht mehr ungehindert miteinander quatschen, was dann zu unkoordinierten Bewegungen sowie zu diesem berühmten Lallen führt (»zerebelläre Dysarthrie«, versucht das mal betrunken auszusprechen!). Damit unser Körper die verschiedenen Laute richtig zusammenkriegt, müssen verschiedene Körperteile und Muskeln zusammenarbeiten: Die Stimmbänder bewegen sich, die Zunge muss gelenkt, die Lippen und der Mund müssen geformt werden. Das alles sind Bestandteile, die genauso aufeinander abgestimmt und koordiniert werden müssen wie bei Körperbewegungen! Dabei spielt noch die Lungenfunktion eine Rolle, weil man genügend Luft holen muss. Sogar die Gesichtsmuskeln werden beansprucht. Das Kleinhirn muss also ganz schön große Aufgaben für uns bewältigen, allein damit wir »ja«, »nein«, »okay« sagen können!

Aber damit nicht genug. Dass ich die Snapchat-Story gemacht habe, weiß ich nur, weil ich sie mir am nächsten Morgen angeschaut habe (bevor sie Gott sei Dank schnell das Zeitliche gesegnet hat). Auch an den Verlauf des Abends kann ich mich kaum erinnern, ich weiß nur, dass wir irgendwann in diesem Pub gelandet sind, ich den Whiskey entdeckt und gesungen habe. Aber was wir ansonsten geredet haben – keine Ahnung. Die Erklärung für meine Gedächtnislücken ist ganz einfach: Der Alkohol hat die Macht, unser Gedächtnis auszuschalten. Und zwar hemmt der Alkohol das glutamaterge Transmittersystem. Wenn ihr im ersten Kapitel gut aufgepasst habt, erinnert ihr euch vielleicht an den Botenstoff Glutamat (siehe Kapitel »Kreisverkehr ohne Ausfahrt«). Das Glutamat ist zusammen mit der GABA (Gamma-Amino-Buttersäure) nicht mehr in der Lage, seine Aufgaben zu erfüllen und die notwendigen Botengänge auf eurer Informationsautobahn (IAB) auszuführen. Als Folge kann eure IAB die Sinneswahrnehmungen nicht mehr so verarbeiten, dass sie ins Gedächtnis übergehen. Deshalb habt ihr am nächsten Morgen Gedächtnislücken oder sogar Blackouts. Ihr habt also streng genommen nichts vergessen: Eure Erlebnisse haben es gar nicht erst ins Gedächtnis geschafft! Schade eigentlich, oder?

GABA ist ein Botenstoff, der euren Körper schützt und laut »Stopp« schreit, wenn etwas zu viel wird. So wie mein Alkoholkonsum an diesem Abend oder meine Sporteinheit mit Tom auf dem Trimm-dich-Pfad. Da hätte sie durchaus lauter rufen dürfen, ich war ja schließlich schon an meiner Grenze. Mit Alkohol (oder Großhirn-Motivation) im Blut checkt GABA allerdings nicht mehr, dass wir gerade zu viel trinken. Gleichzeitig werden körpereigene Opioide aktiviert, die Endorphine freisetzen (auch die haben wir schon kennengelernt, wenn ihr euch an das Kapitel »Herzbeben – Bär vs. Glücksritter« erinnert!) und das Gefühl der Euphorie und Glücksgefühle auslösen. Sie sind so stark, dass sie GABA mundtot machen und schließlich ganz hemmen. Während euer Körper also in der Regel super Nein sagen kann (im Gegensatz zu mir), kann er es im alkoholisierten Zustand gar nicht mehr (das kommt mir bekannt vor). Wenn das Nein gehemmt wird, ist der Körper enthemmt, er macht einfach weiter, weil keiner mehr Stopp sagt. Vorerst.

Irgendwann erholt sich GABA und erhält seine ursprüngliche Macht zurück, weshalb wir von superhigh und superfröhlich direkt in einen extrem gegenteiligen Zustand kommen können, wenn zu viel Alkohol im Körper vorhanden ist. Wenn GABAs Stimme wieder laut Nein schreien kann, kann es sogar den Körper ganz zum Kollaps bringen, wir können sogar ins Koma fallen … Deshalb also wird auch von Komasaufen gesprochen. Leute, lasst das einfach. Es kann wirklich gefährlich sein, sich innerhalb kürzester Zeit mit hartem Zeugs zu besaufen, weil dann GABA schließlich noch viel stärker durchgreifen muss, um ihn vor weiteren Vergiftungen zu schützen. Wofür das alles? Die Zeit, in der ihr vor dem Absturz vielleicht superglücklich seid, ist ja auch noch ziemlich kurz bis gar nicht vorhanden.

Alkohol Fun Fact: Vielleicht kennt ihr das: Wenn ihr »auf ex« einen Liter Bier runterspült, hat es eine viel stärkere Wirkung, als wenn ihr dieselbe Menge über eine Stunde verteilt trinken würdet.

Der Grund: Je schneller der Blutalkoholpegel ansteigt und der Alkohol also in die Blutbahn flutet, desto schneller und vielzähliger ist er an den Nerven.

Was mir bei meinen Eskapaden letzte Nacht zum Glück erspart wurde, ist die Kotzerei … Ich bin eh nicht so der Typ, der schnell erbricht, aber da habe ich natürlich auch schon anderes gesehen. Ich habe eine Freundin, die braucht nicht einmal zwei Bier und einen Schnaps, bis ihr speiübel wird. Wie also kommt unser Körper dazu, sich zu erbrechen? Stoffe, die er nicht haben möchte – und dazu gehört Alkohol definitiv, da es ein Zellgift ist –, schmeißt er gnadenlos raus. Bevor Alkohol über den Dünndarm ins Blut verteilt wird, fängt unser Rowdy schon im Magen an, sich auffällig zu verhalten, unter anderem motiviert er die Magensäure dazu, aktiver herumzutanzen. Der Magen-Darm-Trakt merkt, dass etwas nicht in Ordnung ist, und der Magen reagiert. Er versucht, sich selbst zu schützen und über das Erbrechen zu entleeren. Ein ziemlich guter Zug, weil dadurch die Schädigung durch den Alkohol auf den Magen und die anderen Organe minimiert wird. Schlau, oder?

Der Magen schickt dafür den Boten Serotonin in Richtung Hirnstamm. Ja, der menschliche Körper ist kompliziert! Nicht nur als Glücksritter spielt Serotonin eine Rolle – auch beim Erbrechen. Unser Gehirn ist tatsächlich wie ein Baum aufgebaut, wobei der Baumstamm der Hirnstamm ist, der direkt über der Halswirbelsäule beginnt. In diesem Stamm liegt das Brechzentrum, das durch den Boten alarmiert wird, der den Ablaufplan für das Erbrechen herausgibt. Dieser Ablaufplan muss nämlich genau eingehalten werden. Zuerst muss der Luftröhrenzugang geschlossen, der Speiseröhrenausgang geöffnet und der Magen entspannt werden. Das Zwerchfell und die Bauchdecke spannen sich an, und plötzlich wird der untere Magenanteil stark zusammengepresst, was dazu führt, dass der Speisebrei Richtung Mund herausfliegt … und man schön erkennen kann, welche Mahlzeiten man vor einigen Stunden zu sich genommen hat.

Okay, es dürfte klar geworden sein, dass unser Körper absolut kein Fan von Alkohol ist und keine Scheu hat, uns das auch mitzuteilen. Ihr kennt das: Kopfschmerzen, Übelkeit, vielleicht sogar Übergeben, unglaubliche Müdigkeit. Damit sind unsere Katersymptome gemeint, der Preis für eine hoffentlich lustige Nacht. Nicht nur das Ethanal (Acetaldehyd) ist für diese Misere verantwortlich, sondern auch die Begleitstoffe alkoholischer Getränke (zum Beispiel Aromen) und das fehlende Wasser in euren Körpern (Dehydratation), was auch die Ursache für die üblen Kopfschmerzen ist … Zur Erinnerung: Euer Körper liebt Wasser, er besteht größtenteils aus Wasser, und wenn es fehlt, bereitet ihm das große Schmerzen – und das lässt er euch auch wissen. Wenn eure Elektrolyte fehlen, knarzt und zwickt es eben überall. Und das Signal, das euer Körper aussendet, ist nicht dazu da, um euch zu quälen (also auch, aber nicht nur), sondern um euch mitzuteilen: Hallo, hier stimmt etwas nicht! Bitte schaut mal hin, und tut etwas! Wenn ihr nichts dagegen tut, mache ich einfach weiter mit den blöden Schmerzen. So, das habt ihr nun davon.

Was könnt ihr tun, damit der Kater nicht so reinhaut? Weniger Alkohol trinken … Aber natürlich möchte ich kein Unmensch sein und lasse euch in dieser harten Zeit, wenn es für diesen Rat zu spät ist, auf keinen Fall allein. Ihr erinnert euch an meine Gegenmaßnahmen: Nuss-Nugat-Creme hilft nicht wirklich, weil das darin enthaltene Fett und der Zucker nur in der Lage sind, die Aufnahme des Alkohols aus dem Blut zu verzögern, damit gewähre ich der Leber lediglich etwas mehr Zeit mit der Verarbeitung des Stoffs. Eine Verzögerungstaktik. Bei Salzstangen sieht es schon besser aus: Unser Speisesalz ist am Ende des Tages nichts anderes als Natriumchlorid (NaCl für die Chemiker unter euch) und bedient damit zwei der wichtigsten Elektrolyte, die wir während einer solchen Nacht verloren haben. In der Banane wiederum steckt Kalium, ebenfalls eines der Elektrolyte, die wir nach einer durchzechten Nacht benötigen. Und das Wichtigste: Wasser, Wasser, Wasser.

Alkohol Fun Fact II: Vielleicht habt ihr schon einmal gehört, dass man von selbst gebranntem Schnaps erblinden kann – tja, das ist leider wahr. Das kann vorkommen, wenn der Alkohol statt mit Ethanol mit Methanol gebrannt wird, zum Beispiel, weil der Stoff billiger ist oder man kein Walter White ist und sich in Chemie nicht auskennt (ihr wisst schon, der Chemielehrer, dem der Aufstieg zum Drogenbaron gelungen ist, weil er reines Crystal Meth kochen kann).

Methanol beziehungsweise vor allem dessen Abbauprodukt Ameisensäure ist für unseren Körper höchst gefährlich. Es kann nicht nur zur Erblindung führen, sondern auch zu – im schlimmsten Fall tödlichen – Atemlähmungen. Wer mit einer Methanol-Vergiftung ins Krankenhaus kommt, kann mit Ethanol behandelt werden – klingt paradox, ist aber so. Das liegt daran, dass beide Stoffe von demselben ersten Enzym (ADH) umgebaut werden, wobei Ethanol eine bessere Bindung zum Marktplatzmitarbeiter aufgebaut hat und von diesem bevorzugt wird.

Deshalb wird das Methanol ignoriert und stattdessen das Ethanol weiterverarbeitet. Wieder paradox, oder? Das Methanol bleibt doch dann schließlich länger in unserem Kreislauf? In diesem Fall ist es entscheidend, dass besonders das Abbauprodukt des Methanols so stark giftig ist. Wenn die Leber also längere Zeit dem Methanol den Abbau verweigert, kann mehr vom Methanol über den Urin ausgeschieden werden – ohne dass überhaupt ein toxisches Abbauprodukt entstanden ist. Das ist nicht nur der Lebensretter für den Körper, es ist auch Vetternwirtschaft …

Und jetzt kommt der absolute Experten-Tipp: Ihr könnt euch, bevor ihr ins Bett geht, eine Wasserflasche vorbereiten, in die ihr etwas Speisesalz und Zucker gebt. Wichtig: Nehmt nur einen kleinen Teelöffel Speisesalz (wenn ihr aber 1,90 Meter groß und 88 Kilogramm schwer seid, gehen auch locker drei bis vier flache Teelöffel)! Auch hier haben wir es mit Natriumchlorid, unseren verschollenen Elektrolyten, zu tun, die wir wieder einfangen müssen. Wenn ihr die Flasche vor dem Schlafengehen trinkt, könnte das vielleicht helfen und so manchen Leiden vorbeugen.

Wenn ihr Kopfschmerzen habt und das Gefühl zu erbrechen, geht an die frische Luft, und bringt euren Kreislauf ein wenig in Schwung. Aber letztlich müsst ihr für euch selbst herausfinden, was euch in der Situation guttut, da bei jedem Menschen unterschiedliche Dinge helfen. Aber: Wer saufen kann, kann auch aufstehen.

Die Grundregel lautet: Es gibt nichts Bestimmtes, das ihr tun müsst. Überlegt, was euer Körper verloren hat, damit ihr es ihm wiedergeben könnt.

Mit einem noch immer etwas mulmigen Gefühl im Magen verlasse ich den Vorlesungssaal und mache mich auf nach Hause, viel wird heute nicht mehr möglich sein. Während ich mich so durch die Mainzer Altstadt hieve, denke ich: Alkohol, kenn dein Limit! Besser wäre es gewesen. Ich freue mich auf mein Treffen mit Tom. Da werde ich auch hoffentlich wieder fit sein …

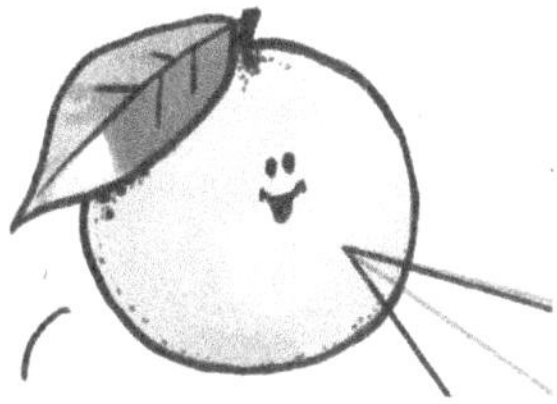

10.

Innenansichten vom Aussehen –

Was wirklich passiert, wenn ihr Haut und Haaren beim Wachsen zuschaut

Es ist einer dieser wunderschönen frühherbstlichen Tage, und ich sitze mit Tom im Café. Ich lasse mich von ihm updaten, wie es mit Lilli läuft, und freu mich für ihn, dass sich die beiden weiter annähern. Sie treffen sich mittlerweile fast täglich, und letzte Woche durfte Tom sogar Lillis beste Freundin Julia in Köln kennenlernen. Ich frage mich, wann *ich* eigentlich endlich an der Reihe bin – mit meiner großen Liebe, aber natürlich auch damit, Lilli endlich kennenzulernen. Bilder und sogar ein Tanzvideo von den beiden habe ich zwar schon gesehen, aber das reicht mir natürlich nicht. Schließlich geht es hier um die Zukunft meines besten Freundes! Ist das alles aufregend! Ich freue mich sehr für Tom.

Während Tom also seinen Kaffee und ich meinen Tee trinke und wir inzwischen alle Neuigkeiten ausgetauscht haben – mein Leben ist etwas weniger spannend gerade, ich bin wieder an der Uni, freue mich aber schon auf die anstehende Weihnachtszeit –, lassen wir es gemütlich angehen und beobachten die Menschen, die an uns vorbeiströmen. Es ist ein Samstagnachmittag, und man spürt eine gewisse Hektik, weil noch die letzten Besorgungen vor dem langen Wochenende gemacht werden. Da fällt mir ein Junge auf, und ich nicke Tom zu, der ihn auch entdeckt.

»Oje, ich hatte doch auch so schlimme Akne. Ich trau mich gar nicht, Lilli Bilder von mir zu zeigen«, sagt Tom.

»Ach komm, du warst auch mit 15 und Akne ein Prachtkerl. Es ist ja nicht so, dass die Mädels dich ignoriert hätten …«, antworte ich schmunzelnd. Aber es stimmt, Tom hatte starke Akne, und ich kann verstehen, dass er erleichtert ist, die Zeit unbeschadet überlebt zu haben … Vielleicht haben ihn seine Locken gerettet?

»Aber wie kommt das eigentlich, dass der arme Kerl so heftige Akne hat? Bei mir war es ja schon nicht wenig, aber so schlimm sah das bei mir nicht aus …«, fragt mich Tom.

Das ist definitiv eine längere Geschichte …

Was ist Akne eigentlich? Und wieso breitet sie sich ausgerechnet auf dem Gesicht aus?

Akne ist lästig. Punkt. Sie gehört zu den weltweit häufigsten Erkrankungen der Haut, von der rund siebzig bis fünfundneunzig Prozent aller Jugendlichen betroffen sind. Ja, ihr habt richtig gelesen – ihr seid, falls ihr euch auch damit rumschlagt, wirklich nicht allein. Diese entzündliche Erkrankung hat aber verschiedene Ausprägungen, und in den allermeisten Fällen verläuft sie eher mild.

Und ich bin mir sicher, ihr kennt das: Ihr steht morgens auf und seid aufgeregt, weil ihr an diesem Tag ein Date habt, eine Prüfung schreiben müsst, an einem Konzert teilnehmt, ein Theaterstück aufführt – und prompt prangt ein riesiger, roter, vielleicht sogar eitriger Pickel auf Nase oder Stirn, der unmöglich übersehen werden kann. Es gibt aber Ausprägungen der Akne, die bei den Betroffenen einen wirklich starken Leidensdruck auslösen und die auch unbedingt behandelt werden müssen. Doch warum so manche Jugendliche mit zwei Pickeln durch die ganze Ober- und Mittelstufe kommen, während andere keinen Tag ohne Pickel verbringen, ist leider nicht abschließend geklärt. Die aktuellen Forschungsergebnisse deuten darauf hin, dass es sich wahrscheinlich um ein Zusammenspiel von Genen handelt und unsere Hormone nicht ganz unbeteiligt sind. Vielleicht können wir uns darauf einigen: Entweder ihr habt Glück und kaum damit zu kämpfen oder Pech und müsst euch jeden Tag den Kopf darüber zerbrechen … Nicht gerade eine gute Nachricht, ich weiß.

Den Peak der Akne erreicht ihr meistens zwischen fünfzehn und achtzehn Jahren, doch die Jahre danach können auch noch Spuren von Akne aufweisen. Und das sind doch tolle Aussichten: Im dritten Lebensjahrzehnt – also zwischen zwanzig und dreißig – verschwindet Akne normalerweise (und wird dann mehr und mehr durch die hübschen Falten abgelöst, die zumindest ein aufregendes Leben bezeugen).

Warum also sind wir ausgerechnet in der Pubertät am meisten von Akne betroffen? Gerade, wenn unser Selbstbewusstsein am vulnerabelsten ist und wir dabei sind, uns in Gruppen und der Gesellschaft zurechtzufinden und unsere Identität zu definieren?

Okay, diese Frage kann ich euch beantworten, immerhin: Die Pubertät ist das Willkommensfest der Hormone. Um nicht zu sagen: der Fluch der Hormone. Oder: die Zeit der Übernahme durch die Hormone. So oder so ähnlich könnte der Thriller lauten. Aber gut, dazu später mehr in Kapitel »Eier auf der Überholspur«.

Das Hauptmerkmal der Pubertät ist, dass die Geschlechtsorgane ausreifen – und das wird durch einen Anstieg von Sexualhormonen ausgelöst. Und weil das beide Geschlechter betrifft, betrifft auch Akne alle Pubertierenden, ohne Ausnahme. Ich habe manchmal das Gefühl, dass Akne in der Werbung und den sozialen Medien zu einem weiblichen Problem gemacht wird, aber das ist definitiv nicht so. Bei beiden Geschlechtern entwickelt es sich ungefähr gleich, nur mit der Ausnahme, dass männliche Jugendliche häufiger von stärkeren Verlaufsformen betroffen sind – und das wiederum liegt an den männlichen Sexualhormonen, den sogenannten Androgenen, die ein paar Faktoren begünstigen, warum Akne ausgelöst wird …

Und wisst ihr was? Auch Frauen produzieren diese Androgene. Sie werden dann nur größtenteils in weibliche Sexualhormone umgewandelt, in die Östrogene.

Aber welche Faktoren lösen denn nun genau Akne aus? Wie wir inzwischen wissen, ist unsere Haut das größte Organ. Sie ist unsere lebenswichtige Schutzschicht und steht in einer ständigen Interaktion mit unserer Umwelt. Und wir haben hohe Erwartungen an unsere Haut! Sie soll uns bei jedem Wetter optimal schützen, das ist doch wohl das mindeste, denkt ihr wahrscheinlich. Wir haben im Kapitel »Gefährliche B-Prominenz« erlebt, wie die Haut bei warmem Wetter Wasser abgeben soll, indem wir schwitzen (aber bitte nicht zu viel!), dann soll sie wieder Wasser zurückhalten, damit wir nicht dehydrieren – und trotzdem sollte sie als unsere natürliche Regenjacke fungieren und uns auch vor allem Möglichen wie Viren, Bakterien und Co. schützen.

Damit die Haut dafür sorgt, dass das Wasser da bleibt, wo es hingehört – im oder bei Regen außerhalb des Körpers –, besitzt sie kleine Drüsen, die Talgdrüsen genannt werden. Okay, der Name klingt nicht sehr appetitlich, dafür haben sie eine umso attraktivere Aufgabe: Sie produzieren nämlich Talg (wer hätte das gedacht!), und das ist nichts anderes als Fett. Dieses Fett wird von den Drüsen auf der ganzen Haut verteilt, und dieser Fettfilm bewirkt, dass uns zum einen das Wasser nicht verlässt und zum anderen Regenwasser nicht in den Körper eindringt. Wenn ihr schon einmal Suppe gekocht habt, kennt ihr das Prinzip: Wasser und Fett mögen sich nicht, krasser noch, sie stoßen sich sogar ab. Deshalb bilden sich so leckere Fettaugen auf der Oberfläche der Suppe. Das Thema hatten wir bereits im Kapitel »Erdnuss auf der Dunkelrutsche«.

Deshalb können wir natürlich auch morgens rasch duschen, nach Feierabend ein genüssliches Bad oder eine Erfrischung im Freibad, See oder Meer nehmen: Aufgrund unserer natürlichen Schutzfunktion der Haut haben wir eine Barriere, die dafür sorgt, dass das Wasser nur über Ohren, Augen oder Nase hineinfließen kann (und das ist unangenehm genug!).

Diesen Fettfilm brauchen wir vor allem an den Stellen mit wenig Haaren, weil Haare ebenfalls eine Schutzfunktion einnehmen. Und wo haben wir besonders wenige Haare? Genau, im Gesicht, an der Brust und am Rücken. Also genau an jenen Stellen, wo gern mal die Pickel sprießen. Wenn unsere Talgdrüsen in Maßen diesen Fettfilm produzieren, ist das also für uns nicht nur gut, sondern auch wirklich ein wichtiger Schutz. Aber wir nähern uns langsam dem Problem … Es sind die Talgdrüsen, die uns Sorgen bereiten.

Talgdrüsen sind sehr emsige Arbeiter, die sich jede Minute am Tag um eure Haut kümmern und dafür sorgen, dass sie nicht austrocknet. Und was macht ihr? Ihr wascht mal kurz eure Hände oder euer Gesicht – und zack, ist der Fettfilm schon wieder zerstört. Bei jeder Dusche, bei jedem Waschen tragt ihr den von den Talgdrüsen produzierten Fettfilm ab, immer wieder aufs Neue. Aber hey, so wird euren lieben Talgdrüsen nicht langweilig! Und das bedeutet nicht, dass ihr ab sofort auf Körperhygiene verzichten solltet!

Mit Wasser und Seife kommen sie also klar und nehmen die Challenge jedes Mal mit Kusshand entgegen. Worauf sie aber wirklich empfindlich reagieren, sind Sexualhormone.

Da hat sich der Körper also nach der ersten Wachstumsphase

wirklich gut eingeruckelt, alle haben sich in ihren Funktionen eingefunden und ein harmonisches Miteinander ermöglicht. Da entscheidet unser Großhirn, unser Präsident, plötzlich, dass gewisse Hormone produziert werden müssen. »Muss – das – sein?!«, denken alle Beteiligten, allen voran unsere lieben Talgdrüsen.

Diese Unruhestifter gehen von unserem Hypothalamus aus (ihr erinnert euch, unser Innenminister). Auch er wird langsam erwachsen und hat an seinem Steuerpult einen besonderen Knopf entdeckt, den er seitdem liebend gern benutzt: Mit diesem Knopf verpflichtet er seine Boten, die Hormone, über die Hirnanhangsdrüse die Hormonproduktion in den Hoden und im Eierstock in Auftrag zu geben. Doch dazu später mehr in Kapitel »**Eier auf der Überholspur**«.

Was jetzt geschieht, ist quasi ein Kräftemessen: von der geballten Kraft der Männlichkeit, den Androgenen, angestachelt (zur Erinnerung: unsere männlichen Sexualhormone), beginnen die Talgdrüsen selbst, ihre Drüsen aufzupumpen – sie wachsen und wachsen und nehmen Fahrt auf bei der Produktionsgeschwindigkeit der Fette. Sie lassen also ihre eigenen Muskeln spielen, doch dabei wird eben auch wahnsinnig viel Fett gebildet. Das hat aber natürlich Auswirkungen auf die Haut! Habt ihr schon einmal vom Schmetterlingseffekt gehört? Der besagt, dass ein Flügelschlag einen ganzen Wirbelsturm auslösen kann. So ist das in unserem Körper andauernd – nichts geschieht ohne Konsequenzen, die mal stark, mal weniger stark ausfallen.

Die Androgene bewirken zudem, dass sich die äußerste Hautschicht, die Hornzellschicht, verändert. Diese Schicht besteht aus toten Zellen, die darauf warten, entsorgt zu werden. Auf der sichtbaren Hautoberfläche sind das später, wenn sie abgetragen werden, die sogenannten Schuppen. Mit den Androgenen aber wird gerade diese Schicht auch im Haarfollikel, also der Hauteinstülpung, in der sich das Haar befindet, immer dicker, weil sich vermehrt

Hornzellen bilden, die allerdings weniger abgestoßen werden. Auch hier wird aufgerüstet. Ihr ahnt es vielleicht, aber wenn zwei wetteifern, ist Chaos definitiv vorprogrammiert – erst recht in unserem Körper. Durch die Überproduktion von Talg und die toten Hornzellen kommt es zu Verstopfungen der Talgdrüsen. Der Talg erreicht nicht – so wie er sollte – die Oberfläche. Das Ergebnis: Ihr kennt's, ein Mitesser. Deshalb heißt es in der Werbung oder Beauty-Magazinen ja auch immer treffend »verstopfte Poren«. Aber: Ein Mitesser macht noch keine Akne. Hier kommt eine weitere Schlüsselfigur ins Spiel, die wir noch kennenlernen werden.

Dieser Protagonist hat lange auf seinen Einsatz gewartet. Er zeichnet sich dadurch aus, äußerst geduldig zu sein und genau zu wissen, wann sein Typ gefragt ist. Darf ich vorstellen: ein Bakterium namens Cutibacterium acne (»cutis« steht auf Latein für *Haut*). Ein eigentlich friedlicher Mitbürger, der schon sehr lange auf eurer Haut lebt und eine sinnvolle Vereinbarung mit eurem Körper geschlossen hat, die beide zufrieden macht: Sie halten andere potenziell gefährliche Mikroorganismen von der Haut fern, dafür erhalten sie bei euch freie Kost und Logis – eine klassische Win-win-Situation. Zum Problem wird der Mitbewohner nur, wenn er sich unkontrolliert vermehrt und plötzlich an die Macht gelangt. Dann beginnt er mit seinem Volk die Mitesser zu besiedeln, was wiederum zu einer Entzündung führen kann – und schwupps ist ein eitriger Pickel entstanden.

Vielleicht habt ihr schon mal gehört, dass Schokolade Akne auslösen kann. Nein, da kann ich euch beruhigen, das ist ein Mythos. Allerdings wird Akne durch Adipositas begünstigt, aber nicht wegen des Fettgewebes an sich, es liegt vielmehr daran, dass im Fettgewebe Androgene produziert werden können, und die sind anscheinend, wie ihr gesehen habt, einer der Antreiber von Akne.

Mein Tipp also ist, nicht komplett auf Schokolade zu verzichten und schon gar kein schlechtes Gewissen zu haben, sondern lieber zu genießen. Achtet mehr auf eure körperliche Balance, also einen gesunden Ausgleich zwischen Sport, Ernährung und Entspannung. Wenn ihr von einer schweren Form betroffen seid, dann ist ein Arztbesuch auch unbedingt notwendig, weil die Akne, wie gesagt, eine entzündliche Erkrankung ist, die mit großer Wahrscheinlichkeit medikamentös behandelt werden sollte. Ansonsten passt auf mit irgendwelchen Wässerchen oder Seifen oder sonstigen »Wundermitteln« – die versprechen meist mehr, als sie halten können. Am besten, ihr reinigt eure Haut mit ph-neutraler Seife, sorgt dafür, dass sich die Pickel nicht weiter entzünden, und benutzt Produkte aus der Apotheke oder welche, die euch von eurem Arzt oder von eurer Ärztin verschrieben wurden. So leid es mir tut, aber: Ihr müsst es durchhalten, falls ihr gerade mittendrin steckt.

Irgendwann geht es euch wie Tom, der es zum Glück hinter sich hat und jetzt schon darüber schmunzeln kann.

Wie die Welt in eurem Gehirn abgebildet wird

Während wir also den armen pickeligen Jungen und die anderen geschäftigen Menschen um uns herum beobachten, lassen wir es komplett entspannt angehen. Ich weiß auch, warum: Das Sehen an sich ist ja schon anstrengend genug! Habt ihr euch schon einmal gefragt, wie dieses äußere Bild überhaupt zustande kommt und ihr in der Lage seid, beziehungsweise das Großhirn, einen inneren Film davon ablaufen zu lassen?

Die Welt zu betrachten, sie zu sehen, ist wirklich ein sehr komplexer Vorgang, der besonders physikalisch geprägt ist, und zwar durch und durch. Aber keine Sorge, ich fange jetzt nicht an, über optische Dichte, Brechungsindices oder Linseneigenschaften zu referieren, das überlasse ich gern euren Physiklehrer*innen, und wer mag, darf sich auch sehr gern im Eigenstudium weiterbilden. Wir beschäftigen uns wirklich nur damit, wie das »Bild« vom Auge in unser Gehirn gelangt – und das ist wirklich spannend. Ab jetzt werdet ihr die Welt mit ganz anderen Augen sehen, versprochen!

Wie kommt das Sehen eigentlich in unser Gehirn? Der Anfang der Reise beginnt mit der Netzhaut, unserer Retina, und sie endet in der sogenannten Sehrinde in unserem Okzipitallapen (Adresse: Am Hinterkopf 2 in 64347 Unten gelegener Teil des Großhirns).

Die treibende Kraft sind unsere Sinneszellen, die für die Wahrnehmung zuständig sind. Sie haben jeweils Special Features, um ihren jeweiligen Aufgaben nachzukommen, schließlich müssen sie für uns sehen, riechen, schmecken, hören oder tasten. Sinneszellen sind Nerven, die in der Lage sind, äußere Reize aufzunehmen, sie zu verarbeiten und schließlich weiterzuleiten.

Wenn wir also zum Sehen zurückkehren, dann sind die Sinneszellen in den Augen ansässig, die bekanntermaßen für unser Augenlicht verantwortlich sind. Diese Sinneszellen können elektromagnetische Wellen in bioelektrische Signale umwandeln. Es tut mir wirklich sehr leid, aber so ganz kommen wir um Physik nicht herum … Aber lasst es uns abkürzen: Die Sinneszellen sind mit einem Stoff ausgestattet, der sich verändert, wenn er mit Licht in Berührung kommt. Das setzt wiederum eine Kettenreaktion in Gang, die am Ende im Gehirn die Bildinformation ausspuckt. Auch genannt: Fotorezeptoren, von denen habt ihr vielleicht schon einmal gehört. Frei übersetzt: Lichtaufnehmer.

Pro Auge besitzen wir über 126 Millionen solcher Fotorezeptoren – nicht gerade wenig, oder? Wir sind quasi alle Millionäre, ohne es zu wissen! Sie sitzen auf unserer Netzhaut und können in zwei Gruppen unterteilt werden: in Zapfen und Stäbchen. Ich glaube, das sind die zwei einzigen medizinischen Begriffe, die tatsächlich normal klingen.

Wir haben rund 120 Millionen Stäbchen, die sehr lichtempfindlich sind, weshalb sie dafür sorgen, dass ihr hell und dunkel sehen könnt (für alle, die mit ihrem neu erworbenen Wissen angeben wollen: skotopisches Sehen steht für »Sehen in der Dunkelheit«). Die Zäpfchen sind mit sechs Millionen klar in der Minderheit, ihre Aufgabe ist aber nicht weniger beeindruckend: Sie ermöglichen uns, bei Tageslicht zu sehen, weil sie weniger empfindlich sind als die Stäbchen. Auch ihnen verdanken wir eine farbenfrohe und bunte Welt (Tagessehen, oder für die Streber*innen unter euch: photopisches Sehen).

Und wie kommen eigentlich die Farben zustande? Diese werden über unsere Zäpfchen reguliert – es gibt nämlich drei Arten: die Blau-Zapfen, Grün-Zapfen und Rot-Zapfen. Habt ihr es gemerkt? Damit sind unsere drei Grundfarben abgedeckt. Die Zusammensetzung der Sehfarbstoffe (die Opsine) machen hier den Unterschied. Dieses Opsin ist auch die spezielle Substanz, die vom Licht in unseren Sinneszellen verändert wird, sodass die Kettenreaktion ausgelöst werden kann. Da die aber wirklich kompliziert ist, lasse ich euch damit zumindest in Ruhe. Und wer sich trotzdem für sie interessiert, dem empfehle ich ein Studium der Medizin.

Rot-Grün-Sehschwäche

Wahrscheinlich kennt ihr jemanden, der davon betroffen ist. Einen Freund von mir hat es leider sehr getroffen, dessen Kindheitstraum war, Polizist zu werden. Leider sind die Träume geplatzt, als im Eignungstest herauskam, dass er eine starke Rot-Grün-Sehschwäche hat. Armer Kerl. Doch was bedeutet das? Und wieso ist ihm das selbst nie aufgefallen?

Wer von dieser Genveränderung betroffen ist, hat eine Schwäche für diese Farben – er kann sie wahrnehmen, verwechselt sie allerdings oder kann sie sogar gar nicht sehen und hat damit sogar eine Rot-Grün-Blindheit.

Der Übeltäter sind eine oder mehrere Zapfenarten, die genetisch bedingt nicht normal funktionsfähig sind. Deshalb kann diese entsprechende Farbe nicht richtig oder eben gar nicht wahrgenommen werden.

Und ist euch auch schon mal aufgefallen, dass vor allem Männer davon betroffen sind? Diese fehlende Funktionsfähigkeit wird über das X-Chromosom vererbt. Und weil Frauen (XX) ein zweites X haben, worüber sie ein krankes X ausgleichen können, sind sie weniger davon betroffen. Männer (XY) haben diese Möglichkeit über ihr zweites Chromosom, das Y-Chromosom, leider nicht.

Während also die sehr viel empfindlicheren Stäbchen tagsüber von den Zäpfchen gehemmt werden, hemmen in der Nacht die Zäpfchen die Stäbchen. Nur während der Dämmerung sind beide gleichzeitig aktiv, weil sie nicht optimal arbeiten können – die Zäpfchen bekommen etwas zu wenig buntes Licht, während die Stäbchen etwas zu viel buntes Licht empfangen.

Vielleicht seid ihr auch noch immer beeindruckt von der schieren Menge an Stäbchen, die wir besitzen? Man könnte fast denken, dass wir wie Katzen sind und deshalb sehr viel besser in der Nacht sehen können als tagsüber, wenn man bedenkt, dass in der Nachtschicht zwanzigmal so viele Mitarbeitende im Auge aktiv sind. Diesen Punkt können wir klären, wenn wir einen Schritt weitergehen: Die 120 Millionen Stäbchen geben ihre Informationen auf rund eine Million Nerven weiter, die zum Gehirn führen. Das nennt man Konvergenz. Wie wenn auf der Autobahn 120 Spuren zu einer einzigen zusammengeführt werden würden. Stellt euch das mal vor, das Chaos ist doch vorprogrammiert! Alle Autofahrenden würden sich noch viel, viel mehr hassen, als sie es eh schon tun … Aber zum Glück ist es bei uns nicht so schlimm, wenn wir auf unser Augenlicht zurückkommen: Diese starke Konvergenz bezieht sich ja auf die Sicht in der Nacht, und da in der bekanntlich alle Katzen grau sind, nehmen unsere Sinneszellen auch nicht viel Licht und deshalb auch nicht so viele Informationen auf. Diese Autobahn ist also nur in Betrieb, wenn sie nicht von vielen Autos befahren wird.

Es gibt allerdings ein Gegenstück zu unserer konvergenten Autobahn: Wir haben einen Punkt, an dem unser Sehvermögen am stärksten ausgeprägt ist – die sogenannte Fovea centralis, bzw. zu Deutsch: Sehgrube. In dieser Grube befinden sich ausschließlich Zapfen – und stellt euch das mal vor, aber hier werden die Informationen, die ihr aufnehmt, eins zu eins an den nächsten Nerv übertragen und nicht 120 zu eins. Diese Funktion nehmt ihr übrigens gerade in Anspruch. Ja genau, jetzt gerade. Jetzt auch. Wie das? Wenn ihr diesen und den nächsten Satz lest, bewegt ihr eure Augen optimal, sodass ihr immer den passenden Einfallswinkel des vom Buch reflektierenden Lichts findet. Streckt mal das Buch von eurem Gesicht weg und beobachtet, wie sich die Umgebung verändert! Wenn ihr ganz in das Buch vertieft seid, ist die Umgebung unscharf, aber wenn ihr ganz aktiv einen Blick auf den Boden werft, dann bewegt ihr eure Augen dahin – um wieder dafür zu sorgen, dass das Licht auf eure Sehgrube fällt.

Wir haben bereits darüber gesprochen, dass der Thalamus unser »Tor zum Bewusstsein« ist. Er wählt aus, welche Eindrücke für unser Gehirn wichtig sind und daher unbedingt weitergeleitet werden müssen (siehe Kapitel »Kreisverkehr ohne Ausfahrt«). Bei diesem Prozess spielen unsere Augen natürlich auch eine Rolle, sie sind der erste Filter.

Wie aber funktioniert dieser Filter? Sobald die Fotorezeptoren

»aktiviert« werden, hemmen sie die benachbarten Rezeptoren, damit ermöglichen sie eine bessere räumliche Auflösung. Aber letztlich sind die Fotorezeptoren dauerhaft aktiv, das ist ein besonderes Merkmal unserer Supersehkraft (auch wenn so manch eine*r unter uns vielleicht eine Brille tragen mag). Diejenigen Fotorezeptoren, die »sehen«, werden nämlich durch das einfallende Licht inaktiviert – paradox, ich weiß! Sehen ist eben ein superkompliziertes Thema. Aber erst, wenn die Rezeptoren ausgeschaltet werden, kann überhaupt eine Bildinformation weitergeleitet werden und das Gehirn ein Bild daraus entwickeln.

Aber bis es so weit ist und wir wirklich einen inneren Film vorgeführt bekommen, geschehen noch zwei weitere spannende Dinge. Es gibt nämlich einen Grund, warum wir ein Paar Augen oder besser gesagt: zwei Stück Augen haben. In der Medizin stehen wir sehr auf Richtungsangaben. Da jeder Mensch individuell ist, lohnen sich konkrete Ortsangaben sowieso meistens nicht. Deshalb haben wir uns auf Folgendes geeinigt: Alles, was in Richtung Nase liegt, ist nasal; was in Richtung der Schläfe liegt, ist temporal. Ihr werdet gleich sehen, wofür ihr diese Info braucht.

Meine Dozenten sprechen bei den Augen gern von zwei Hohlspiegeln – aber warum ist das so? Stellt euch zwei nebeneinanderliegende Halbkreise vor, die sich nach oben öffnen und direkt nebeneinanderliegen. Wenn ihr zum Beispiel eine Orange wahrnehmt, die links von eurem gerade nach vorn gerichteten Kopf liegt, nehmt ihr sowohl das von der Orange reflektierte Licht auf der nasalen Seite eures linken Auges wahr als auch auf der temporalen Seite eures rechten Auges. Ihr könnt die Richtung der Lichtstrahlen mit eurem Finger mal nachgehen. Und merkt ihr was? Jeweils eine Hälfte des rechten und des linken Auges können die Orange nicht erkennen. Ginge es nach ihnen, existierte die Orange gar nicht … Aber nur, weil wir die Augen mit den Händen zuhalten, heißt das nicht, dass es das nicht gibt, was vor uns liegt! Die Informationen aus beiden Augen müssen also so zusammengeführt werden, dass die Nerven dem Gehirn das ganze Abbild dieser Orange übermitteln können.

Wie aber funktioniert dieser Prozess? Stellt euch vor, ein Bündel voller Schnüre zieht jeweils hinter eurem rechten und linken Auge geradewegs zum Hinterkopf. Vom linken Auge an den linken Hinterkopf und vom rechten Auge an den rechten Hinterkopf. Diese Schnurbündel sind praktisch die Nervenfasern, die zusammen den jeweiligen Sehnerv (Nervus opticus) bilden – einer rechts, einer links. Sie sollen die Informationen der Augen an das Großhirn leiten, das dann daraus ein Bild bastelt. Gerade habt ihr aber festgestellt, dass eine imaginäre Linie, die ihr von der Orange links von euch zu euren Augen zieht, in die äußere (zur Schläfe gelegene) Hälfte des rechten Auges und zur inneren (zur Nase gelegenen) Hälfte des linken Auges fällt. Versucht ihr die Linie zur jeweils anderen Hälfte der beiden Augen zu ziehen, stoßt ihr zum linken Auge an die Schläfe und zum rechten Auge an die Nase. Sie sind im Weg, diese beiden Hälften können die Orange gar nicht sehen. Damit ihr aber die ganze Orange wahrnehmen könnt, braucht ihr also die jeweiligen Informationen aus den sehenden Hälften beider Augen. Genau diese Informationen laufen in den beiden Schnurbündeln zusammen. Der Körper wählt den kürzesten Weg, und es kommt gleich zu der Überkreuzung von Teilen dieser Schnurbündel. Die Schnüre (= Nervenfasern) der beiden zur Nase gelegenen Hälften des rechten und linken Auges ziehen auf die jeweils andere Seite. Und der Ort, an dem sich ihre Wege kreuzen, wird Chiasma opticum genannt, die Kreuzung des Sehens. Das Resultat: Die nasale Hälfte des linken Auges läuft zusammen mit der temporalen Hälfte des rechten Auges in den rechten Hinterkopf und umgekehrt links. Das rechte Schnurbündel trägt alle Informationen darüber, was links von euch zu sehen ist, und das linke Schnurbündel, was rechts von euch zu sehen ist.

Okay, einmal kurz durchatmen! Es ist durchaus kompliziert, vielleicht hattet ihr aber auch schon das Aha-Erlebnis, und wenn nicht, schaut euch die Illustration genau an. Oder ihr lest einfach weiter, für euer Leben war das jetzt sowieso nicht gerade relevant …

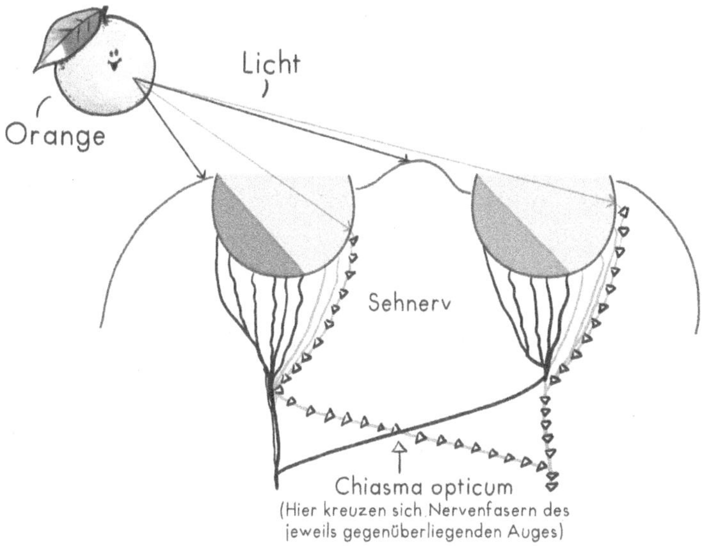

Nachdem sie sich gekreuzt haben und zwei neue Schnurbündel entstanden sind, werden wir diese nicht mehr Sehnerv nennen, sondern Sehbahn. Die rechte und linke Sehbahn hat noch einen weiteren Halt vor ihrem finalen Ziel am Hinterkopf. Es ist mal wieder die so wichtige Büroetage eures Zwischenhirns. Doch dieses Mal wird nicht der Hypothalamus oder Thalamus aufgesucht, nein, ein euch bisher unbekannter der fünf Mitarbeitenden ist es, den die Nervenfasern aus den Augen aufsuchen. Es ist der Metathalamus. Sein Job besteht nun darin, die Informationen auf ihre letzte Informationsautobahn umzuschalten. Genau das Gleiche macht er übrigens auch mit den Informationen aus dem Ohr – der allsehende und allhörende Metathalamus.

Erst nach der Umschaltung können alle Informationen an die Sehrinde weitergeleitet werden, dem visuellen Verarbeitungssystem unseres Gehirns. Schließlich werden hier die Informationen beider Augen verknüpft, an weitere Rechenzentren unseres Gehirns verschickt, die dann das Gesamtbild ausspucken. Ein wirklich abgefahrenes Thema.

Während Tom und ich also noch immer die Herbstsonne genießen, ist uns gar nicht bewusst, welche Hochleistung unserer Körper gerade vollbringt! Andere Menschen zu beobachten ist doch wesentlich anstrengender und komplizierter, als man gemeinhin annehmen könnte. Das erklärt vielleicht auch, warum ich nach einem Netflix-Marathon immer so erschöpft bin – auch das ist Hochleistung, die unser Gehirn vollbringt.

Als langsam die Dämmerung anbricht und wir unsere Zäpfchen und Stäbchen nicht weiter überbeanspruchen wollen, überlegen wir, was wir nun mit dem angebrochenen Abend anfangen wollen, doch da kommt plötzlich Grethe um die Ecke.

Was wirklich passiert, wenn ihr euer Haar herunterlasst

Als uns Grethe entdeckt, kommt sie direkt auf uns zu. Sie grinst und hat einen erwartungsvollen Blick. Irgendwas ist doch da im Busch. Seitdem sie mich mit den Erdnüssen reingelegt hat, bin ich aber vielleicht auch sehr empfindlich. Wir beginnen zu quatschen und jeweils zu erzählen, wie es uns geht und was am Wochenende noch so geplant ist. Und doch, dieser Blick verschwindet nicht. Also frage ich.

»Sag mal, ist eigentlich alles okay bei dir?«

»Ja natürlich«, strahlt sie.

Hä?

»Aber da ist doch noch etwas, warum lächelst du so?«, stammle ich.

»Ich habe es mir schon gedacht, dass ihr es nicht seht ...«, antwortet sie. Da fällt bei mir der Groschen: Die Haare sind anders! Sie kommt vom Friseur! Tom und ich machen ihr rasch ein Kompliment, und Gott sei Dank sieht sie über unsere Blindheit hinweg. Vielleicht sind wir ja doch auf eine gewisse Weise blind ... Wie sich herausstellt, hat sich Grethe eine Dauerwelle machen lassen, einfach nur, um zu sehen, ob ihr das steht. Und das tut es! Wir loben ihre Frisur, und während wir gemeinsam noch etwas trinken, erzählt sie von ihrem Friseurbesuch.

»Hast du eigentlich deinen Lockenstab noch?«, frage ich Tom augenzwinkernd.

»Na klar! Sonst hätte ich doch nur die halbe Pracht!«, lacht er.

Wir beide wissen, dass er den Lockenstab nicht nötig hat, aber ein anderer Freund und ich konnten es uns nicht nehmen lassen, ihm einen Lockenstab zu schenken. Seitdem stelle ich mir vor, wie er jeden Morgen vor dem Spiegel steht und seine Haare eindreht.

Ich persönlich kann nicht viel mit Nagellack, Dauerwelle oder Ähnlichem anfangen, auch wenn ich wirklich oft beim Friseur bin. Meine Haare haben magische Triebe und besitzen ein eingebautes Turbo-Wachstum ... Na ja, besser als Haarverlust, von dem schon jetzt einige meiner Freunde leider nicht verschont bleiben. Also lasst uns mal die Haare genauer unter die Lupe nehmen! Und ihr werdet sehen, dass es von den Haaren kein großer Schritt mehr ist zu unseren Nägeln. Ihr könnt es euch nun also gemütlich machen und gleich euren nächsten Termin beim Friseur und im Nagelstudio buchen.

Allen Anfang bilden die **Hautanhangsgebilde**. Ja, sprecht mir nur nach, denn hier ist der Name tatsächlich Programm. Es handelt sich um »Gebilde«, also Strukturen, die aus den Zellen unserer Oberhaut (der Epidermis) entstehen und der Haut »anhängen«.

Inzwischen habt ihr bereits Bekanntschaft geschlossen mit unseren Talgdrüsen (hallo Akne) und den Schweißdrüsen (bei unserer Thermoregulation, sprich: schwitzen) – in dieser Gruppe fehlen noch die Brustdrüsen, alle drei zusammen gehören zu den Hautdrüsen. Obwohl sie streng genommen wenig mit einem »Anhang« zu tun haben, da sie in der Haut liegen und über geheime Wege mit der Oberfläche verbunden sind.

Die andere Gruppe der Hautanhangsgebilde wird ihrem Namen schon eher gerecht. Sie besteht aus zwei Strukturen, und glaubt mir, diese wollt ihr nur ungern verlieren. Genau, wir sprechen hier von Haaren und Nägeln. Sie zeichnen sich insbesondere dadurch aus, dass sie äußerst robust aufgebaut sind. Das müssen sie auch, schließlich sind sie täglichen Belastungen ausgesetzt! Wenn wir auf unseren Nägeln herumkauen oder uns irgendwo stoßen oder wenn wir unsere Mähne der prallen Sonne oder eisigem Wind aussetzen.

Wie alles in unserem Körper bestehen auch Nägel und Haare aus Zellen, die im Laufe unserer Evolution stetig angepasst wurden. Wir Menschen gehören tatsächlich zu einer sehr anpassungsfähigen Art, ansonsten hätte die Menschheit wohl längst das Zeitliche gesegnet. Und was hat das nun mit unseren Haaren und Nägeln zu tun? Auch sie haben sich den Widrigkeiten angepasst und mit der Zeit eine Art Geheimwaffe entwickelt: Keratin. Keratin ist die Grundsubstanz der Keratinozyten (Keratin-Zellen). Kommen euch die irgendwie bekannt vor? Ja? Nein? Okay, ich verrate es euch: Wir hatten schon beim Thema Sonnenbrand im

Kapitel »Gefährliche B-Prominenz« das Vergnügen mit ihnen. Jetzt ist es vielleicht aber noch schwer vorstellbar, was diese Zellen, die eine große Population unserer Haut ausmachen, mit unserer Haarpracht und unseren Nägeln zu tun haben.

Sagen wir es mal so: Die Haut-Keratinozyten sind ihre Vorfahren. So wie ihr nichts an euren Vorfahren ändern könnt, können auch Haare und Nägel nichts an ihren ändern. Allein der Familienname und die Herkunft verbinden und verpflichten sie. Wenn sie aus den gleichen Zellen bestehen, warum sehen Haare und Nägel dann anders aus als die Haut, die sie umgibt? Das liegt eben an ihrer Geheimwaffe, der Bausubstanz, aus der sie bestehen: dem Keratin. Gut, so geheim ist sie nicht, auch die Keratinozyten in der Haut produzieren Keratin. Allerdings haben die Haare und Nägel mehr und vor allem stabileres Keratin. Ihr könnt es euch so vorstellen: Die Hautzellen bauen mit recht wenig Holz, die Haare und Nägel hingegen mit ordentlich stahldurchzogenem Beton.

Hornhaut und Schuppen

Wir haben es gerade gehört: Gerade die Haut ist der Umwelt ausgesetzt, selbst wenn wir zu Hause sind, wird sie von Kleidung oder Decken umhüllt. Die Folge davon ist, dass sie immer wieder abgenutzt wird. Und was sich abnutzt, muss sich regenerieren. So jedenfalls lautet die oberste Regel unseres Körpers. Unsere äußerste Hautschicht, die Oberhaut, besteht noch einmal aus fünf Schichten, die ein Keratinozyt im Laufe seines Lebens alle einmal durchschreitet. Bei seiner Geburt ist das Baby-Keratinozyt in der ersten Schicht, ganz unten, Richtung Körperinneres. Im Laufe ihrer Entwicklung produzieren sie immer mehr Keratin, was sie ein Level voranbringt bzw. eine Hautschicht nach oben. Am Ende ihres Aufstiegs, der auch zugleich das Lebensende bedeutet, ist der Keratinozyt mit Keratin gesättigt und damit in der äußersten Hautschicht angekommen. Der Zellkern und damit das Leben der Zelle verschwindet ganz, während nur noch Keratin übrig bleibt – unsere Hornzellschicht, die, wie wir bei der Akne nachvollziehen konnten, darauf wartet, abgetragen zu werden.

So, aus diesen toten Zellen sind auch unsere Schuppen gemacht: Da der Fettfilm nicht mehr ordentlich produziert wird, trocknet die Haut an manchen Stellen aus, was auch unseren Hefepilz anlocken kann. Jetzt denkt ihr vielleicht: Igitt, so etwas hab ich doch nicht. Doch, wir alle sind auf Kopf und Haar von einem Hefepilz besiedelt, der gehört dorthin. Gerade bei den Haaren kennt ihr das Ergebnis: Wenn die Haare aufgrund dieser verminderten Fettproduktion austrocknen, sich zudem eventuell ein Hefepilz an die Arbeit macht, kann dies zu weißlichen Abtragungen der Hornzellschicht führen – besser gesagt: zu Schuppen.

Haare

Also, noch einmal zusammengefasst: Haare und Nägel produzieren eine besonders harte Form von Keratin, in besonders großen Mengen.

Wusstet ihr, dass wir schon bei der Geburt zwei Millionen Haarfollikel besitzen? Wir sind wirklich allesamt Körpermillionäre … Aber gut, klären wir doch erst einmal, was ein Haarfollikel überhaupt ist: der Zusammenschluss aus einem Haar, einem Muskel und einer Talgdrüse. Hier wächst also eines unserer Abermillionen Haare. Talgdrüsen für die Fettproduktion und das Haar ergeben hier in der Mixtur Sinn. Aber was soll der Muskel? Oder verfügt ihr über die besondere Fähigkeit, euer Haar zu bewegen?

Wenn ja, wäre ich extrem beeindruckt und würde euch direkt bei einer Talentshow anmelden.

Okay, fairerweise muss man dazu sagen, dass wir es hier wieder mit glatten Muskeln zu tun haben, und wir wissen ja inzwischen, dass wir diese Art von Muskeln nicht aktiv steuern können (wir erinnern uns an den Magen-Darm-Trakt im Kapitel »Du vs. Arnold Schwarzenegger«). Ihr kennt das bestimmt: Euch fröstelt es, und ein Schauer läuft euch über den Rücken. Wir bekommen eine Gänsehaut, bei der sich die Haare aufstellen. Aber warum? Das ist nicht kompliziert: Unser Körper möchte eine Art Luftpolster erzeugen, damit er uns besser gegen die äußere Temperatur isolieren kann. Super, oder?

Aber lasst uns zurück zu den Haarfollikeln gehen: Die Anzahl steht bei der Geburt fest, ihr könnt also nicht darauf hoffen, dass sie sich auf wundersame Weise vermehren.

Die Haare sind ja auch Keratinozyten, deshalb durchlaufen sie die genau gleichen Entwicklungsstufen wie am Ende eine Schuppe. Allerdings unterscheidet die beiden etwas, und zwar gewaltig: Die Haarzellen teilen sich ungefähr einmal am Tag. Das ist wirklich viel, damit gehören sie zu den am schnellsten sich teilenden Zellen in eurem Körper. Meine Haare haben, wie gesagt, auch eine Turbo-Geschwindigkeit, ich komme kaum hinterher!

Aber nicht nur die Anzahl der Haarfollikel, sondern auch die Dauer des Haarwachstums ist von Geburt an festgelegt. Das gilt natürlich auch für die Augenbrauen und den Barthaarwuchs.

Man kann diese Wachstumsphase in drei Phasen gliedern:

1) Erste Wachstumsphase: Sie findet bis zum genetisch vorbestimmten Punkt statt. Pro Tag wachsen die Haare circa um 0,34 Millimeter
2) Zweite Wachstumsphase: Umbau- und Übergangsphase, dauert rund vierzehn Tage
3) Ruhephase, die schließlich den Haarausfall einläutet

Das Kopfhaar ruht drei Monate auf eurem Haupt, Augenbrauen halten mit sechs bis acht Monaten etwas länger durch. Und falls ihr euch Sorgen macht, wenn ihr immer mal wieder ein Büschel Haare in den Händen haltet: Hundert ausgefallene Haare pro Tag sind total normal. Wenn es mehr sind, könnte das zum Beispiel auf einen Eisenmangel hindeuten, den ihr allerdings nicht selbst behandeln solltet – geht immer zu eurem Hausarzt oder eurer Hausärztin, um den Haarverlust eventuell mit einem Blutbild abklären zu lassen.

So krass ist euer Körper

Also, noch einmal zusammenfassend gesagt: Verrückterweise sind Haare und Haut aus demselben Stoff gebaut, nur eben in anderer Zusammensetzung. Das Keratin, das Haare produziert, ist sehr viel fester als das Keratin, das ein Bestandteil unserer Haut ist.

Und wer jetzt erfahren möchte, wie Locken entstehen, muss jetzt ein paar chemische Begriffe aushalten. Dabei ist es egal, ob sie wie bei Tom von Natur aus seinen Look ausmachen oder wie bei Grethe vom Friseur gezaubert werden.

Das Keratin in den Haaren hat selbst auch eine besondere Bausubstanz, und zwar verfügt es über viel von der Aminosäure Cystein, die dem Haar die Stabilität verleiht. Das Cystein wiederum besteht aus chemischen Gruppen, die untereinander sogenannte Disulfidbrücken eingehen. Für alle, die absolut nichts mit diesem chemischen Begriff anfangen können – kein Problem: Ihr könnt es euch so vorstellen, dass sie sich so verbinden wie ein DNA-Doppelstrang, sie sind wirklich sehr eng. Wenn die Haare viele von diesen Vernetzungen eingehen, wird das Haar fest und wenig beweglich.

Bei Grethes Dauerwelle wird diese Verbindungsbrücke chemisch aufgelöst, damit sie mithilfe von Lockenwicklern in die gewünschte, stärker verdrehte Form gebracht werden können. Dann werden wieder neue Brücken gebildet. Bei Tom sind diese Brücken von Natur aus stark miteinander verknüpft. Durch die Hitze eines Lockenstabs oder eines Glätteisens kann man diese Brücken auch zerstören, aber das hält dann eben nur für einen Abend, wenn überhaupt.

Erinnert ihr euch an den Tag im Freibad, als es um euren Hauttyp ging? Da haben wir bereits ausführlich über Melanozyten (siehe im Kapitel »Gefährliche B-Prominenz«, S. 102) gesprochen. Diese Melanozyten sind auch für eure Haarfarbe verantwortlich. Hier sind also wieder das braun-schwarze Eumelanin und das gelblich-rote Phäomelanin am Werk, die euch schwarze, braune, blonde oder rote Haare in all ihren Ausprägungen schenken. Und auch hier hat man, wie ihr euch sicherlich schon gedacht habt, wenig Einfluss darauf, und weil man in diesem Fall einem geschenkten Gaul durchaus ins Maul schauen kann, könnt ihr der Natur ein Schnippchen schlagen und mit Färben euren eigenen Look gestalten. Ihr braucht euch auch nicht mit dem Alter abzugeben. Es ist nämlich so, dass auch Melanozyten im Haar altern, was schließlich zu einem kompletten Verlust des Melanins führen kann. Das Ergebnis: graue Haare … Wie sind wir bloß von »Wir sitzen gemütlich im Café« zu grauen Haaren gekommen? Keine Ahnung …

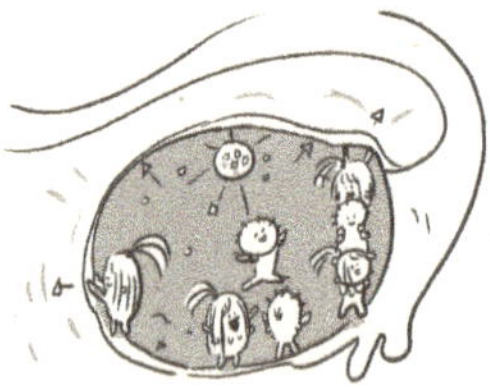

11.

Eier auf der Überholspur –

Was wirklich passiert, wenn die Pubertät einsetzt

Als ich mich von Tom verabschiede, ist es kalt geworden. Wir stehen auf, und da fällt mir mal wieder auf, wie viel größer ich doch bin als Tom. Er hatte während unserer Teenager-Jahre unter seiner Akne gelitten – und ich unter Wachstumsschmerzen … Manchmal kommt es heute noch vor, dass ich morgens unendlich erleichtert bin, weil ich ohne Schmerzen aufwache. Ein Ziehen in den Beinen und Armen und kein Mittel, kein Medikament, das gegen dieses komische Gefühl hätte wirken können. Mein Körper hat wie wild gearbeitet, und auch wenn ich keinerlei Einschränkungen hatte, durchzog mich damals ein Gefühl der Kraftlosigkeit. Es gab nur die Perspektive, dass ich irgendwann einmal das Ende der Fahnenstange erreicht hätte – im wahrsten Sinne des Wortes. Und an jedem dieser Morgen habe ich mich gefragt: Wann bitte ist es endlich so weit? Irgendwann war es das – bei einem Meter neunzig. Aber woher wusste mein Körper, dass er jetzt aufhören darf zu wachsen? Diese Frage ist gar nicht so leicht zu beantworten. Unser Wachstum hängt vor allem mit unserer Pubertät zusammen, die – mal wieder – stark von unseren Hormonen geprägt ist.

Vielleicht steckt ihr noch mittendrin oder seid einfach nur froh, diese Zeit hinter euch gelassen zu haben – wie auch immer eure Situation gerade aussieht, ist es gut zu wissen, was während der Pubertät in eurem Körper passiert. Denn dieser Umbruch in eurem Leben betrifft nicht nur uns alle, ohne ihn wäre euer Körper auch nicht so, wie er jetzt ist (oder noch wird). Das betrifft die körperliche Ebene mit all ihren Veränderungen, aber auch die psychische und emotionale. Es ist die Zeit der »Reifung«. Ich weiß, das klingt jetzt irgendwie altmodisch und belehrend, aber keine Sorge, ich mache jetzt nicht einen auf alter, weiser Mann. Ich sage das als Mediziner, denn unser Körper tut nichts anderes als das: reifen. Also lasst uns doch mal zusammen anschauen, was in der Zeit wirklich in eurem Körper passiert – vielleicht habt ihr dann ein wenig mehr Verständnis für euch selbst und all die armen Menschen in eurem Umfeld wie zum Beispiel eure Kinder, die vielleicht noch in dieser Phase stecken.

Bevor wir aber richtig einsteigen, habe ich noch ein wichtiges Anliegen. In diesem Kapitel geht es um Geschlechter, und es kann sein, dass sich vielleicht jemand angegriffen fühlt, weil ich im Folgenden von den zwei biologischen (chromosomal, gonadal und somatisch definierten) Geschlechtern sprechen werde. Lasst es mich erklären, denn ich habe keine Absicht, Menschen zu verletzen oder zu diskriminieren, die sich weder dem männlichen noch dem weiblichen Geschlecht zugehörig fühlen. Mit diesem Buch möchte ich medizinische und physiologische Themen leicht verständlich vermitteln, deshalb spreche ich im biologischen Sinne von männlichem und weiblichem Geschlecht und meine damit die Chromosomenpaare XX und XY. Die Geschlechtsidentität kann in viele Richtungen gehen, auf diese hier einzugehen würde aber den Rahmen unseres Buches sprengen.

Was wirklich hinter der Pubertät steckt

Die Pubertät ist die Phase der sexuellen und körperlichen Reifung eines Menschen. Doch was bedeutet das denn genau? Die Gonaden und Genitalien, die in der Medizin als primäre Geschlechtsmerkmale definiert werden, reifen. Gleichzeitig entwickeln sich auch die sekundären Geschlechtsmerkmale. Ich hoffe, ich habe euch nicht gleich zu Beginn verwirrt. Ich weiß, das sind komische Begriffe, aber bleibt dran. Ich verspreche euch, dass es sich lohnt.

Die Gonaden sind die Keimdrüsen und nichts weiter als eure Eierstöcke oder eure Hoden, also die Geschlechtsorgane, die für eure Fortpflanzung zuständig sind. Die Genitalien – das ist einfacher – sind entsprechend die übrigen für die Fortpflanzung wichtigen Geschlechtsorgane: also Vulva, Vagina, Gebärmutter und Eileiter oder Penis, Prostata, Samenleiter und Nebenhoden. Ja, schon wieder gibt es ein Organ, von dem die meisten noch nichts gehört haben dürften: Die Nebenhoden schmiegen sind ein bisschen wie eine Mütze über die eigentlichen Hoden, liegen also mit im Hodensack. Sie sind allerdings lediglich ein Reifungs- und Transportzentrum für die in den männlichen Gonaden entstandenen Spermien.

Die Gonaden sind unsere menschliche Brutstätte und unsere ganz persönliche Klon-Fabrik. Ihr müsst nicht unbedingt an einen Science-Fiction-Film denken, das ist wirklich so, in den Gonaden wachsen und gedeihen eure persönlichen Ebenbilder, die Keimzellen. Das sind diejenigen, die sich irgendwann einmal auf den langen Weg durch den Samenleiter und Penis oder durch den Eileiter Richtung Gebärmutter machen, um gemeinsam neues Leben zu erschaffen. Ganz genau, das ist die Geschichte von den Bienen und Blumen, die sich vereinen, bloß in unverklemmt und medizinisch korrekt. Aber hier will ich nicht weiter spoilern, schließlich ist das der letzte Akt, um den es später ausführlicher gehen soll.

Und wie entwickeln sich eure sekundären Geschlechtsmerkmale? Mit ihnen beschäftigen wir uns etwas intensiver, da sie schließlich für uns sichtbar sind (gut, die Vulva oder der Penis natürlich auch). Zu den sekundären Geschlechtsmerkmalen gehören Körperbau, Behaarungstyp und Stimmlage. All diese Kategorien scheinen das jeweilige Geschlecht zusätzlich auszumachen: starker Bartwuchs, muskulöser Körperbau, tiefe Stimme. Mooooment, das bin doch ich? Nein, Scherz beiseite, natürlich ist es nicht so zweidimensional. Also schauen wir uns unsere Helferlein im Körper an, die dafür sorgen, dass wir erwachsen werden.

Warum fängt die Pubertät dann an, wann sie anfängt?

Es wird immer wieder darüber gerätselt, welche Faktoren die Pubertät in Gang setzen. Fakt ist, dass unsere Hormone den Körper entern. Doch wie gelingt ihnen das?

Ein Hinweis ist folgende wissenschaftliche Beobachtung: Es wurde festgestellt, dass übergewichtige Kinder früher in die Pubertät kommen als normalgewichtige. Und so erregte ein Hormon namens **Leptin** die Aufmerksamkeit der Forschenden, das im Fettgewebe produziert wird. Je mehr Fettgewebe im Körper vorhanden ist, desto höher ist auch die Konzentration von Leptin. Aber Moment, wo ist da der Zusammenhang mit der Pubertät? Ja, das habe ich mich auch gefragt, aber: Die Umstellung, besonders das physische Wachstum, ist enorm kostenintensiv – das heißt, der Körper benötigt eine Menge an Energie. Wer also viel Energie liefern kann, ist hier klar im Vorteil. Umgekehrt ist es nämlich so, dass eine Unterernährung dazu führen kann, dass die Pubertät verzögert einsetzt. Aber letztlich sind das nur Theorien – und Stand jetzt (im Winter 2023/24) konnten die kausalen Zusammenhänge nicht abschließend geklärt werden. Dazu fällt mir nur ein passender Vergleich ein, der mir im Studium immer wieder begegnet: Wenn es dreißig Minuten regnet, wird die Straße nass. Wenn die Straße nass ist, kann man allerdings nicht mit Bestimmtheit davon ausgehen, dass es auch wirklich geregnet hat. Das bedeutet: Wer für was und welchen Prozess verantwortlich ist, lässt sich meistens nicht so eindeutig festlegen. Und das liegt erst recht in der Natur unseres Körpers. Bei einem Menschen kann eine Behandlung anschlagen, bei einem anderen wiederum nicht, obwohl die Parameter ungefähr ähnlich sind. Selbst wir Mediziner*innen können nicht in den Körper hineinschauen und in den seltensten Fällen in die Zukunft blicken.

Leptin jedenfalls scheint trotz allem eine wichtige Startrampe für den Beginn der Pubertät zu sein. Also begeben wir uns auf die Reise und schauen uns an, was das Hormon in eurem Körper so alles erlebt!

Lea, die bei der Boten-Agentur Leptin angestellt ist, wird losgeschickt. Der Auftraggeber sitzt, wie gesagt, im Fettgewebe. Ihm ist aufgefallen, dass der Körper sich in letzter Zeit in einem gut gestärkten und wohlgenährten Zustand befindet und deshalb einsatzbereit ist, um etwas Energie für Wachstum bereitzustellen. Regelmäßig schickt er Lea hoch ins Gehirn, genauer gesagt ins Zwischenhirn. Meistens erfährt das Fettgewebe im Nachhinein, dass Lea dort nicht einmal die Tür geöffnet wurde, sodass sie lediglich eine Notiz mit »satt« unter der Tür hindurchschieben konnte. Eine Frechheit, seine Botin einfach so abzulehnen. Er will doch nur signalisieren, dass die Energievorräte wirklich groß sind und

Wachstum stattfinden kann. Er weiß, seine Stunde wird schon noch kommen, irgendwann werden sie seiner Botin zuhören müssen … Doch jetzt ist alles anders, so viel Energie hatte er noch nie – es kann endlich losgehen! Er schickt also seine treue Mitarbeiterin Lea los, im Gegensatz zu ihren früheren Einsätzen allerdings zusammen mit einem viel größeren Team.

Sie begibt sich in den Blutkreislauf Richtung Zwischenhirn, mit dem Ziel: Hypothalamus, unser Innenminister, der so viele Geschäfte lenkt. Man sollte meinen, dass er alle Hebel und Knöpfe seines Schaltpults im Griff hätte – aber nicht immer. Seine Tür war es, an die Lea bisher immer vergebens geklopft hat. Aber holla, die Situation ist jetzt eine ganz andere! Lea und ihre Gang haben eine Schlagkraft, mit der er und auch sie selbst vermutlich nicht gerechnet hat! Krachend fliegt die Tür auf, ein Luftzug geht durch das gesamte Büro, der glatt einen Stapel Papier vom Schaltpult des Hypothalamus schmeißt.

So ungefähr könnte es mit dem Leptin laufen, Fakt ist nun aber: Unter dem weggewehten Papierberg entdeckt der Hypothalamus einen schwach blinkenden Regler mit der Aufschrift **GnRH** (Gonadotropin-Releasing-Hormon). Der Hypothalamus erinnert sich daran, dass er den Regler schon einmal gesehen und benutzt hat … Ja, damals, als festgelegt wurde, ob das Embryo ein weibliches oder männliches Geschlecht ausbildet. Das war aufregend. Aber seitdem ging auf der Seite des Pults eigentlich nicht mehr viel – bis heute! Voller Tatendrang betätigt der Hypothalamus den Schalter, damit das Hormon GnRH vermehrt ausgeschüttet werden kann. Und schon stehen die nächsten Boten bereit, voller Aufregung, da sie endlich ihren Einsatz haben. Sie erhalten von Hypothalamus, ihrem Chef, folgende Nachricht: »Pubertät! Sexuelle Reifung! Los geht's!« Sie begeben sich auf die Reise zum Empfänger, den wir bereits kennen: Hinter-den-Augen-mittig-zwischen-den-Ohren-Straße in 27499 Unterseite des Gehirns.

Das Ziel ist die Leitstelle in der Hirnanhangsdrüse. Auch hier werden wieder eigene Boten organisiert – allerdings stellen die Mitarbeitenden fest, dass sie die Arbeit nicht einem Boten überlassen können, dafür ist zu viel zu tun. Doch das Problem ist rasch gelöst: Die Hormone **LH** (Luteinisierendes Hormon) und **FSH** (Follikel stimulierendes Hormon) stehen schon in den Startlöchern: Luis und Franziska. Wie gut sie zusammenarbeiten werden, wird sich noch zeigen, doch die Koordinatoren der Leitstelle zeigen sich optimistisch.

Jetzt gibt es zwei verschiedene Empfänger, je nach Kontinent, auf dem wir uns befinden: Franziska und Luis verschlägt es in die Brutstätte des Körpers, und das sind entweder die Hoden oder der Eierstock. Es geht also Richtung »Zwischen-den-Beinen« (Männer) oder Richtung »Becken« (Frauen). Am Zielort werden sie schon von den Gonaden erwartet.

Lernt Franziska und Luis kennen

Franziska und Luis sausen also motiviert durch unseren Blutkreislauf und beleben ihn ganz schön. Die Leitstelle in der Hirnanhangsdrüse hat die Dringlichkeit erkannt, mit der GnRH aufwartete, und alle Beteiligten wissen, dass gerade etwas sehr Wichtiges vonstattengeht. Nur was?

Franziska und Luis verlieren jedenfalls keine Zeit und erreichen in Windeseile ihren Zielort. Auch wenn Franziska einen tendenziell weiblicheren Touch und Luis einen eher männlichen Touch hat, sind beide auf beiden Kontinenten einheimisch.

Die Hoden und der Eierstock überschlagen sich fast, als sie endlich von den Boten die Nachricht empfangen, dass sie loslegen dürfen. Die letzten Jahre waren für sie etwas langweilig. Die Nachricht der sexuellen Reifung ist für sie ein Arbeitsauftrag, den sie voller Enthusiasmus annehmen. Für sie bedeutet es nichts anderes als: Expansion! Mehr Raum, mehr Platz, mehr Luft zum Atmen. Endlich bekommen sie die Aufmerksamkeit, die sie verdienen, und werden sichtbar im Körper. Für eure Hoden und euren Eierstock ist das ein sehr guter Tag.

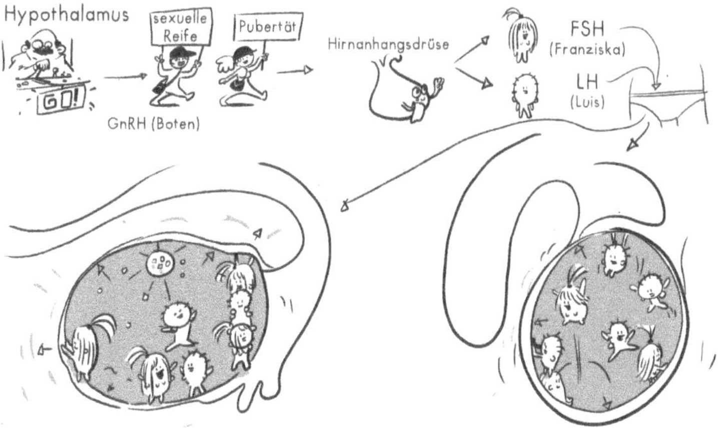

Und schon wird die Maschinerie angeschmissen: Luis' (LH) Aufgabe ist es jetzt, sowohl im Hoden als auch im Eierstock die sogenannte **Androgensynthese** anzukurbeln, die die Produktion von männlichen Sexualhormonen wie Testosteron anwirft. Höre ich da ein leises Klingeln bei euch? Genau, die Androgene spielen eine besondere Rolle bei der Akne.

Franziska (FSH) hingegen sorgt auf dem weiblichen Kontinent dafür, die Östrogen-Produktion hochzufahren. Auf dem männlichen Kontinent ist sie für die Reifung der Spermien zuständig.

Die beiden arbeiten super zusammen, da hat die Hirnanhangsdrüse einen guten Job gemacht, indem sie beide zusammengetan hat! Dass ihr Teamwork klappt, ist aber auch immens wichtig, denn auf dem weiblichen Kontinent braucht es die Androgene, die für das Wachstum von Körper und Muskeln wichtig sind.

Wisst ihr, was die Konsequenz davon ist? Dass die weiblichen Hormone aus den männlichen entstehen. Wer damit an Adams Rippe denkt, aus der Eva entstanden sein soll, ist auf dem Holzweg, und es gibt auch keinen Grund für Macho-Vollpfosten, sich jetzt besser zu fühlen. Frauen haben einfach einen besonderen Mitarbeiter (die sogenannte Aromatase), der bei ihnen besonders fleißig männliche Geschlechtshormone in weibliche, die Östrogene, transformiert. Und wie wir gesehen haben, ist Franziska (FSH) für die Reifung der Spermien zuständig – entscheidend ist also die Balance.

Sobald die Produktion läuft, läuft's – Hoden und Eierstock sind jetzt im Dauereinsatz und erhalten häufiger Nachschub von den Hormonen, was dazu führt, dass beide langsam, aber sicher expandieren und wachsen. Der Auftrag des Hypothalamus wird umgesetzt, und die sexuelle Reifung ist in vollem Gange.

Was sich im Körper wirklich verändert

Vom Aufstreben der Gonaden profitieren aber auch unsere anderen primären Geschlechtsmerkmale, sowie die bisher vernachlässigten sekundären Geschlechtsmerkmale, in deren Richtung der Hormonfluss weitergeleitet wird. Die Androgene und Östrogene beeinflussen also maßgeblich, wie sie sich ausprägen. Und wann ist die Geschlechtsreife denn so weit? Ganz einfach: Sobald ihr anfangt zu müffeln. Nein, Scherz beiseite – obwohl es tatsächlich so ist, dass die für den Geruch verantwortlichen »apokrinen« Schweißdrüsen sich erst in der Pubertät entwickeln. Auch hier wird ein Einfluss der Androgene vermutet. Die Entwicklung von diesen Schweißdrüsen verläuft übrigens parallel zur Achselhaarentstehung.

Grob gesagt kann die Geschlechtsreifung ab dem achten Lebensjahr beginnen. Ja, ihr habt richtig gelesen. Natürlich sind der Start und die Dauer der Pubertät sehr individuell, es geht ja schließlich um eure ganz persönliche Entwicklung. Die Pubertät im engeren Sinne als Erwerb der Fähigkeiten zur Fortpflanzung beschränkt sich meistens auf rund vier Jahre. In diesem Zeitraum haben die Gonaden sich so weit vergrößert, dass eine ausreichende Produktion der Geschlechtshormone gewährleistet ist. Alles, was danach geschieht, sind Reaktionen auf diese Produktion.

Und was wird da ab wann in unserem Körper alles hergestellt?

Bei Mädchen:

- Erst wachsen Haare im Intimbereich (Start zwischen 8 und 13 Jahren)
- Dann folgt die Entwicklung der Brust (Start zwischen 8 und 13 Jahren)
- Erste Menstruation (zwischen 10 und 14 Jahren)
- Prozess wird mit Körperwachstum abgeschlossen (Start zwischen 9,5 und 14,5 Jahren; bis zu 8 Zentimeter pro Jahr)

Bei Jungs:

- Erst vergrößern sich die Hodenvolumen (Start zwischen 10 und 14 Jahren)
- Dann folgt die Scham-, Achsel-, Bartbehaarung (Start zwischen 11,5 und 15 Jahren)
- Einsetzen des Stimmbruchs (zwischen 14 und 15 Jahren)
- Größter Wachstumsschub (durchschnittlich mit 14 Jahren)

In diesen ersten vier Jahren entwickelt euer Körper die Fähigkeit, sich fortzupflanzen, wobei sich danach Haarlänge, Muskelmenge und Brustumfang noch verändern können, was sie, wie wir alle wissen, meistens auch tun. Wusstet ihr eigentlich, welches Wort in *Pubertät* steckt? *Pubes* – und wer sehr gut Englisch kann, errät vielleicht, was das eigentlich bedeutet: Körper- und Schambehaarung, also öffentliches oder privates Haar auf Latein.

Die Behaarung im Intimbereich gehört zu unseren sekundären Geschlechtsmerkmalen und wird ebenfalls von unseren Sexualhormonen angestoßen – genauso wie die Entwicklung der Brüste und die erste Regelblutung bei Mädchen sowie der Stimmbruch und der Bartwuchs bei Jungs. Das Territorium der Gonaden wird also erweitert, und sie erhalten während der Pubertät immer weiter Einfluss und Macht.

Sexualhormone an die Macht!

Unsere Boten-Freunde Luis (LH) und Franziska (FSH) sind aber noch nicht ganz von der Bildfläche verschwunden. Sie sind verantwortlich für die Produktion der weiteren Sexualhormone – Testosteron und Östradiol (Estradiol) als bekannteste Vertreter. Und die haben vielleicht mal Fähigkeiten! Sie sind quasi die Boten mit dem Generalschlüssel. Man könnte es fast als feindliche Übernahme sehen, denn die Sexualhormone tun nichts anderes, als sich Zutritt zu jeder Zelle zu verschaffen, um dann geradewegs in deren Heiligtum, den Zellkern, einzudringen. Damit beeinflussen sie nicht nur eure einzelnen Zellen, sondern auch eure DNA. Ab jetzt schreiben sie vor, was in welchen Mengen zusätzlich produziert wird – und errichten nichts weniger als eine Diktatur. Die Sexualhormon-Diktatur.

DNA

Kurze Quiz-Frage: Was ist eigentlich die DNA? Easy, werdet ihr denken, das ist doch unser Erbmaterial. Das ist korrekt! Aber wusstet ihr, dass die DNA in jeder einzelnen lebenden Zelle eures Körpers sitzt? Wie immer bestätigen Ausnahmen die Regel, denn da gibt es noch die Mitochondrien, unsere Kraftwerke in den Zellen. Die besitzen ihre eigene DNA und haben sich vor vielen Millionen Jahren mal in unsere Zellen geschmuggelt (Endosymbiontentheorie und so …).

Die DNA ist der Träger des Bauplans für die Zelle selbst. Sie ist die Masterdatei, die genau festhält, welche Strukturen und Mitarbeitende wann, wo und wofür gebildet werden. Sie hält die Aufgaben der jeweiligen Mitarbeitenden fest, was wiederum in den Dateien (Gene) codiert ist. Bei jedem Workflow wird der Bauplan gecheckt, ob noch alles nach Plan läuft – und das passiert eigentlich ständig.

Und zurück zu unseren sekundären Geschlechtsmerkmalen: Sobald die Sexualhormone an die Macht gekommen sind, beginnen sich im Gesicht und im Genitalbereich die Keratinozyten (ihr erinnert euch: das Material, aus dem Haare und Nägel gemacht sind) schneller zu teilen. Die Drüsen bilden sich aus, die Zellen der Vagina, des Penis und Co. vervielfältigen sich, der Muskelaufbau wird angeregt, Blutzellen werden vermehrt gebildet – und das ist erst der Anfang der Eroberung durch die Sexualhormone. Der Körper soll wachsen und gedeihen. Menstruationszyklen werden eingerichtet und Ejakulationen ermöglicht. Unsere Franziska (FSH) und unser Luis (LH) haben da echt was losgetreten. Immerhin sorgen sie weiterhin dafür, dass die Hoden und der Eierstock in all ihrem Größenwahnsinn ihre eigentliche Aufgabe nicht vergessen: weiterhin die Brutstätte unserer Keimzellen zu betreiben. Unsere Spermien und Eizellen sollen schließlich zum richtigen Zeitpunkt einsatzbereit sein.

So krass ist euer Körper

Zum Glück ist diese Phase irgendwann vorbei, stellt euch mal vor, euer Körper würde immer weiter und weiter wachsen. Für manche klingt die Vorstellung zu wachsen vielleicht verlockend, aber ab einem Punkt wird es dann doch gruselig. Zum Glück weiß der Körper, wann Schluss ist – im Gegensatz zu mir, der meist länger bleibt, als er sollte. Der Zeitpunkt des Wachstumsstopps korreliert aber nicht mit dem Abschluss der Geschlechtsreife, so einfach ist es leider nicht, dennoch ist er genetisch festgelegt.

Ich erinnere mich gut, als mich etwa mit elf, zwölf Jahren plötzlich alle Mädchen überragt haben. Erst mit vierzehn habe ich nachgezogen – und sie dann für immer überholt. Das gilt auch für die körperlichen Leistungen. Mädchen kommen einfach meist früher in die Pubertät und entwickeln so manche Fähigkeiten viel früher als Jungs. Aber wo ist da jetzt der Zusammenhang mit den Sexualhormonen? Ich bekomme den Dreh noch hin, versprochen! Es ist nämlich ganz einfach: Die Sexualhormone, seien es Androgene oder Östrogene, wirken auch auf die Knochenproduktion. Ich sag ja, es ist eine wahre Übernahme! Sie geben den zuständigen **Knochenzellen** (den Osteoblasten) den Auftrag, mehr Knochengrundsubstanz zu produzieren, und das bedeutet für die Kollegen Extraschichten und eine Menge harter Arbeit. Besonders wertvoll ist die Arbeit der Östrogene, die nämlich zusätzlich noch diejenigen Zellen hemmen, die eigentlich die Knochen abbauen. Und auch das ist ein Workflow, der die ganze Zeit stattfindet. Auch jetzt gerade, während ihr dieses Buch lest, werden eure Knochen auf- und abgebaut, ihr nutzt sie schließlich ständig! Wenn die Östrogenmenge bei Männern im höheren Alter und bei Frauen nach der Menopause abnimmt, verringert sich diese den Knochen schützende Wirkung – und das Resultat: instabilere Knochen, auch als Osteoporose bekannt.

Ich hätte nie gedacht, dass mein Treffen mit Tom uns in die Gefilde der Pubertät zurückbringt – zum Glück ist diese Phase vorbei. Andererseits: Ohne diese Wachstumsschmerzen wäre ich jetzt nicht so groß und hätte vielleicht weniger Spaß am Handball, wo mir die Größe dann doch in die Karten spielt? Man weiß es nicht so genau … Eines weiß ich aber sicher: An diesem langen Wochenende werde ich wieder trainieren, diesen Plan fasse ich auf dem Heimweg. Da ahne ich noch nicht, dass unsere Outdoor Session auch noch andere Folgen für mich haben könnte …

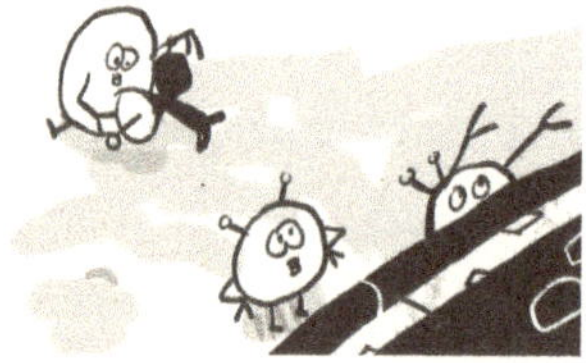

12.

Gebrannte Mandeln in der Festung –

Was wirklich passiert, wenn ihr krank seid

Am nächsten Morgen, nach dem Nachmittag im Café, bin ich dann zwar nicht mit einer Dauerwelle oder grauen Haaren aufgewacht, sondern mit einem leichten Kribbeln in der Nase: Ich muss laut niesen und denke mir nichts weiter, schließlich kommt das öfters vor, gerade, wenn die Außentemperaturen sinken und ein volles Programm auf mich wartet. Bevor ich zum Handball fahre, möchte ich noch schnell in Peters neuer Wohnung vorbeischauen und die Vorlesungen der letzten Woche nacharbeiten. Erst am Nachmittag, auf dem Weg zu meinem sonntäglichen Besuch bei meinen Eltern, bemerke ich, dass meine Nase ordentlich zugeschwollen ist. Ich bin doch nicht etwa ...? Mein Hals ist ziemlich kratzig. Oho. Das Schlucken ist auch irgendwie unangenehm ...

Ihr kennt das: Kaum wird es kälter, beginnt die Nase zu laufen. Wäre das doch nur ein Ausdruck ihrer Selbstständigkeit, wobei: Wenn ich es genau nehme, ist sie gerade sehr selbstständig.

Gestern im Café war es eigentlich schön warm, aber als die Sonne langsam hinter den Häusern verschwand, wurde es doch ziemlich kühl. Und dafür war ich natürlich nicht richtig gekleidet. Oder kennt ihr eine Übergangsjacke, die leicht genug ist, wenn die Sonne scheint, aber warm genug, wenn sie verschwindet? Eben, eine eierlegende Wollmilchsau … Im Herbst kann man es jedenfalls niemals richtig machen. Entweder man schwitzt, weil man sich zu dick angezogen hat, oder man friert, weil die Übergangsjacke zwar schick, aber doch zu leicht ist. Da ist der Weg zu einer verkühlten Nase wirklich nicht weit … Aber stimmt der Mythos, dass man sich erkältet, wenn man friert?

Okay, blicken wir zurück in den Sommer: Erinnert ihr euch an mein unfreiwilliges Sonnenbad im Freibad? Weil es viel zu heiß war, musste mein Körper allerhand in Bewegung setzen, um die innere Körpertemperatur zu halten. Im Herbst ist es gerade umgekehrt: Mein Körper registriert, dass die Temperatur in der Umgebung ziemlich niedrig ist, sobald die sommerlichen Sonnenstrahlen fehlen. Statt die Gefäße weitzustellen, wie im Sommer, werden sie nun enggestellt. Die Energie soll gespart werden, und vor allem die lebenswichtigen Organe sollen beheizt werden (so wie wir inzwischen gelernt haben, nur in den Räumen die Heizung anzustellen, in denen wir uns auch befinden). Die Extremitäten wie Hände, Unterarme, Füße und Beine werden weniger erwärmt – und das gilt auch für die Nase, die den kühlen Luftzug ganz deutlich zu spüren bekommt.

Doch welche Auswirkungen hat es, wenn ein Körperteil weniger erwärmt wird, also seine Blutgefäße enggestellt werden? Das warme Blut als Heizmittel fehlt in diesen Regionen und zirkuliert weniger in die Peripherie. So als würde der Linienverkehr ins Umland stark eingeschränkt, um Ressourcen zu schonen. Das hat natürlich Konsequenzen: Für die Mitarbeitenden des Immunsystems bedeutet das, dass sie weniger in diese abgelegenen Gebiete kommen, weil sie auf die öffentlichen Verkehrsmittel angewiesen sind. Zwar gibt es vor Ort Polizeireviere, aber letztlich können sie nicht viel ausrichten. Erst recht nicht, wenn viel los ist.

Aber warum genau stellt der Körper die Blutbahnen enger? Wie alles in unserem Körper ist auch dieser Prozess fein justiert (für alle tapferen Leser, die bis hierhin durchgehalten haben: Das ist euch bestimmt inzwischen aufgefallen). Der Körper möchte weniger Wärme abgeben. Wenn aber diese abgelegenen Gebiete nicht richtig besetzt sind, finden gerade über unsere Zufahrtsstraßen allerlei Viren Zugang zu unserem Körper. Die Nase ist eine solche exponierte Stelle: Eigentlich ist es die Funktion der Nasenschleimhaut, diese Eindringlinge abzuwehren. Wenn aber das Blut nicht mehr ausreichend zirkuliert und somit die bitter nötige Verstärkung in weite Ferne gerückt ist, haben wir hier eine undichte Stelle.

Egal, ob Rhino-, Corona- oder Influenzavieren, sie alle lieben die Action – sie werden als Tröpfchen in die Luft geschleudert, sobald jemand hustet oder niest, und die landen am Schluss in eurer Nase. Und weil vor Ort nicht genug Immunpolizei nach dem Rechten schauen kann, haben sie leichtes Spiel. Denkt also dran: Muttis Ratschlag, sich immer schön dick einzupacken, sobald es herbstlich wird, ist gar nicht so verkehrt, es verbessert die Durchblutung!

Warum spielt aber gerade unsere Nase eine so wichtige Rolle für unsere Immunabwehr? Das liegt an den Schleimhäuten, die mit Immunzellen ausgestattet sind. Und diese Schleimhäute sind richtige Multitalente, weshalb sie gleich drei sehr wichtige Aufgaben übernehmen: Sie befeuchten und erwärmen nicht nur die Luft, die wir einatmen, sie binden auch gleichzeitig die darin befindlichen Schadstoffe oder Bakterien. Nicht schlecht, oder?

Es wird also höchste Zeit, dass wir uns diese Schleimhaut mal genauer anschauen – ja, ja, ihr habt richtig gelesen! Eklig ist sie nämlich nicht, im Gegenteil. Die Schleimhaut wird von einem **Epithel** überzogen – klingt irgendwie episch, oder? Das ist es auch, denn als Epithel bezeichnet man die äußerste Gewebeart, die alle unsere inneren und äußeren Oberflächen abdeckt und somit schützt.

Aber was ist eigentlich ein Gewebe?

Gewebe kann man sich als ein Team aus Zellen vorstellen, in dem alle derselben Aufgabe nachgehen. Diese Teams sind die Mitarbeitenden unserer Organe und ermöglichen ihre Funktion. Nur dank ihrer exzellenten Arbeit können die Organe auch ihren Sinn erfüllen.

Es gibt vier unterschiedliche Gewebearten: Muskel-, Nerven-, Epithel- und Binde-/Stützgewebe. Das Muskel- und Nervengewebe haben wir bereits kennengelernt, jetzt geht es um die anderen beiden Arten. Epithelgewebe kleidet von unserer Blase oder Speiseröhre bis zum Ohr alles aus, sowohl von innen als auch außen. Die Hornzellschicht, die wir im Kapitel »Innenansichten vom Aussehen« auf S. 184 kennengelernt haben, ist auch nichts anderes als ein Epithelgewebe. Das Binde- bzw. Stützgewebe kann man sich als Pufferzone vorstellen, die uns überall im Körper strukturellen Halt gibt. Das Organ Herz zum Beispiel ist wie ein Sandwich aufgebaut. Seine Kammern und Vorhöfe enthalten das zu pumpende Blut und bestehen, von außen nach innen betrachtet, zuerst aus einer äußeren Epithelgewebeschicht, dann einer Bindegewebsschicht und schließlich einer Muskelgewebsschicht in der Mitte. Und als würde das nicht reichen, kommt noch einmal ein Bindegewebe mit einer Epithelgewebeschicht obendrauf, die die Kammern und Vorhöfe von innen auskleidet und mit dem Blut in Kontakt steht. Das Nervengewebe durchzieht alle diese Schichten und fungiert als Taktgeber, indem es die Telefonleitung zum Nervensystem zur Verfügung stellt. Also für alle, die Angst haben, ihr Herz wäre zu zerbrechlich, der Hinweis: Es ist stärker, als ihr denkt!

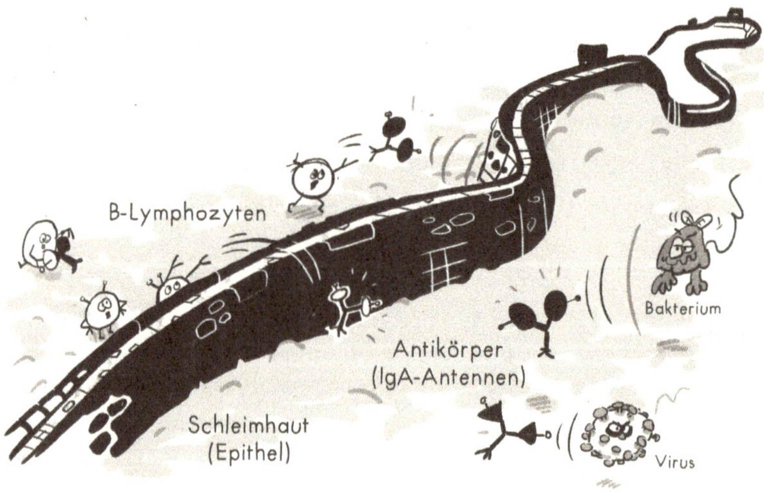

Jetzt, da ihr wisst, was es mit diesem Epithel auf sich hat, könnt ihr euch vielleicht besser vorstellen, womit alle Eindringlinge zuallererst in Kontakt treten – von der Erdnuss über Keime bis zum Virus. Genau: mit unserem Epithel. Wenn aber die Besatzung fehlt, die sich um die Eindringlinge kümmert, ist sie bloß wie eine leere Chinesische Mauer – zwar eine Hürde, aber kein echter Schutz.

Wir stünden jedoch nicht an der Spitze der Evolution (hallo, Chamäleons können die Farbe ändern?), wenn nicht auch in diesen Zeiten unsere Körperpolizei sich besonders dafür einsetzte, auf euch aufzupassen. Wir treffen hier auf zwei alte Bekannte, die zum Immunsystem gehören (siehe Kapitel »Bananen-Latex-Drama« auf S. 41). Es sind die Lymphozyten, ihr wisst schon, die etwas überreagieren und uns damit eine hübsche Allergie bescheren können. An der Stelle möchte ich unbedingt den Ruf der B-Zellen, sprich B-Lymphozyten, rehabilitieren. Jeder macht schließlich mal Fehler! In ihrer Produktion werden nicht nur IgE-Antennen (Immunglobulin-E) hergestellt, sondern neben drei weiteren (IgM-, IgG-, IgD-) auch IgA-Antennen (Immunglobulin-A), und die können was, ich sag's euch! Die IgA-Antennen nehmen nämlich nicht nur die üblichen Wege über die Blutbahn, sondern werden von den B-Lymphozyten auch über die Mauer auf die andere Seite gehievt. Dort kampieren sie in den Schleimhäuten (also dem Epithel) und warten darauf, dass ein Virus oder Bakterium in ihre Fänge gerät.

Das Leben eines Virus

Die Schleimhäute können es in Zeiten eingeschränkten Linienverkehrs kaum mit diesen Eindringlingen aufnehmen. Der Notruf der örtlichen Dienststelle geht zwar in der Zentrale ein, aber es dauert einfach zu lange, bis die Verstärkung eintrifft. Der Virus oder das Bakterium kam, sah, und siegte.

Ich ahne, welche Frage euch jetzt vielleicht umtreibt: Was ist eigentlich ein Virus und was ein Bakterium? Das Bakterium ist quasi ein grauenhaft nerviger und dazu auch noch potenziell gewalttätiger Nachbar, der unseren Zellen alles wegnehmen kann. Ein Virus hingegen lebt als Parasit innerhalb einer Zelle. Gruselig! Und so gelingt dem Virus die Invasion: Wie eine bemannte Mondsonde setzt es sich auf eine Zelle nieder, anschließend schleust es seine DNA oder RNA (dazu gleich mehr!) über die Zellmembran in eure Zelle ein. Dabei verlässt es seine Hülle – es lässt seine Sonde zurück –, um schließlich mit der DNA eurer Zelle zu verschmelzen. Während das DNA-Virus die Bewohner heimlich täuscht, geht das RNA-Virus sehr viel dominanter vor: Es bestimmt ab jetzt die Regeln und gibt den Bewohnern der Zelle Anweisungen.

DNA vs. RNA

Während die DNA der Bauplan der Zellen ist, ist die messenger RNA (mRNA) eine abgeschriebene Version des Bauplans. Die DNA ist die Datenbank selbst, während die mRNA die von der Datenbank heruntergeladene Datei und ausgedruckte Bauanweisung ist.

Das RNA-Virus fälscht also eine ausgedruckte Bauanweisung, um die Regeln bestimmen zu können, während das DNA-Virus seine

Anweisungen direkt in die Datenbank hinzufügt. Letztlich läuft es bei beiden aber auf das Gleiche hinaus: Die Zelle beginnt aufgrund der neuen Bauanweisung, die einzelnen Bestandteile des Virus zu vermehren, die im nächsten Schritt wiederum zu neuen Viren zusammengefügt werden. Schließlich verlässt das Virus mit seinem Gefolge die Zelle – den Wirt des Virus – und zerstört sie dabei vollständig. Ihr seht die Katastrophe schon kommen: Innerhalb unserer eigenen kleinen vier Wände entsteht eine Armee. Aus einem Virus werden viele Viren, die sich in Windeseile ausbreiten. Das also passiert gerade in meinem Körper, aber er wäre nicht unser Körper, würde er nicht aktiv versuchen, dagegen anzukämpfen. Um diese Katastrophe in Schach zu halten, gibt es nur eine Strategie: eine Immunreaktion in Gang zu setzen, die in eine Entzündung münden wird.

Natürlich gehen wieder diverse Notrufsignale bei der Zentrale ein, schließlich hinterlassen die herumschwirrenden Viren und zerstörten Zellen eine Spur der Verwüstung – dabei sieht unser Körper nicht tatenlos zu!

Um darauf reagieren zu können, werden die enggestellten Gefäße wieder weitgestellt, damit sie für die Immunzellen, unsere Körperpolizei, durchlässig werden. Mitverantwortlich dafür ist übrigens auch wieder unser Histamin, unser Superstar aus dem »Allergie«-Kapitel. Ihr erinnert euch vielleicht daran, dass es dort aus den Mastzellen kam – und da diese zum kleinen Polizeirevier vor Ort gehören, sind sie an vorderster Front dabei!

Durch die Weitstellung kann schnell eine zusätzliche größere Eingreiftruppe in die Zone des Kampfgeschehens geschickt werden. Aber natürlich muss sie sich auch wieder mit dem gaffenden Wasser herumschlagen. Es versperrt mal wieder überall die Wege. Denkt ihr zumindest, oder? Falsch gedacht – zumindest ist es in diesem Fall nicht ganz richtig! Es versperrt zwar die Wege, aber die Nase als sehr krisenerprobtes Gebiet macht sich seine Anwesenheit zunutze. Das Wasser wird mit den übrigen Blutbestandteilen in das weitverzweigte Venengeflecht der Nasenschleimhaut geschickt, wobei dieses gestaut wird. Das Resultat: Die Nasenschleimhaut schwillt an, dadurch versucht sie ein weiteres Vordringen der Krankheitserreger zu verhindern. Gleichzeitig nutzt die Nasenschleimhaut das Wasser für ihre Lieblingsbeschäftigung – um Schleim zu produzieren –, mit dem sie dann die Viren daran hindern will, die Mauer zu überwinden. Das Resultat: Die Nase läuft und ist ganz schön zu.

In schlimmeren Fällen kann ein solches Kampfgeschehen Fieber auslösen. Zum Beispiel, wenn eintretende Bakterien Giftstoffe ausstoßen oder das Immunsystem überfordert ist und Unterstützung benötigt. Eine Erhöhung der Temperatur ist eine Maßnahme des Körpers, die in Schüben erfolgt, um die Krankheitserreger zu vernichten. Der schubförmige Verlauf gibt dem Körper Zeit, seine eigenen Körperzellen zu regenerieren, die durch die hohen Temperaturen ebenfalls angegriffen wurden. Vielleicht erinnert ihr euch daran, dass der Körper sehr darauf steht, dass die Temperatur konstant bleibt? Ihr könnt euch vorstellen, dass die Situation wirklich ernst sein muss, wenn er zu solchen Maßnahmen greift. Bisher läuft mir aber zum Glück nur die zugeschwollene Nase.

Gebrannte Mandeln

Als ich am Nachmittag bei meinen Eltern ankomme, sehe ich das besorgte Gesicht meiner Mutter. Hat sie etwa schon erkannt, dass es mir nicht so gut geht? Sehe ich etwa so fertig aus? Sind das ihre Mutterinstinkte? Oder weil sie eben Ärztin ist und ein geschultes Auge hat? Dieses Rätsel werde ich wohl niemals lösen. Jedenfalls holt sie, nachdem ich ihr mein Halskratzen gestanden habe, ihre Handytaschenlampe raus, und während ich die Zunge rausstrecke und »Aaaaahh« sage, schaut sie in meinen Rachen.

»Ja, deine Mandeln sind dick und gerötet. Du musst dir einen Infekt eingefangen haben«, erklärt sie. Meine Befürchtung hat sich also bestätigt … Immerhin sind sie nicht weißlich belegt, was für eine Bakterieninfektion sprechen würde. Na wunderbar, dann darf ich jetzt schon gebrannte Mandeln genießen, bevor überhaupt der erste Weihnachtsmarkt geöffnet hat …

Und warum sind meine Mandeln dick geworden? Lasst es uns gemeinsam erkunden! Davor wird es aber höchste Zeit für eine Tasse Tee, denn wer krank ist, soll schließlich Tee trinken. Das ist eine Grundregel, die ihr sicherlich auch alle schon mal gehört habt. Aber hilft er mir überhaupt dabei, gesund zu werden? Und wenn ja, warum ist das so?

Bestimmte Teesorten haben tatsächlich Inhaltsstoffe, die eine besondere Wirkung entfalten können. Zum Beispiel wirken Kamillenblüten entzündungshemmend und krampflösend, während Pfefferminzblätter den Magen-Darm-Trakt anregen. Doch was für unseren Körper noch viel wichtiger ist, wenn er die Verwüstung aufräumen muss: Tee ist heiß und vermittelt dem Körper das Gefühl von Wärme, der daraufhin die Gefäße weitstellt. Das fördert die Durchblutung und hilft unseren Einsatzkräften, den Immunzellen, schnell zum Einsatzort zu gelangen, um das Chaos aufzuräumen.

Die Reise beginnt

Die Viren haben die Nasenschleimhaut in ein Schlachtfeld verwandelt. Langsam, aber sicher scheint der Körper mit seinen Immunzellen die Oberhand zurückzugewinnen. Wenn da nicht zwei Viren versuchten, heimlich zu entkommen … Gerade platzt eine neue Gruppe Viren aus einer infizierten Zelle heraus, die Immunzellen scheinen abgelenkt, und – zack! –, springen sie in die Blutbahn. Sie können ihr Glück kaum fassen. Dem Immunsystem entkommen und nun frei im Körper unterwegs, ein Traum wird wahr. Was die beiden nicht wissen können: Gerade sind sie zwar ein paar Immunzellen entkommen, doch nun steuern sie geradewegs auf ihren Endgegner zu. Und der wird ihrem kurzen, aber aufregenden Leben ein Ende setzen. Die Rede ist vom Lymphknoten. An der Stelle muss ich, um medizinisch korrekt zu bleiben, erwähnen, dass in Wirklichkeit die Viren nicht selbstständig im Blut unterwegs sind. Eigentlich ist eine virusinfizierte Zelle in die Blutbahn geraten, in welcher die Viren sitzen. Das verkompliziert die Geschichte allerdings, und ich lasse den Part einfachheitshalber weg.

Den Eindringlingen steht nun aber erst mal ein wilder Ritt bevor: Über die Vene, erst ins rechte Herz, rein in die Lunge, dann ins linke Herz, über die Aorta zur Halsschlagader – bis zu ihrem Endgegner.

Könnt ihr euch an die Arterien erinnern, die vom Herzen wegführen und das **arterielle Gefäßsystem** bilden? Sie transportieren besonders sauerstoffreiches Blut, womit sie den ganzen Körper versorgen (siehe Kapitel »Du vs. Arnold Schwarzenegger«, S. 121). Schließlich wird das sauerstoffarme, dafür nährstoffreiche Blut über **das venöse Gefäßsystem**, also die Venen, zur Leber und wieder zurück zum Herzen geführt. Der Wendepunkt dieser Reise, an dem die Übergabe des Sauerstoffs stattfindet, ist die Endstrombahn (das Kapillarbett).

An der Stelle verläuft sich das Blut aus den kleinen Arterien ins Gewebe und in die Zellverbände, um den Sauerstoff an die Zellen abzugeben. Als Gegenleistung bekommt das Blut die Nährstoffe aus diesen Zellen, aber auch allerlei Müll und Zellschrott. Kleine Venen nehmen das Blut auf der anderen Seite wieder auf und führen es auf die gleiche Weise zurück zum Herzen. Damit die Übergabe reibungslos vonstattengeht, müssen die Herzmuskeln ganz schön pumpen. Sie ziehen sich sechzig- bis achtzigmal pro Minute zusammen, damit das Blut in die immer kleiner werdenden Kapillaren gepresst werden kann. Ganz schön beachtlich. Von dieser sportlichen Leistung, die unser Herz jede Sekunde unseres Lebens vollbringt, können wir uns auf jeden Fall eine Scheibe abschneiden.

Im Kapillarbett trifft das Blut auf einen weiteren großen Player – das dritte Gefäßsystem: Gestatten, das **Lymphgefäßsystem**, das sich rund zehn Prozent der Flüssigkeit für sein System abzwackt. Halt, Stopp! Warum spreche ich auf einmal von Flüssigkeit statt von Blut? Das liegt daran, dass das Blut, sobald es aus den kleinen Arterien herausgepresst wird und ins Gewebe übergeht, sich nicht mehr im Blutgefäßsystem – also in den Arterien oder Venen – befindet, sondern im sogenannten Extrazellulärraum – so wird der Raum zwischen den Zellen bezeichnet. Hier kommt noch eine bunte Mischung anderer Flüssigkeiten hinzu. Genau aus diesem Mix aus Flüssigkeiten zieht das Lymphgefäßsystem nun also zehn Prozent heraus. Und hier kommen unsere Invasoren, die bösen Viren, wieder ins Spiel: Wenn sie einmal in unseren Körper gelangt sind, befinden sie sich auch in diesem Flüssigkeiten-Mix. Und da das Lymphgefäßsystem so etwas wie ein TÜV für die Qualität dieser Flüssigkeit ist, gelangen die Viren auch in seine Stichprobe, die ab sofort Lymphe genannt wird. Die sich in Sicherheit wähnenden Viren haben somit die letzte Abzweigung in Richtung Lymphknoten genommen. Für sie gibt es kein Zurück mehr.

Die Reise führt die Viren direkt zu unseren Lymphknoten, dem Knotenpunkt und der Festungsanlage des Lymphgefäßsystems, die zugleich die Wahlheimat unserer B- und T-Lymphozyten ist. Als Teil der Körperpolizei sind wir ihnen schon öfters begegnet, deshalb wird es höchste Zeit, sie endlich richtig kennenzulernen – denn nur, wer ihre Vergangenheit kennt, kann auch ihre Funktion verstehen. Sie werden wie alle unsere Blutzellen im Knochenmark geboren, ja genau: innerhalb eurer Knochen. Ihre Pubertät durchleben sie in einem unserer beiden primären lymphatischen Organe. Das ist entweder im Knochenmark selbst oder im Thymus. Vielleicht denkt ihr euch – ach, Thymus, das klingt irgendwie ausgedacht, davon habe ich noch nie etwas gehört. Fair enough, der Thymus ist ein Organ, das tatsächlich nicht besonders bekannt ist. Er liegt hinter eurem Brustbein (das ist die Platte in der Mitte eurer Brust) und bildet sich nach eurer Pubertät kontinuierlich zurück, er hat schon bessere Zeiten in eurem Körper erlebt. Ganz verschwindet er aber nie, schließlich ist er für unsere Lymphozyten tatsächlich eine wichtige Reifungsstätte.

Also, kurz zusammengefasst: Die Lymphozyten werden im Knochenmark gebildet, wo sie auch ihre Reifung erleben, wenn sie nicht in den Thymus geschickt werden. Da es zwei Ausbildungsstätten mit zwei verschiedenen Abschlüssen gibt, entscheidet sich der Lymphozyt nach seiner Geburt im Knochenmark, ob er die hiesige Schule »**B**one Marrow« (dt. Knochenmark) besucht, um zu einem **B**-Lymphozyten ausgebildet zu werden, oder das Internat im Burstkorb besucht und die **T**hymus-Ausbildung zum **T**-Lymphozyten absolviert.

Nachdem sich die Lymphozyten ausgebildet haben, ziehen sie über den Blutkreislauf zu den Orten, wofür sie ihre erste Ausbildung absolviert haben, die in den sekundären lymphatischen Organen liegen. Das heißt, ihr Wirkungsort können die Milz, die Mandeln oder eben die Lymphknoten sein.

Diese Festungsanlage ist also (neben anderen Immunzellen) mit den B- und T-Lymphozyten besiedelt, die allzeit bereit sind, in den Kampf gegen unerwünschte Eindringlinge zu ziehen. Wobei die T-Lymphozyten als Späher eingesetzt werden, weil sie mit ihrem ausgeprägten Tastsinn Bakterien und Viren ausfindig machen können und diese sofort den B-Lymphozyten melden. Diese werfen sich dann in ihre Kampfmontur, indem sie angepasste Antikörper ausbilden – unsere Antennen, die Immunglobuline IgM, IgG, IgD, IgE oder IgA –, um die Eindringlinge entweder selbst zu eliminieren oder sie dem angeborenen Immunsystem auszuliefern. So weit zur Theorie, die sie in ihrer Ausbildung alle lernen, doch wie läuft das in der Praxis ab?

Während also die Viren siegessicher durch den Blutkreislauf marschieren und davon überzeugt sind, weiter Land zu gewinnen, landen sie mit der Lymphe in den Lymphknoten – und begegnen wem? Den Lymphozyten. Von den Fresszellen des Immunsystems angenagt, erkennt der T-Lymphozyt sie als Erstes und ist in helle Aufregung versetzt. Sofort eilt er zum B-Lymphozyten, dem die Viren nun auch aufgefallen sind. Und vor lauter Panik schreien sich alle an, sodass nun ein einziges Durcheinander entsteht. B- und T-Lymphozyt verbinden sich und bilden ein sogenanntes Keimzentrum, dessen Ziel die Mobilmachung ihrer Artgenossen ist. Sie vermehren sich, blasen sich auf, schütten Kampfantennen ohne Ende aus. Wenn das mal keine Kampfansage ist! Und weil die Lymphozyten alle ihre Streitkräfte mobilisieren, wird es langsam ganz schön eng – damit sind meine Lymphknoten aktiviert und werden dick.

Zwei so kleine Viren stellen aber natürlich eigentlich keinerlei Problem dar, schon gar nicht für einen bis obenhin mit Lymphozyten vollgepackten Lymphknoten. Nachdem sie also in der Lymphe aufgeräumt haben, machen sie sich auf den Weg mit der Lymphe über das venöse System (wo schließlich die Lymphe nach ihren Kontrolluntersuchungen in den Lymphknoten mündet) in Richtung Blutkreislauf. Den Lymphozyten ist schließlich völlig klar, dass die Viren auch an anderen Stellen im Körper Schaden anrichten, wenn sie es bis in ihre Festungsanlagen geschafft haben. Die Rettung für meine Nase naht.

Warum werden Mandeln dick?

Die Mandeln sind genauso wichtig wie die Lymphknoten und nur eine Kurzstrecke voneinander entfernt. Aber was ist eigentlich mit meinen Mandeln in der Zwischenzeit passiert, die waren doch schließlich auch dick? Die Mandeln stellen Festungen entlang eurer Chinesischen Mauer, den Schleimhäuten, dar und wer hätte es gedacht, sie sind im Prinzip auch nichts anderes als ein Zusammenschluss mehrerer Lymphknoten. Ein paar andere Viren sind also unbemerkt in meinen Mandeln gelandet statt in einem »normalen« Lymphknoten. Die Aufregung scheint die gleiche zu sein wie in den Lymphknoten – sie werden aktiviert und dick.

Schauen wir sie uns aber genauer an: Als Festungsanlage sind die Mandeln auch eines der Siedlungsgebiete der Lymphozyten. Nicht zuletzt deshalb, weil die Mandeln auch wirklich ziemlich exponiert liegen, können sie gar nicht *nicht* reagieren! Sie befinden sich im Eingangsbereich von Mund- und Nasenhöhle und zeigen zum Rachen.

Sie gehören zur Familie der lymphoepithelialen Organe – danke für den Zungenbrecher … Für alle, die es genau wissen wollen: In diesem Wort steckt zum einen *lymphatisch*, womit der Bezug zu den Lymphozyten hergestellt ist. Und zum anderen das *Epithel*, was ihr vorhin schon kennengelernt habt.

Und wenn ihr euch mit euren Mandeln auskennt, weil ihr schon öfter eine Mandelentzündung hattet, dann wisst ihr vielleicht, dass es unterschiedliche Ausprägungen gibt, genau genommen vier: Die Gaumen- und Tubenmandeln treten jeweils als Paar auf, während die Rachen- und Zungenmandeln als Singles durchs Leben gehen. Aber ganz allein sind sie nicht, denn alle zusammen bilden sie die Festungsanlage »Waldeyer-Rachenring«. Der Waldeyer-Rachenring ist wichtig für unser körpereigenes Abwehrsystem, weil wir gerade im Mund- und Rachenraum den gefährlichen Umweltstoffen extrem ausgesetzt sind. Aber was erzähle ich euch da, nachdem wir alle kollektiv über zwei Jahre einen Mund-Nasen-Schutz getragen haben, ist euch das mit Sicherheit bewusst …

So krass ist euer Körper

Und während im Laufe des Abends meine Kräfte schwinden, liege ich jetzt komplett flach. Ich versuche, mit Kräutertee den inneren Kampf der Viren mit meinem Immunsystem auszusitzen. Obwohl – ob er gut riecht und schmeckt, kann ich nicht wirklich beurteilen, meine Nase wurde von den Lymphozyten noch nicht befreit, und meine Geruchsnerven sind entsprechend noch etwas eingeschränkt.

In der Nase gibt es noch eine besondere Schleimhaut, und zwar die Riechschleimhaut. Sie sitzt genau hinter eurem Nasenrücken und thront auf der Unterseite der obersten eurer drei Nasenmuscheln. Die anderen beiden Nasenmuscheln sind von der vorhin nur als Nasenschleimhaut bezeichneten »Atmungsschleimhaut« bedeckt. Wie beim Auge (siehe Kapitel »Innenansichten vom Aussehen«, ab S. 186) sind auch beim Geruchssinn die Sinneszellen zu Hause, die Reize in elektrische Informationen umwandeln. In der Riechschleimhaut der Nase gibt es etwa dreißig Millionen Stück – und die haben eine ganz besondere Eigenschaft: Sie können sich auch nach der Geburt noch teilen. Das ist in unserem Körper sehr selten. Nerven können sich zwar gut und gern mit neuen Nerven verschalten, aber sich zu teilen oder gar zu erneuern, das gelingt unserem Körper (noch) nicht. Doch die Riechzellen sind darauf angewiesen, weil ihr Schlawiner einfach viel zu oft eure Nase in Dinge steckt, die euch nichts angehen und eurem Körper sogar schaden können. Ich spreche hier von toxischen und infektiösen Stoffen, die für euer Empfinden stinken – zum Glück, denn diese Fähigkeit rettet Leben!

Die Riechzellen sind auch wieder so organisiert, dass jede Zelle ihre Aufgabe übernimmt. Jeder noch so kleine Rezeptor ist auf einen spezifischen Duftstoff spezialisiert und erkennt chemische Moleküle in Gasform. Wie beim Auge vereinen sich alle Riechsinneszellen zu einem großen Nerv namens Nervus olfactorius (dem Geruchsnerv), der in unsere für die Geruchswahrnehmung zuständige Gehirnregion zieht.

Warum schmecken wir aber nichts oder zumindest weniger, wenn wir krank sind? Ein Grund dafür ist der retronasale Geschmack. Das hat nichts mit »retro« zu tun! Aber wusstet ihr, dass ihr euer leckeres (oder manchmal leider eben nicht so leckeres) Essen erst vollständig schmeckt, wenn ihr es zerkaut und das Essen Duftstoffe freisetzt, die über euren Rachen in die Nase zur Riechschleimhaut gelangen? Interessant, oder? Gerade deshalb gehen Geruch und Geschmack Hand in Hand, wobei wir unser Auge, das ja bekanntermaßen mitisst, auch nicht aus den Augen verlieren wollen (hehe).

Es gibt insgesamt fünf Geschmacksqualitäten:

- süß (Kohlenhydrate, manche Proteine)
- sauer (Wasserstoffionen)
- bitter (eher giftige Stoffe wie Chinin, aber auch Nikotin und Koffein)
- salzig (z.B. Natrium- oder Kaliumionen)
- umami (bedeutet auf Japanisch »wohlschmeckend« und wird besonders durch Glutamat aktiviert)

Scharf ist übrigens kein eigener Geschmack. Scharf sind einfach nur Schmerzen – ihr Masochisten (siehe Capsaicin im Kapitel »Vorstandsentscheidung und Flucht auf der Blutbahn«, S. 142).

Aber wie entsteht denn jetzt der Geschmack in eurem Gehirn? An diesem Prozess sind rund fünf- bis zehntausend Geschmacksknospen beteiligt. Sie liegen auf der Zunge verteilt und haben ihren eigenen Safe space (Geschmackspapillen), um sich ungestört entfalten zu können. Sie bestehen auch wieder aus Geschmackssinneszellen, die jeweils durch ganz bestimmte Geschmacksstoffe aktiviert werden.

Am besten erkennen sie Bitterstoffe, weil der Geschmack oft bei vergammelten oder giftigen Speisen vorkommt und potenziell lebensgefährlich sein kann. Ganz vorn an der Spitze eurer Zunge liegen die süßen Geschmackssinneszellen, am Rand liegen die sauren und salzigen und ungefähr in der Mitte daneben die bitteren. Probiert es mal an euren Zungen aus!

Geruch und Geschmack sind nicht nur ein Gesamtpaket, sie sind auch sehr eng mit unserem limbischen System verbunden, das für die Emotionsbildung zuständig ist. Falls ihr euch also gefragt habt, warum ihr bei bestimmten Gerüchen immer so emotional werdet oder ihr euch beim Kamillentee ganz automatisch krank fühlt – das ist die Erklärung dafür! Und die Tatsache, dass das limbische System ja auch noch eng mit dem gedächtnisbildenden Papez-Neuronenkreis verknüpft ist, erklärt zudem, wie Ratatouille es geschafft hat, diesen bösen Restaurantkritiker zurück in seine Kindheit zu werfen. Vielleicht sollte ich den Film heute Abend mal anschauen, wobei nein, ich bin krank, ich sollte auf jeden Fall früher schlafen gehen, denn Schlaf ist bekanntlich die beste Medizin …

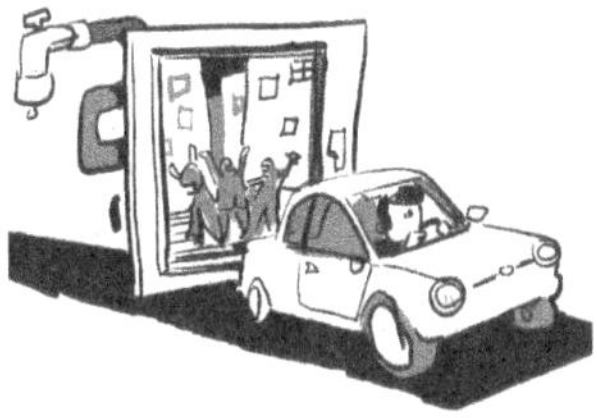

13.
Überstunden im Blaulicht –
Was wirklich passiert, wenn ihr müde seid

Während ich schon wieder auf das Ende des Semesters zusteuere, wird es draußen langsam grau, und die Tage sind vollgepackt mit Kursen und Lerntreffen. Meine entzündeten Mandeln haben mich fast eine ganze Woche lahmgelegt, und danach musste ich mich richtig reinhängen, um alles Verpasste aufzuholen. Darum gönne ich mir einen freien Abend, damit ich etwas Schlaf aufholen kann. Was meine Stimmung aber definitiv aufhellt, ist der kurze Anruf von Tom: Er und Lilli haben spontan ihre Koffer gepackt und sind mit dem Zug nach Brügge gefahren, wo sie ihr erstes gemeinsames Pärchen-Wochenende verbringen … ah wie schön.

Eigentlich bin ich schon im Bett, und eine angenehme Schwere überkommt mich. Ich müsste nur noch die Augen schließen. Diesen Trick kenne ich leider erst, seitdem ich acht bin, aber der ist einfach magisch.

Tja, da habe ich die Rechnung aber ohne mein Handy gemacht. Ohne groß nachzudenken, bin ich einem Impuls gefolgt, der dazu geführt hat, dass ich es schon wieder in meinen Händen halte. Wie konnte das jetzt wieder passieren? Nachdem ich meine

TikTok-Benachrichtigungen gecheckt und ein paar Videos meiner Lieblings-Hunde-Influencer angeschaut habe, wechsle ich zu Instagram. Und habe ich nicht noch Nachrichten auf Snapchat? Während ich durch Social Media rausche, verfliegen auf einmal die Minuten, und aus einem kurzen »Ich schau nur kurz mal drauf« wird ein richtiger Exzess. Und mir fällt auch etwas anderes auf: Ich bin plötzlich hellwach! Wo ist denn meine wohlige Müdigkeit hin? In dem Moment ärgere ich mich über mich. Ich hatte mir doch fest vorgenommen, mich gerade abends weniger mit dem Handy zu beschäftigen. Hallo Handysucht, da bist du ja wieder!

Houston, we have a problem!

Ich bin mir sicher, ihr kennt das: Das Handy ist immer im Blickfeld, der Griff danach und das Entsperren erfolgt blind. Das Gespräch meines Unterbewusstseins mit meinem Großhirn stelle ich mir ungefähr so vor:

»Hallo, nimm das Handy in die Hand!«, meldet sich das Unterbewusstsein.

»Nein, ich will nicht, bitte lass mich in Ruhe!«, antwortet das Großhirn noch relativ selbstbewusst.

»Ach komm, nur eine Minute! Sei doch nicht so eine Spaßbremse«, sagt das Unterbewusstsein, das hartnäckig am Ball bleibt. »Du wirst sehen, danach wird es dir viiiieeel besser gehen.«

»Nein, lass mich bitte endlich in Ruhe«, sagt das Großhirn, aber langsam bröckelt seine Durchsetzungsfähigkeit.

»Stell dir vor, wie viel besser es dir danach geht! Gönn dir doch diesen kurzen Ausflug in die freie, weite Welt des Internets. Spannende Dinge erwarten dich! Und vergiss nicht die Hundewelpen!«, sagt das Unterbewusstsein. Verdammt, es ist wirklich gut. Das Großhirn gibt sich geschlagen und nimmt das Handy in die Hand – und legt es dann so schnell auch nicht wieder weg.

Ihr erinnert euch vielleicht daran, wie eine Sucht entstehen kann (siehe Kapitel »Herzbeben – Bär vs. Glücksritter«, ab S. 93) und wie es den Drogen gelingt, uns ein Fake-Glücklichsein zu vermitteln, zwar ohne nachhaltige Effekte, dafür mit viel Dopamin. Das können wir auch auf unsere alltäglichere »Handysucht« übertragen. Und falls ihr jetzt besorgt seid oder sogar erleichtert, weil es mir so geht wie euch, dann will ich euch an der Stelle beruhigen: Wenn ihr das Buch bis hierhin gelesen habt, dann hättet ihr es bei einer echten Sucht nicht so weit geschafft. Ihr hättet eure Zeit nämlich mit dem Handy verbracht, nicht mit mir und eurem Körper. Ich setze die Handysucht auch extra in Anführungszeichen, weil sie aus verschiedenen Aspekten besteht. Das Handy ist eben ein kleiner Computer mit Verbindungen in die ganze Welt. Unter anderem die Gamingsucht oder Glücksspielsucht können über das Handy befriedigt werden, aber die lasse ich an der Stelle mal außen vor. Wir konzentrieren uns lieber auf die Internetsucht. Die Sucht an sich ist aber bei allen ähnlich aufgebaut.

Die allererste Frage, die ich mir also stellen muss, ist: Warum greife ich zum Handy, wenn ich doch eigentlich müde bin? Natürlich bin ich einem Impuls gefolgt, aber was oder wer löst ihn aus?

Die Weltgesundheitsorganisation (WHO) codiert alle Krankheiten und verwandten Gesundheitsprobleme, um sie international zu normieren. Auch hier in Deutschland arbeiten wir mit dieser Klassifikation. Und nach deren Definition müssen für eine Suchterkrankung mindestens drei der folgenden Kriterien in den vergangenen zwölf Monaten eingetreten sein (ICD-10 Kriterien[1]):

---

1 Hinweis: Wenn ihr dieses Buch nach 2026 lest, sollten die neuen ICD-11 Kriterien gelten und die obigen veraltet sein.

- starkes, zwanghaftes Verlangen
- Kontrollverlust (zum Beispiel auch in Situationen zum Handy greifen, wenn man es nicht will)
- körperliche Entzugssymptome
- Toleranzentwicklung
- fortschreitende Vernachlässigung anderer Interessen
- anhaltender Konsum trotz nachweislich schädlicher Folgen

Und, wie viele Punkte habt ihr für euch abgehakt? Wenn es hochkommt, zwei, drei, oder? Während körperliche Entzugssymptome und eine Toleranzentwicklung vor allem bei Substanzen und Drogen vorkommen, die zu einer physischen Abhängigkeit führen, ist die Internetsucht eher eine psychische Abhängigkeit. Bei einer körperlichen Sucht braucht der Körper Substanzen, bei psychischen steht ein übermächtiges, unwiderstehliches Verlangen im Vordergrund. Na, kommt euch das bekannt vor?

Als ich zum Handy gegriffen habe, bin ich definitiv einem Drang nachgegangen. Gleichzeitig erlebe ich dabei einen Kontrollverlust, weil ich gegen mein Vorhaben handle, denn eigentlich bin ich müde und will schlafen. Okay, ich will jetzt mal nicht so tun, als sei ich je eine große Leseratte gewesen, aber es ist ein Interessengebiet, das ich an diesem Abend dennoch auch vernachlässigt habe. Aber wie befeuert unser Gehirn diese Sucht, wenn es doch nicht an eine Substanz gebunden ist?

Ihr erinnert euch, wie das abläuft: Alkohol und Co. setzen aktiv bei den Nerven an. Diese Substanzen beeinflussen sie und bewirken im Körper eine Veränderung, die als angenehm empfunden wird. Das Belohnungssystem wird aktiviert, Glückshormone wie Dopamin werden ausgeschüttet und durch den Nucleus accumbens befeuert, wollen wir dieses Gefühl auf Repeat erleben. Obwohl das Internet keinen aktiven neurophysiologischen Eingriff auf unser Nervensystem vornimmt, kann trotzdem eine

Sucht entstehen. Das liegt an unserem Gehirn. Natürlich, woran auch sonst.

Erinnert ihr euch daran, dass auch Sprache und ganz feine, kleine Bewegungen zu Dopaminausschüttungen führen können? Hier können wir den Bogen zu unserer Internetsucht schlagen, da das Internet ja quasi aus Sprache und Kommunikation besteht und ganz sicher von ihr lebt. Und weil euer Gehirn ein richtiges Arbeitstier ist, will es sich mit Dingen auseinandersetzen. Langeweile mag es nicht, es braucht etwas zu tun. Und deshalb befeuern die Inhalte, die wir alle tagein, tagaus im Internet konsumieren, unser Belohnungssystem. Ihr könnt es als Auszeichnung dafür sehen, dass ihr das Gehirn gefüttert habt. Die positive Verstärkung sorgt dann ganz allein für die Sucht, weil sie zu Handlungen führt. Und plötzlich seid ihr dabei, durch TikTok oder Reels zu swipen, was zu einer Ausschüttung von Glückshormonen in eurem Belohnungssystem führt, wodurch sich auch euer Körper wohlfühlt. Dieses Gefühl wird abgespeichert und in der Zukunft immer wieder aus dem Hut gezaubert. Das wiederum hat damit zu tun, dass das für die Emotionen so wichtige limbische System einerseits mit dem Papez-Neuronenkreis zusammengeschlossen ist (siehe Kapitel »Kreisverkehr ohne Ausfahrt« und »Herzbeben: Bär vs. Glücksritter«) und andererseits über seinen Nucleus accumbens Einfluss auf die Basalganglienschleife hat, die bewegungsfördernd ist. Diese Zutatenkombination, die aus positiven Emotionen, die im Gedächtnis gespeichert werden, und unserem Antrieb bestehen, steigern die Wahrscheinlichkeit, uns wieder der Situation auszusetzen. Das führt uns schwuppdiwupp zu einer Abhängigkeit. Houston, we have a problem!

Und jetzt fragt ihr euch vielleicht, ob man dagegen ankämpfen kann. Das Gute ist, dass ihr dieser Sucht nicht hilflos ausgeliefert seid. Ihr könnt tatsächlich etwas dagegen tun. Ich habe ein paar Tipps für euch, die ich wirklich für gut umsetzbar halte:

1. **Handyfreie Zonen einrichten.** Ganz egal, ob am Esstisch, auf dem Klo oder während eines Spaziergangs: Lasst das Handy weg. Und ganz ehrlich – ihr habt bestimmt schon genügend Bilder von Latte Art, Bäumen und Sonnenuntergängen.
2. **Back to the roots.** Richtet euren Alltag so ein, dass ihr nicht auf das Handy angewiesen seid. Ihr könntet euch zum Beispiel wieder von einem ganz gewöhnlichen analogen Wecker wecken lassen. Und Wege mit einer Karte statt Google Maps zu finden schult obendrein euren Orientierungssinn.
3. **Bewusster Griff zum Handy.** Hört auf euer Bewusstsein, stärkt es, indem ihr nicht nachgebt, wenn euer Unterbewusstsein mal wieder auf euch einredet. Macht euch klar, dass ihr das Handy in dem Moment vielleicht doch gar nicht braucht.
4. **Push-Nachrichten deaktivieren.** Das sind potenzielle Ablenkungsmanöver, die eure Aufmerksamkeit zu sehr in Anspruch nehmen.
5. **Verbannt das Handy, wenn ihr konzentriert arbeiten möchtet.** Am besten legt ihr das Handy in ein anderes Zimmer, sonst führt es euch in Versuchung und ihr bezahlt das mit eurer Aufmerksamkeit und eurer Zeit. Ein ziemlich hoher Preis, wie ich finde.

Gehen wir also noch einmal zu meiner Situation zurück, die klarer nicht hätte sein können: Ich war müde, ich wollte schlafen – und doch bin ich in die Falle getappt. Man könnte sagen: Meine Aufmerksamkeit wurde gekapert. Überlegt mal, wie das bei euch ist, wenn ihr am Handy hängt. Kriegt ihr da noch groß etwas von eurer Umwelt mit? Ihr könnt am schönsten Strand der Welt liegen und ein Foto auf Instagram posten, die Kommentare lesen und weiter durch die Timeline scrollen – und was passiert mit eurem sehr besonderen Ausblick? Der ist weg. Wie verschwunden. Wie oft ist es euch schon mal passiert, dass ihr gegen eine Laterne gerannt seid, während ihr auf das Gerät gestarrt habt? Oder kommt euch folgende Situation bekannt vor: Ihr bekommt zwar mit, dass euer Freund oder eure Freundin euch etwas gefragt hat, aber ihr könnt euch beim besten Willen nicht daran erinnern, weil ihr währenddessen aufs Handy geschaut habt?

Das alles passiert, weil wir nur den Dingen, die wir bewusst wahrnehmen, auch Aufmerksamkeit schenken können. Also lasst uns mal zusammen anschauen, was in eurem Körper passiert, wenn ihr am Handy hängt. Und Spoiler: Bei zu viel Screentime werden eure Augen nicht wirklich viereckig, aber ihr kommt mit großer Wahrscheinlichkeit nicht ohne Kopfschmerzen und der einen oder anderen Verspannung davon …

Eure Sinne sind der Vorposten eurer Wahrnehmung. Ihr seht, hört, schmeckt, riecht oder fühlt etwas. Was dabei genau passiert, haben wir uns beim Sehen (siehe Kapitel »Innenansichten vom Aussehen«) und beim Riechen und Schmecken (siehe Kapitel »Gebrannte Mandeln in der Festung«) angesehen. Unsere Sinneszellen sind spezialisierte Fachleute, die Informationen sammeln und über die Informationsautobahn (verschiedene Nerven) zum Gehirn übertragen. Aber es reicht nicht, die Infos nur in den

Shuttlebus zu setzen, diese Informationseinheiten müssen sich auch registrieren, wenn sie an ihrem Ziel ankommen. Das heißt: Sie müssen vom Gehirn bewusst aufgenommen werden. Aber es wird eine ziemlich intensive Auswahl vorgenommen. Das ist ja auch nachvollziehbar in einer Welt, die ständig in Bewegung ist. Alles bewegt sich, produziert Geräusche, hat einen eigenen Geruch, erzeugt Emotionen. Unsere Umwelt – kurz für: umgebende Welt – schickt über eure Sinneszellen unentwegt Informationen ans Gehirn. Und ohne Filter wäre es heillos überfordert, es könnte den ganzen Input niemals verarbeiten (merkt ihr auch, oder: Unser Gehirn ist ein ganz schönes Sensibelchen – einerseits braucht es ständig Input, wenn wir aber zu viel liefern, ist es auch nicht okay ...).

Zum Glück gibt es unseren sehr geschätzten Mitarbeiter namens Thalamus, einer der fünf im Zwischenhirn, dem wir schon ganz zu Anfang begegnet sind – er bedient das Tor zum Bewusstsein und ist für die Registrierung der Informationen zuständig, die von den Sinneszellen geliefert werden.

Da ich mich ja gerade in einem dunklen Zimmer befinde, das naturgegeben dadurch relativ reizarm ist – ich sollte ja auch schlafen! –, hat der Thalamus leichtes Spiel: Er darf sich voll und ganz

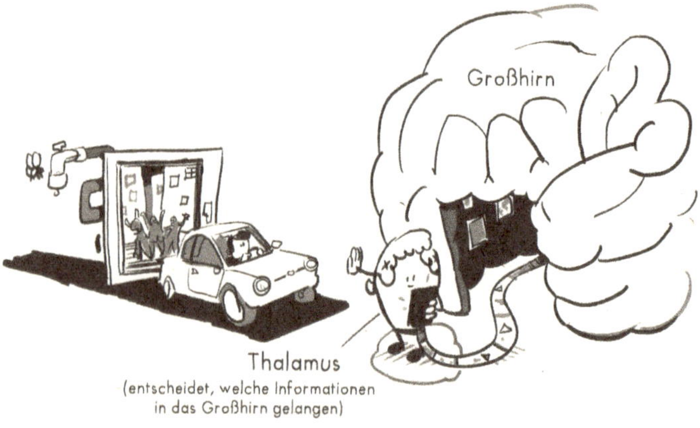

auf mein Handy konzentrieren. Möchte man meinen! Denn natürlich sortiert er aus: Die in der Ferne vorbeifahrenden Autos, das Knacken der Wasserleitung im Badezimmer nebenan, das leise Grölen der feiernden Menschen auf der Straße – von alldem bekomme ich nichts mit. Das liegt an Herrn Thalamus' Entscheidung, dass diese Geräusche für uns gerade keine Wichtigkeit besitzen, also lässt er diese Informationen auch nicht zur Registrierung zu. Sie kommen in meinem Großhirn nie an. Wenn Thalamus dem Großhirn eine Info weiterleitet – oh ein neuer Post von Tom aus dem Urlaub, in dem er Lilli verliebt anschaut –, entscheidet das Großhirn, ob es dieser Information Aufmerksamkeit schenken möchte oder nicht – ja, ja, unbedingt, große Freude!

Was jetzt kommt, ist übrigens nicht zu hundert Prozent faktenbasiert, weil wir mal wieder mit einer Situation konfrontiert sind, in der wir nicht so genau feststellen können, welche Zusammenhänge tatsächlich valide sind. Hat die nasse Straße etwas mit den dunklen Wolken zu tun, die vor einigen Stunden noch am Himmel hingen? Oder mit dem Menschen, der gerade noch einen Wasserschlauch in den Händen hielt? Oder war es doch der Hund, der während seiner Gassirunde auf den Asphalt gepinkelt hat? Die Forschung ist dran und wird in Zukunft vielleicht beurteilen können, welche Zusammenhänge tatsächlich bestehen. Damit aber genug der Vorrede, weiter geht's.

Da ich mich ja in meinem Schlafzimmer befinde und meinen Sinneszellen wenig Input liefere, hat mein Gehirn Langeweile. Es erinnert sich daran, dass es jedes Mal, wenn es das Rechteck vor sich hat, frischen, aufregenden Input zu sehen bekommt. Es ist sich zwar bewusst, dass nicht immer alles besonders schön ist, was es sieht (der Post von Tom ist es auf jeden Fall), aber es erinnert sich sehr wohl an die Glückshormone, die vom eigenen Mitarbeiter, dem Belohnungssystem, ausgegeben werden. Also fokussiert Herr Thalamus seine gesamte Aufmerksamkeitsspanne auf das Gerät. Da ist es wirklich egal, ob Menschen auf der Straße grölen oder ein Auto vorbeirast. Schließlich weiß er als treuer und ergebener Mitarbeiter, was euer Großhirn schätzt und liebt. Aber nicht nur andere Informationen aus der Umgebung werden unterdrückt, auch Signale, die der Körper sendet, werden als weniger wichtig eingestuft. Sie machen das Gehirn, den alten Junkie, auch nicht so glücklich, schließlich kennt er all das schon, den nächsten Post aber eben noch nicht! Gerade diese intermittierende, also zeitweilig aussetzende Verstärkung fördert ein langfristiges und hohes Level an Abhängigkeitsverhalten, weil ihr einfach nie wisst, ob ein lustiges Sportvideo, ein trauriger Kriegsschauplatz oder ein süßer Hundewelpe als Nächstes auf euch wartet.

Die Folge ist die komplette Vernachlässigung der restlichen Körperfamilie: Während das Familienoberhaupt seine Reize konsumiert und genießt, wird zum Beispiel ignoriert, dass die Körperhaltung unvorteilhaft ist und mit Sicherheit am nächsten Morgen für Verspannungen sorgen wird. Eigentlich habt ihr auch Durst, was durch Kopfschmerzen signalisiert wird, aber auch dieses Bedürfnis gelangt so schnell nicht in euer Bewusstsein. Und natürlich bekommt ihr keine viereckigen Augen, aber der starke Kontrast aus hell und dunkel, der von eurem Smartphone gesendet wird, und dann auch noch in zu geringem Abstand in eure Augen eindringt, belastet die Augen trotzdem sehr. Das kann ebenfalls zu Kopfschmerzen führen. Und hier liegt auch der Hund begraben, warum meine Müdigkeit so plötzlich wie weggefegt ist …

Unsere innere Uhr

Wir haben inzwischen drei der wichtigsten Mitarbeiter in der Büroetage des Zwischenhirns kennengelernt, die ich hier noch einmal alle der Übersicht halber zusammenfasse:

1. Thalamus: Wächter des Tors zum Bewusstsein
2. Hypothalamus: unser Innenminister
3. Epithalamus: Herr über Tag und Nacht
4. Metathalamus: Der Allsehende und -hörende
5. Subthalamus: Verschalter der Bewegungen

Darf ich euch nun vorstellen: Epithalamus – unser erhabener Herr, der über Tag und Nacht wacht. Er sitzt schräg oberhalb des Thalamus, des Tors zum Bewusstsein, und hat vier Diener, von denen zwei in ihrem Fleiß und ihrer Loyalität ihrem Herrn gegenüber besonders hervorstechen. Es handelt sich hierbei um die Zirbeldrüse und das Gebiet vor dem Dach. Von der Zirbeldrüse mögt ihr bereits gehört haben, aber das »Gebiet vor dem Dach«? Was kann das sein? Es ist die sogenannte Area pretectalis, ein Kerngebiet, das über die Verschaltung des Pupillenreflexes im Auge wacht. Ein komischer Name für einen so treuen Diener, nicht wahr? Die Anatomie ist die Lehre vom Aufbau des Körpers und somit für die Namensgebung verantwortlich. Und weil diese Lehre bereits in der Antike entstanden ist, als die Untersuchungsmethoden noch begrenzt waren, wurde dieser Bereich als ein Bereich vor dem Dach identifiziert, denn das war das Einzige, was die damaligen Gelehrten mit dem bloßen Auge erkennen konnten – und diesen Namen hat es bis heute behalten.

Wenn ihr jetzt wieder denkt: Der schweift aber ganz schön ab, was hat das nun mit dem Thema zu tun? Meine Begeisterung geht eben manchmal mit mir durch … Ich versuche ja, den Bogen zu kriegen! Jedenfalls ist das Gebiet wichtig für unseren Pupillenreflex, den ihr sehr einfach beobachten könnt. In einer Umgebung mit wenig Licht werden eure Pupillen groß, damit möglichst viel des spärlichen Lichts in eure Augen fällt. In einer hellen Umgebung allerdings verengen sie sich. Wollt ihr das mal mit jemandem aus eurem Umfeld ausprobieren? Schnappt euch eure Handytaschenlampe, zieht den Vorhang zu und leuchtet ihm in die Augen (selbstverständlich, nachdem ihr euer Gegenüber instruiert habt) – ihr seht sofort, wie sich die Pupillen verengen. Dieser Reflex ist stark mit dem Dach verschaltet, um eure Augen an die Umgebungsbeleuchtung anzupassen.

Okay, ich gebe zu, der Pupillenreflex hat noch nicht viel mit eurer inneren Uhr zu tun. Bevor wir zur Zirbeldrüse kommen, die nämlich unsere innere Uhr reguliert, drängt sich noch jemand anderes in den Vordergrund: Unser Innenminister Hypothalamus, dem wir inzwischen schon häufig begegnet sind (hätte ich vielleicht ihm das Buch widmen sollen?). Er hat, wie könnte es auch anders sein, eine besondere Beziehung zum Auge. Es gibt nämlich spezielle Zellen im Auge, die Informationen direkt an den sogenannten Nucleus suprachiasmaticus weiterleiten. Und jetzt fragt ihr euch zu Recht: Wovon spricht er hier, dieses Wort kann ich ja noch nicht einmal aussprechen. Eigentlich ist es einfach: Nucleus suprachiasmaticus ist kein römischer Legionär aus *Asterix & Obelix*, sondern der *über der Kreuzung liegende Kern*. Welche Kreuzung aber? Die Kreuzung eurer nasalen, also zur Nase gelegenen Nervenfasern, die aus den zwei Augennerven. Erinnert ihr euch? Jedenfalls erhält der Hypothalamus über diesen Kern die Informationen, was sich vor eurem Auge abspielt. Und jetzt aufgepasst: Nucleus suprachiasmaticus ist der Taktgeber eurer inneren Uhr. Eure innere Uhr nimmt Einfluss auf so gut wie jeden Körperprozess: von der Hormonproduktion über den Blutdruck bis hin zur Körpertemperatur. Sie ist die mysteriöse Macht im Hintergrund, doch auch sie wird reguliert, sowohl eben von ihrem Taktgeber im Hypothalamus als auch von der Zirbeldrüse im Epithalamus. Und diese Zirbeldrüse schauen wir uns jetzt endlich an.

Die Zirbeldrüse ist ein Organ, das in der Lage ist, Substanzen und Stoffe selbstständig zu produzieren und diese anschließend freizusetzen. Sie erhält nun vom Nucleus suprachiasmaticus, direkt aus dem Büro von Hypothalamus, die für sie wichtigen Informationen. Und jetzt bekomme ich den Bogen auch wirklich hin: Die Informationen, die ihr über das Auge sammelt, haben eine Verbindung zu eurer inneren Uhr. Das ist auch absolut logisch, ihr alle kennt die Situation, wenn jemand die Vorhänge aufzieht und euch damit aus dem Tiefschlaf reißt oder ihr langsam müde werdet, wenn es draußen dunkel wird. Aber was ist, wenn wir ständig aufs Handy starren? Exakt: Das Licht schickt andauernd Reize an unseren Innenminister, der wiederum unsere Zirbeldrüse darüber informiert.

Und wie reagiert unsere Zirbeldrüse auf die Nachricht »Hey. Hier brennt noch Licht. Handy ist in Betrieb«? Sie stellt per sofort ihre Arbeit ein, zumindest fährt sie sie etwas runter. Dabei war sie doch gerade so schön dabei, ihren Schlummerstoff herzustellen, um ihn auch gleich auszuschütten, damit er in den Kreislauf gelangt. Der Schlummerstoff ist nichts Geringeres als Melatonin (nicht zu verwechseln mit dem Melanin, dem ehrenhaften Beschützer eurer Hautzellen).

Vielleicht kennt ihr Melatonin bereits, es reguliert unsere sogenannte zirkadiane Rhythmik, was ebenfalls aus dem Lateinischen kommt und so viel bedeutet wie: circa einen Tag. Unser Körper ist generell in der Lage, all unsere physiologischen Vorgänge innerhalb von 24 Stunden zu synchronisieren, sodass sie perfekt auf den Tagesablauf abgestimmt sind. Dabei gehört eben der Schlaf-wach-Rhythmus zu unseren wichtigsten Taktgebern.

Der Bote Melantonin steuert gemeinsam mit dem Nucleus suprachiasmaticus des Hypothalamus komplexe Schaltkreise (die so komplex sind, dass wir uns selbst im Studium nicht damit auseinandersetzen müssen), die am Ende den Schlaf-wach-Rhythmus bestimmen.

Melatonin entführt uns in das Reich der Träume, aber denkt dran: Es ist und bleibt nachtaktiv. Solange es hell ist, wird die Zirbeldrüse euch den Stoff nicht bereitstellen, zumindest ihren Informationen nach.

Jetlag

Es gibt Situationen, bei denen unsere innere Uhr gehörig aus den Fugen gerät – bei Schichtarbeit, wenn wir die Nacht zum Tag machen, und beim Jetlag. Klassische Taktgeber, also Tages- oder Arbeitszeiten, fallen einfach weg.

Beim Jetlag ist der Körper mit einer plötzlich veränderten Tageszeit und veränderten Lichtverhältnissen konfrontiert, womit er erst einmal nicht so gut klarkommt. An unserer zirkadianen Rhythmik hängen nämlich auch die tägliche Nahrungsaufnahme, Fortpflanzung und andere hormonelle Regelkreise. Das trifft zum Beispiel unsere Botenstoffgang Cortisol, das Stresshormon aus der Nebennierenrinde, die vor allem morgens ihre Touren macht, um uns einen optimalen, leicht gestressten und damit aktivierten Start in den Tag zu ermöglichen. Bis das eingespielte Team der Cortisol-Produktion den neuen Arbeitsplan erhält, dauert es ein wenig, und erst recht, bis es ihn auch wirklich umsetzen kann. Und solange das nicht der Fall ist, wachen wir noch nach altem Arbeitsplan auf.

Wie wir schlafen

Am nächsten Morgen wache ich total gerädert auf. Immerhin konnte ich dann doch irgendwann schlafen, aber durch den Social-Media-Exzess ist mein Schlaf-wach-Rhythmus komplett außer Rand und Band. Schlaf ist für den Menschen essenziell, weil er verschiedene Funktionen erfüllt. So ist er einerseits wichtig, um Energie einzusparen und die Energiereserven aufzufüllen, andererseits stärkt er das Immunsystem und festigt die Gedächtnisinhalte, wobei aber nur der letzte Punkt tatsächlich wissenschaftlich belegt ist. Das heißt nicht, dass die anderen Sachen nicht stimmen, sondern nur, dass es wissenschaftlich abschließend noch (!) nicht geklärt werden konnte – und das gilt für so vieles in der Medizin! Von daher können wir gespannt sein, welche Erkenntnisse in der Zukunft auf uns warten.

So, zurück zum Thema: Der Schlaf an sich besteht aus zwei Typen – dem REM-Schlaf und Non-REM-Schlaf. Ein Schlafzyklus beinhaltet beide Typen und dauert neunzig Minuten, insgesamt durchlaufen wir jede Nacht ungefähr vier bis fünf Zyklen.

Die Schlafphasen unterscheiden sich aber auch in ihrer neuronalen Aktivität – wie und wie intensiv also eure Informationsautobahnen während des Schlafs arbeiten. Das kann übrigens über das EEG (die Elektroenzephalografie) gemessen werden, dabei wird ein Gerät eingesetzt, das die elektrische Aktivität der Nerven des Gehirns aufzeichnen kann.

Während Neugeborene noch gute sechzehn bis achtzehn Stunden am Tag schlafen (was einem als junge Eltern vielleicht nicht so vorkommen mag), schlafen wir mit zunehmendem Alter immer weniger und auch weniger intensiv. Wobei hier der REM-Schlaf ausschlaggebend ist für die Intensität des Schlafs. REM bedeutet nämlich *rapid eye movement*, also rasche Augenbewegung, weil es tatsächlich so ist: Ihr bewegt wirklich eure Augen, die aber zum Glück von euren Lidern geschützt sind (wäre für alle Beteiligten sonst wirklich einen Tick zu gruselig!). Zudem sind sowohl euer Blutdruck als auch eure Herz- und Atemfrequenz erhöht. Aber wie kommt es dazu? Diese Phase ist auch bekannt als der Traumschlaf. Zugegebenermaßen wird auch in anderen Schlafstadien geträumt, doch an diese Träume könnt ihr euch in der Regel nicht erinnern – im Gegensatz zu denen im REM-Schlaf. Das liegt daran, dass er auch für die Festigung eurer Gedächtnisinhalte entscheidend ist. Wenn ihr Träume erlebt, während gerade das Gedächtnis gestärkt wird, erinnert ihr euch eben einfacher an sie. Diese intensive Schlafphase ist übrigens auch für die sagenumwobene morgendliche Erektion – besser bekannt als »Morgenlatte« – verantwortlich.

Während ihr schwer aus dem REM-Schlaf gerissen werdet, ist der Non-REM-Schlaf der ruhigere Schlaf, der sich vor allem körperstadtaufbauenden Prozessen widmet. Er ist von drei Stadien gekennzeichnet, die wellenförmig aufeinander folgen:

1. Einschlafphase
2. Leichter Schlaf
3. Tiefschlaf

Wenn der Antrieb fehlt

An diesem Morgen fällt es mir zwar schwer, aufzustehen, aber immerhin ist mein Antrieb groß genug. Ich weiß, dass das nicht allen Menschen gelingt. Gerade Müdigkeit und fehlender Antrieb gehören zu den Hauptsymptomen einer Depression. Mindestens jede*r Fünfte von uns hat in ihrem oder seinem Leben schon einmal an einer – zumindest leichten – Form der Depression gelitten oder wird es noch tun. Doch geht es euch auch manchmal so, dass diese Erkrankung so schwer zu fassen ist? Schauen wir uns doch mal gemeinsam an, was wirklich passiert, wenn jemand an einer Depression erkrankt.

Die Depression hat drei Kardinalsymptome: Betroffene leiden meist unter einer gedrückten Stimmung, einem Freude- und Interessenverlust und vermindertem Antrieb. Schlafstörungen kommen leider häufig vor, was zu einem Teufelskreis führt, weil sich dadurch weder der Körper noch das Gehirn regenerieren können. Hinzu kommen vermindertes Selbstwertgefühl und Selbstvertrauen, Appetitverlust, Leistungsminderung und manchmal auch suizidale Gedanken.

Und was ist nun der Auslöser für diese Erkrankung? Das ist leider nicht so einfach zu beantworten, denn so wie es verschiedene Formen von Depressionen gibt, so unterschiedlich sind auch die Erklärungsansätze. In der Medizin sprechen wir von einem komplexen Vulnerabilitäts-Stress-Modell, bei dem davon ausgegangen wird, dass körperlicher und seelischer Stress bei einer bestehenden Verletzlichkeit der Person eine Depression auslösen kann.

Einen der Erklärungsansätze könnte die Monoaminhypothese liefern, die besagt, dass ein Mangel bestimmter Botenstoffe die Erkrankung auslöse. Sie beruht auf dem Wissen, dass Antidepressiva, also Medikamente, ein wirksames Heilmittel sein können. Was Monoamine genau sind, erkläre ich gleich. Ich formuliere hier extra vorsichtig, weil es Ausprägungen gibt, die ich als »chemischen Ursprungs« bezeichnen möchte und bei denen diese Medikamente wirklich zu einer »Heilung« verhelfen können (aber auch hier möchte ich einschränken: Solange das Medikament eingenommen wird und dann mit der Zeit und nach Lebensveränderungen langsam ausgeschlichen werden kann). Allerdings gibt es auch Formen von Depressionen, bei denen Antidepressiva eben nicht so gut anschlagen.

Schauen wir mal zurück auf das Kapitel »Herzbeben: Bär vs. Glücksritter«: Was haben glückliche Menschen, das Menschen mit Depressionen fehlt? Da ich nun mal der trockene Naturwissenschaftler bin, betrachte ich es eher nüchtern: Es fehlt ihnen an Monoaminen! Aber – und jetzt kommt endlich die versprochene Auflösung – was sind diese Monoamine überhaupt? Das ist eine elitäre Gruppe aus Botenstoffen, also Hormonen und Neurotransmitter, die aus Dopamin, Noradrenalin und Serotonin besteht. Zu ihr zählen auch unter anderem Adrenalin, Histamin und Melatonin, welche hier allerdings eine untergeordnete Rolle spielen. Also ein Treffen mit alten Bekannten!

Zentral für uns ist das Noradrenalin, weil es unsere Leistungsfähigkeit und unseren Antrieb steigert (ja, da haben wir ihn), und das Serotonin, weil es unsere mentale Schutzschicht stärkt und damit auf unsere Stimmung einwirkt. Laut der Monoaminhypothese haben nun Betroffene weniger dieser Boten, und das bedeutet: weniger Bewegungsnachrichten und frohe Botschaften. Und an genau dieser Stelle setzen die Antidepressiva an. Sie wirken sehr komplex, deshalb versuche ich, es maximal runterzubrechen, damit ihr trotzdem gut verstehen könnt, was in eurem Körper abläuft, falls ihr darauf angewiesen seid, sie einzunehmen: Moderne Antidepressiva verhindern die Rückkehr der Boten an ihre Speicherorte. Dadurch wird ihre verfügbare Anzahl erhöht, und mehr gute Nachrichten können übermittelt werden. Jedes Antidepressivum wirkt jetzt auf einen dieser Boten ein, die sogenannten trizyklischen Antidepressiva sogar auf alle – allerdings mit einem weniger günstigen Nebenwirkungsprofil (denkt dran, dass Wirkung und Nebenwirkung stets individuell ausgeprägt sind und stark von der Dosis abhängen! Eure Ärzt*innen wissen normalerweise, was sie tun!).

Wie ihr seht, können diese Medikamente helfen, aber wie gesagt, nicht alle Betroffenen erfahren darüber Linderung. Deshalb ist es wichtig, sich auch über psychotherapeutische Verfahren Hilfe zu holen.

Doch ab wann spricht man eigentlich von einer Depression?

Eine starke emotionale Reaktion auf ein heftiges Erlebnis ist normal. Wir Menschen sind keine Maschinen und müssen uns Zeit geben, schwierige Situation zu verarbeiten, das haben wir uns ja auch im Kapitel »Herzbeben: Bär vs. Glücksritter« genauer angesehen. Und das gilt selbstverständlich auch für lebensverändernde Situationen. Denn nicht nur, wenn ein Familienmitglied stirbt, auch wenn ihr zum Beispiel verlassen werdet oder selbst eine Beziehung beendet, seid ihr einer Trauerreaktion ausgesetzt. Dieser Verlust macht es nötig, sich an eine neue Lebenssituation anzupassen, und das dauert in der Regel gute vierzehn Tage, in denen ihr euch wahrscheinlich unter anderem sehr niedergeschlagen fühlt.

Diese schwere emotionale Belastung drückt sich in einem Gefühl der Betäubung aus, man möchte das, was geschehen ist, im ersten Moment nicht wahrhaben. Das kann dazu führen, dass sich die Situation unwirklich anfühlt und man vielleicht sogar geradezu versteinert. Hinzu kommen Herzrasen, Übelkeit, Aggression, Angst, Wut und Verzweiflung. Ein Wechselbad der Gefühle. Dieser Zustand sollte in der Regel innerhalb von 48 bis 72 Stunden abklingen. Allerdings kann es im Zuge einer starken Lebensveränderung zu Anpassungsstörungen kommen, die sich in einer depressiven Verstimmung, Ängsten und dem Gefühl, den Alltag nicht mehr bewältigen zu können, äußern. Das kann bis zu sechs Monate dauern. Ihr müsst euch nicht nach zwei Wochen wieder »normal« fühlen, und es ist nichts Besonderes, wenn es seine Zeit braucht. Ich weiß, man will diesen ollen Spruch nicht hören, aber letztlich ist es doch so: Zeit heilt so gut wie alle Wunden. Und gerade in solchen Zeiten ist es enorm wichtig, ein Umfeld zu haben, das euch sozial und emotional unterstützt.

Hält aber dieser Zustand weiter an, oder es taucht der Gedanke auf, nicht mehr leben zu wollen, solltet ihr euch professionelle Hilfe holen. Das gilt selbstverständlich auch bei einer Depression. Und falls ihr in eurem Familien- und Freundeskreis jemanden habt, bei dem ihr Bedenken habt, solltet ihr das behutsam, aber offen ansprechen. Daher mein abschließender Appell: Wenn ihr Suizidgedanken habt, sprecht diese an. Und falls ihr das Gefühl habt, jemand in eurem Umfeld schlägt sich mit ihnen herum, fragt aktiv nach. Habt keine Scheu, im Zweifel rettet ihr damit ein Leben. Ihr seid nicht allein und werdet Hilfe bekommen!

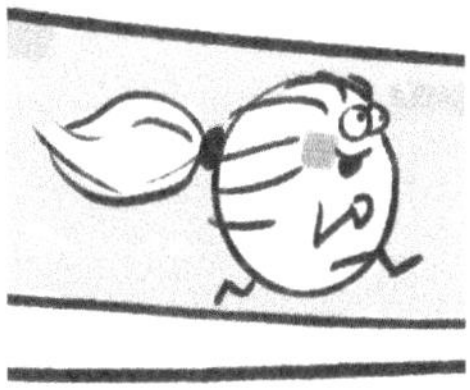

14.

Zusammenarbeit in Perfektion –

Was wirklich passiert, wenn ihr Sex habt

»Matthias, kommst du mal bitte runter? Wir müssen mit dir reden«, rief meine Mutter – und ich kam, etwas irritiert, ins Wohnzimmer, wo meine Eltern am Tisch saßen und ganz offensichtlich auf mich warteten.

Diese Szene ereignete sich vor gut acht Jahren, und ich stand kurz vor meiner ersten Auswärtsübernachtung bei meiner damaligen Freundin. Und ich war im geschlechtsreifen Alter, was das bedeutet, wisst ihr ja inzwischen: Mein Körper war bereit, sich fortzupflanzen.

Was folgte, war ein mehr oder weniger unangenehmes Gespräch darüber, was es bedeutet, Sex ohne Verhütung zu haben: Ich sei zu jung für Kinder, ich hätte noch mein Abi, Studium oder Ausbildung vor mir, sowieso mein ganzes Leben, deshalb, bitte, mein Kind, ist Verhütung so wichtig – den Part übernahm mein Vater. Während meine Mutter sich um meine Gesundheit sorgte und erklärte, dass sexuell übertragbare Erkrankungen kein Spaß seien und ich mich in der Hinsicht nicht auf meine Partnerinnen verlassen solle.

Heute bin ich dankbar für das Gespräch – nicht, weil ich inhaltlich so viel gelernt hätte (jung Vater zu werden gehörte damals nicht zu meinen Plänen, und ich wollte mich auch nicht mit etwas anstecken). Aber sie haben sich um mich gekümmert und wollten nicht, dass ich ganz und gar unbefleckt in die Welt hinausging. Ich finde es nämlich nach wie vor extrem wichtig, offen über Sexualität zu sprechen, mit all ihren schönen und unangenehmen Seiten.

Natürlich ist auch heute noch Sex und Sexualität in unserer Gesellschaft ein Tabuthema, deshalb habe ich genug Freund*innen, die kein solches Gespräch mit ihren Eltern geführt haben. Oder wenn, dann vielleicht mal in die Richtung: Wenn Mama und Papa sich ganz doll lieb haben, können Kinder entstehen … Wie soll man aber mit diesen verklausulierten Worten verstehen, was es bedeutet, Sex zu haben? Oder wie mein Körper funktioniert? Schließlich bekommen wir alle irgendwann die erste Periode oder erste Ejakulation. Und dass da Gesprächsbedarf besteht, ist doch mehr als nur verständlich.

Na ja, aber es ist ja nicht so, dass nicht trotzdem immer wieder peinliche Momente entstehen. Neulich jedenfalls war ich bei einem WG-Filmabend, zusammen mit Grethe, Lara, Ted und Peter. Wir kennen uns sehr gut, und das gemeinsame Medizinstudium hat uns eng zusammengeschweißt. Und weil wir uns tagtäglich mit Körperlichkeiten auseinandersetzen, möchte man denken, dass uns nichts peinlich sei. Weit gefehlt … Jedenfalls sammelten wir Filmvorschläge. Lara schlug natürlich einen Horrorfilm vor, als riesiger Horrorfilm-Fan kaum überraschend. Ted wollte unbedingt einen Liebesfilm sehen, während plötzlich Peter von der Seite einwarf: »Wie wäre es mit *Fifty Shades of Grey*?« Er blickte in eine etwas versteinerte Runde. »Hey, der ist wirklich nicht schlecht«, versuchter er uns auf seine Seite zu ziehen. So oder so ähnlich (höhö) muss das abgelaufen sein. Jedenfalls stand plötzlich im Raum, dass wir gemeinsam einen Film mit expliziten Sexszenen anschauen. Mit seinen Eltern möchte man einen solchen Film definitiv nicht sehen, und da wir nun alle nicht miteinander verwandt sind, wäre es im Bereich des Möglichen gewesen, aber ein gewisses Schamgefühl bestand trotzdem.

Sex und Sexualität ist ein sehr persönliches und individuelles Thema, jedem Menschen ist es selbst überlassen, wie er seine Sexualität ausleben möchte. Um euch oder eure Kinder zu stärken oder einfach nur, um eure Neugier zu befriedigen, folgt nun meine kleine Verhütungsaufklärung, ich erkläre euch, was STIs eigentlich sind und wie sexuelle Erregung, Erektion und – der krönende Abschluss – ein Orgasmus ablaufen.

An diesem Abend hat sich übrigens *Cars* durchgesetzt, fragt mich nicht, wie das passiert ist …

Warum eigentlich verhüten? Und wenn ja, wie?

Wer Geschlechtsverkehr hat, um sich fortzupflanzen, der sollte besser nicht verhüten. In diesem Fall solltet ihr besser wissen, wann ihr eure fruchtbaren Tage habt. Jeder andere Mensch aber, der nicht beabsichtigt, Mutter oder Vater zu werden, sollte zwangsläufig verhüten. Wobei ich eines vorwegnehmen muss: Die einzig hundertprozentige Methode, nicht ungewollt Kinder zu bekommen, ist, erst gar keinen Sex zu haben. Aber ich will euch sicher nicht den Spaß verderben, niemand muss im Zölibat leben (es sei denn, es ist eure bewusste Entscheidung und ihr fühlt euch wohl dabei!). Der sogenannte Pearl-Index gibt an, wie sicher ein Verhütungsmittel ist. Wenn der Index zum Beispiel bei 30 liegt, bedeutet das, dass 30 von 100 Frauen trotzdem schwanger wurden, wenn sie das Verhütungsmittel über ein Jahr lang verwendet haben.

Fangen wir mal mit den Verhütungsmitteln für den weiblichen Körper an. Dafür ist es essenziell, den weiblichen Zyklus zu kennen. Und ja, auch für Männer ist es wichtig, sich damit auseinanderzusetzen, also überfliegt den folgenden Absatz nicht einfach! Eure Partnerin oder vielleicht (zukünftige) Tochter wird es euch danken.

Alles über den Zyklus

Wie könnte es anders sein, auch beim weiblichen Zyklus regiert unser Innenminister Hypothalamus und steuert die dafür notwendigen und komplexen Hormonkreisläufe. Einige dieser Hormone kennt ihr bereits aus dem Kapitel »Eier auf der Überholspur«, deshalb hier eine kurze Wiederholung: Der Hypothalamus produziert das Hormon GnRH (Gonadotropin-Releasing-Hormon), wodurch unsere Leitstelle in der Hirnanhangsdrüse Franziska (FSH) und Luis (LH) losschickt, die wiederum die Produktion von Androgen, Östrogen und Gestagen anregen. Jetzt kommen aber weitere Hormone ins Spiel, die weniger für den Zyklus, dafür umso mehr bei einer tatsächlich eintretenden Schwangerschaft eine Rolle spielen:

- Oxytocin: wirkt sowohl wehen- als auch muttermilchfördernd und ist wichtig für die Mutter-Kind-Bindung
- Dopamin: reguliert das Prolaktin
- Prolaktin: ist verantwortlich für die Brustentwicklung und wichtig für die Stillzeit

Sobald also das GnRH in der Leitstelle der Hirnanhangsdrüse angekommen ist und unser Duo Franziska und Luis losgeschickt werden, startet der Zyklus, der etwa 28 plus/minus drei Tage dauert und in zwei Hälften geteilt ist. Die erste Hälfte dauert in der Regel zwölf bis fünfzehn Tage und beginnt mit dem ersten Tag der Regelblutung (Menstruation, Periode). Hier sorgt vor allem Franziska (FSH) dafür, dass in der Zeit die Eizellen im Eierstock reifen, während Luis (LH) eher den passiveren Part übernimmt. Es ist vor allem Franziska, die die Eizelle zur Östrogenproduktion anregt. Sie kann so etwa zehn bis zwanzig Eizellen aktivieren, von der eine am siebten Tag auserwählt wird – und zwar diejenige, die die meisten Andockstellen (Rezeptoren) für Franziska (FSH) vorweist.

Und jetzt kommen wir auf ein besonderes Phänomen unseres Körpers zu sprechen: Er ist nämlich darauf angelegt, Energie optimal zu nutzen. Das heißt, wenn ein Stoff A einen Stoff B produziert und davon viel, dann wird weniger von Stoff A ausgesendet – den braucht es für Stoff B schließlich nicht mehr, es ist ja genügend vorhanden. Wenn aber die Menge von Stoff B unter einen bestimmten Wert fällt, wird wieder vermehrt Stoff A ausgesendet. Dieser Kreislauf nennt sich negative Rückkoppelung bzw. negativer Feedback-Mechanismus. Clever, nicht wahr!

Genau diese Situation tritt am Anfang des Zyklus ein, wenn die auserwählte Eizelle viel Östrogen produziert – das ist ja auch ihr Auftrag. Dieses Östrogen verteilt sich über die Blutautobahn im ganzen Körper. Die Nachricht, dass genügend Östrogene vorhanden sind, erreicht früher oder später auch die Leitstelle in der Hirnanhangsdrüse. Die wiederum reagiert umgehend auf die veränderte Situation und pfeift ihre beiden arbeitswütigen Mitarbeitenden Franziska (FSH) und Luis (LH) zurück.

Das hat zur Folge, dass die auserwählte Eizelle mit den meisten Rezeptoren den anderen, schwächeren Eizellen das noch spärlich vorhandene FSH wegschnappt. Die anderen Eizellen haben somit keine Chance mehr, weiterzuwachsen und so stark zu werden, dass sie den Eisprung schaffen könnten.

Während im Eierstock also der Wettlauf um die größte Eizelle angelaufen ist, wird nun auch die Gebärmutter vorbereitet. Bis zum Beginn des allmonatlichen Tanzturniers, bei dem die Eizelle und das Spermium ihre Kür aufführen sollen, um sich zu vereinen, ist noch einiges zu erledigen. Schließlich ist mit der letzten Blutung der ganze Putz der Wände abgefallen, und unter diesen Umständen werden die beiden sich wohl kaum wohlfühlen und auf ihren Tanz fokussieren können.

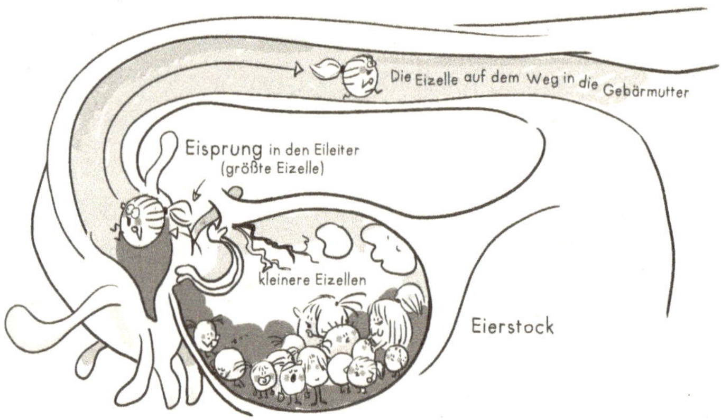

Das große Ereignis rückt näher, und die größte Eizelle macht sich bereit – sie befreit sich erst von ihrer Hülle, die sie bis dahin schützend umgibt, und springt dann aus dem Eierstock, entlang des Eileiters hin zur Gebärmutter, wo sie schließlich am 14. plus/minus einen Tag ankommt.

Dieses große Ereignis läutet die zweite Hälfte des Zyklus ein, die sogenannte Lutealphase. Aus der negativen Rückkopplung erfolgt auf magische Weise eine positive: Mittlerweile herrscht eine so enorm hohe Konzentration an Östrogen, dass der Mechanismus sich ins Gegenteil verkehrt. Das zwingt euren bisher passiveren Luis (LH) zur Arbeit, der nun unbedingt mehr Progesteron liefern muss. Dieses Hormon braucht die Gebärmutter, damit sie alle Vorbereitungen für die Befruchtung treffen kann, schließlich will sie, dass sich die Eizelle wohlfühlt und sich an der Wand der Gebärmutter einnistet, nachdem sie ihren Partner gefunden hat.

Und was bietet euer Progesteron denn so, um dem neuen Leben den Start zu vereinfachen? Es lagert Nährstoffe ein, verstärkt die Blutgefäße und sorgt dafür, dass der Schleim in der Gebärmutter zähflüssig wird – das ist übrigens ein hervorragender Zug der Gebärmutter, weil sie so verhindert, dass andere Gefahrstoffe oder vielleicht Spermien in die Eizelle eindringen, die bereits befruchtete Eizelle mag es eben gern ganz privat.

Luis (LH) und Progesteron sind dafür verantwortlich, dass die Schwangerschaft aufrechterhalten bleibt, während Franziska (FSH) und Östrogen für die Vorbereitungen zuständig sind – sie sorgen für die Reifung der Eizelle und bereiten alles vor, damit das Date der Eizelle mit dem Spermium auch wirklich glatt läuft.

Aber hier geht es ja um Verhütung und darum, eben keine Kinder zu zeugen. Wenn ihr also keinen Sex hattet oder verhütet habt, findet die Befruchtung nicht statt, was dazu führt, dass das Progesteron sich zurückzieht – was jetzt folgt, ist ebenfalls, wie alles, pure Magie: Weil das Progesteron die Blutgefäße verstärkt hat, kommt es durch seinen Rückzug zu einer Verkrampfung, weshalb die äußerste Schicht der Gebärmutter abgestoßen wird – und, tada, der Beginn eines neuen Zyklus steht vor der Tür: Die Blutung tritt ein, der Putz fliegt wieder von den Wänden der Gebärmutter, und ihr habt die Gewissheit, dass in diesem Monat die Verhütung geklappt hat.

Temperaturen messen, Pariser und andere Verhütungsmittel

Schauen wir uns nun einige Verhütungsmittel an, die auf den weiblichen Körper abgestimmt sind. Das schwächste, mit einem Pearl-Index von 1–10, ist die natürliche **Basaltemperaturmethode**, eine nichthormonelle Methode. Der Pearl-Index zeigt uns, dass zehn von hundert Frauen trotzdem schwanger geworden sind.

Hier ist das Progesteron unsere Protagonistin. Selbstbewusst und ihren mütterlichen Instinkten folgend, sucht sie die Büroetage des Zwischenhirns auf, wo sie auf unseren Hypothalamus trifft. Sie zwingt ihn, unsere Körpertemperatur um ein halbes Grad nach oben zu schrauben, damit es die Eizelle kuschelig warm hat (schließlich glaubt sie noch an eine Schwangerschaft).

Mithilfe des Temperaturanstiegs ist es für euch möglich, Vorhersagen über den Eisprung zu treffen, da die Temperatur wieder abfällt, wenn keine Befruchtung stattgefunden hat. Das passiert nach vierzehn bis fünfzehn Tagen. Wer mit dieser Methode verhütet, misst jeden Morgen seine Körpertemperatur. Wenn der Anstieg von Progesteron zu höheren Temperaturen führt, könnt ihr davon ausgehen, in den folgenden vierzehn Tagen bis zur Menstruation nicht schwanger werden zu können. Der Trick dahinter ist: Erst nach dem Eisprung erhöht sich das Progesteron deutlich und damit die Temperatur, und weil das Ei gerade mal zwölf bis vierundzwanzig Stunden fruchtbar ist, sinkt die Wahrscheinlichkeit für eine Schwangerschaft.

Auch die **Kupferspirale** ist eine nichthormonelle Verhütungsmethode, die bei einem Pearl-Index von 0,3–3 deutlich sicherer ist als die Basaltemperaturmethode. Die Spirale wird von den Gynäkolog*innen direkt in die Gebärmutterhöhle eingesetzt, wo sie je nach Präparat drei bis fünf Jahre verbleiben kann. Die Spirale besteht aus Kupfer, weil das Material tödliche Auswirkungen auf die Spermien und einen potenziellen Embryo hat. Gleichzeitig reizt es die Gebärmutterschleimhaut so, dass sich keine Eizelle einnisten kann. Eine echte Killermaschine.

Wie funktionieren aber die hormonellen Präparate? Beginnen wir bei einem der populärsten und dem sichersten Verhütungsmittel: der **Pille**, mit einem Pearl-Index von 0,1–1. Es gibt zum einen Östrogen-Gestagen-Kombinationspräparate und zum anderen Gestagen-Einzelpräparate sowie die sogenannte »**Pille danach**«.

(Neben-)Wirkungen

Ich bin mir bewusst, dass einige von euch sich wohl öfters durch eure Ärzt*innen bei dem Thema Pille schlecht beraten fühlen. Gleichzeitig hat durchaus auch Social Media zum negativen Ruf von hormonellen Verhütungsmitteln beigetragen. Ich kann und werde euch in diesem Buch allerdings nur die Wirkung der Präparate vorstellen. Über Nebenwirkungen, geschweige denn Empfehlungen werde ich nicht sprechen.

Während in einer meiner Vorlesungen meine Dozentin ein positives Fazit bezüglich der Pille gezogen hat, habe ich trotzdem einige Kommilitoninnen, die lieber auf die Pille verzichten. Eine Sache ist mir aber wichtig: Jedes Medikament hat seine Wirkung und seine Nebenwirkung, nicht nur die Pille. Ein Medikament kann von 100 000 Menschen ohne Nebenwirkungen eingenommen werden, aber es ist möglich, dass es für eine Person mit starken Nebenwirkungen verbunden ist. Die Wirkungen und Nebenwirkungen sind sehr individuell – und wie immer, macht die Dosis das Gift. Heutzutage sind die Dosierungen so hoch wie nötig und so niedrig wie möglich, weshalb Nebenwirkungen seltener auftreten sollten. Gleiches gilt auch für die Pille. Dazu ein Beispiel: Bei der Einnahme eines Kombipräparats erhöht sich zwar nachweislich das Risiko für Gebärmutterhalskrebs, gleichzeitig sinkt aber das Risiko, an Eierstock-, Gebärmutter- und Dickdarmkrebs zu erkranken. Für beide Fälle ist die Wahrscheinlichkeit sehr gering. Was ich damit sagen will, ist: Lasst euch bitte keine Panik machen. Sprecht das Thema lieber bei euren Gynäkolog*innen offen an, gerade, wenn sie es in euren Augen nicht ausführlich genug besprochen haben.

Wie aber funktioniert die Pille wirklich in eurem Körper? Die Wirkung der Kombipräparate beruht primär auf der negativen Rückkopplung des Hormonkreislaufs: Ihr nehmt mit der Pille zusätzliche Östrogene und Gestagene auf. Unser Innenminister Hypothalamus und die Hirnanhangsdrüse erhalten nach Einnahme dieser Hormone die Nachricht, dass bereits genügend Hormone produziert worden seien. Franziska (FH) und Luis (LH) werden deshalb nur geringfügig beschäftigt, weshalb die Eizellen nicht ausreichend reifen können, der Eisprung somit gehemmt wird und die Gebärmutter die Eizelle nicht aufnehmen kann. Wenn die Pille korrekt(!) eingenommen wird, ist eine Schwangerschaft äußerst unwahrscheinlich.

Bei einer Östrogen-Unverträglichkeit kann auf Gestagen-Einzelpräparate zurückgegriffen werden, die einen etwas schwächeren Pearl-Index von 0,14–4,3 haben, bei oraler Tablettenform. Es gibt aber auch Hormonspiralen, die auf derselben Basis wirken und einen sehr starken Pearl-Index von 0,05–0,3 haben. Die Wirkweise erfolgt wie beim Kombipräparat. Der einzige Unterschied besteht darin, dass lediglich Verwandte des Progesterons eingenommen werden und eben keine Östrogene.

Und wie funktioniert eigentlich die »Pille danach«? Sie besteht hauptsächlich aus sehr hoch dosierten Einmalgaben von Gestagenen, die den Eisprung noch verhindern oder zumindest hinauszögern können, damit keine Befruchtung stattfindet. Nach ungeschütztem Geschlechtsverkehr müsste diese Pille also unbedingt spätestens nach 72 bis 120 Stunden eingenommen werden – je früher, desto höher sind die Erfolgschancen, dass sie auch wirklich wirkt. Am besten ist es, wenn die Pille innerhalb von zwölf Stunden eingenommen wird. Es spricht nichts dagegen, im Notfall auf diese Methode zurückzugreifen, aber als dauerhafte Verhütungsmethode eignet sie sich aufgrund ihrer hohen Dosierung nicht. Das liegt daran, dass die hormonellen Regelkreise konstant gehalten werden sollten – sei es auf natürliche Weise oder in Form einer regelmäßigen Einnahme der Pille.

So, und was gibt es nun für Männer? Obwohl der Fairness halber schon eine Weile intensiv daran geforscht wird, sind die Möglichkeiten deutlich begrenzter: Ja, es gibt nur eine einzige. Außer, ihr entscheidet euch für eine Vasektomie, dann gibt es zwei. Aber dieser Schritt sollte wohlüberlegt sein und kommt nur für Männer infrage, die keinen Kinderwunsch haben. Hier werden nämlich die Samenleiter operativ durchtrennt, und in der Regel ist das ein irreversibler Eingriff.

Davon abgesehen gibt es für Männer nur die Möglichkeit, mechanisch zu verhüten. Ihr ahnt es, es ist das **Kondom**. Es handelt sich dabei um eine Barrieremethode, die den Weg vom Spermium zur Eizelle blockiert. Und wenn ihr jetzt denkt »Gummi drüber, passt schon«, muss ich euch leider darauf hinweisen, dass das Kondom gerade mal einen Pearl-Index von 1–10 hat. Wieso ist das so, und warum ist die Spannweite so riesig? Das ist ungefähr vergleichbar mit Sonnencreme (ihr erinnert euch vielleicht daran, siehe Kapitel »Gefährliche B-Prominenz«). Theoretisch könnte ein

Kondom zu hundert Prozent schützen – wenn Produktion, Haltbarkeit, Passgröße, Anziehtechnik und schließlich die Nutzung seine exakte Richtigkeit hätten. Tja, hättet ihr mal im Bio-Unterricht besser aufgepasst … Hinzu kommt, dass ein Kondom auch minimal reißen kann oder es superkleine Löcher hat, die ihr gar nicht bemerken könnt. Trotz allem ist das Kondom eine wirklich positive Sache, da es nicht nur vor einer ungewollten Schwangerschaft schützt, sondern auch das einzige Verhütungsmittel ist, durch das ihr euch keine sexuell übertragbaren Infektionen einfangt (außer natürlich der sexuellen Abstinenz …).

STIs

Und da wären wir auch schon beim Thema: **STI** sind sexuell übertragbare Infektionen, und die Abkürzung stammt vom englischen Begriff STD (*sexual transmitted diseases*). Ich möchte hier an der Stelle ein paar Basics erklären, damit ihr wisst, auf welche Risiken ihr euch einlasst, und wie ihr euch dagegen schützen könnt. Wer häufig wechselnde Sexualpartner*innen hat, ist einem erhöhten Risiko ausgesetzt, sich mit einer solchen Krankheit zu infizieren. Dazu zählen zum Beispiel Aids, Syphilis, Tripper und Chlamydien.

Während Aids auch nicht sexuell übertragen werden kann und durch einen Virus ausgelöst wird, werden die anderen Klassiker der Geschlechtserkrankungen vor allem durch Bakterien verursacht. Wenn ihr also im Intimbereich ungewöhnliche Hautveränderungen bemerkt, es anfängt zu jucken oder es sogar zu einem auffälligen Ausfluss im Genital- und Analbereich kommt, denkt daran, dass STIs eine mögliche Erklärung dafür sein könnten. Aber – und das finde ich wirklich wichtig – nicht jede der STIs muss auch zwangsläufig zu Symptomen führen. Es kann sein, dass ihr die Erreger tragt – und übertragt! –, ohne es überhaupt zu bemerken! Deshalb empfehle ich euch, dass ihr euch regelmäßig testen lasst, damit ihr euch selbst und eure Sexualpartner*innen gut schützen könnt. Wenn ihr STIs nicht behandelt, kann das neben dem Verlust der Fruchtbarkeit auch zu lebensbedrohlichen Zuständen führen … Also gebt auf euch und euer Umfeld acht.

Wisst ihr eigentlich, warum Kondome auch Pariser genannt werden? Das hat etwas mit unseren sexuell übertragbaren Erkrankungen zu tun … Passt gut auf! Als es nämlich im 15. Jahrhundert zum ersten bekannten Syphilis-Ausbrauch kam, marschierten gerade französische Truppen in Italien ein. Danach breitete sie sich in ganz Europa aus, unter anderem auch in Paris. Einige Jahrhunderte später, im 19. Jahrhundert, wurden dann in Paris zum ersten Mal aufgerollte Gummi-Kondome mit Reservoir verkauft, zum Schutz vor der Syphilis – die Geburt des Präservativs! Und wer hat's erfunden? Die Franzosen natürlich.

Was passiert eigentlich, wenn ihr sexuell erregt seid und einen Orgasmus habt?

Jetzt kommen wir aber endlich zu den wirklich schönen und genussvollen Seiten von Sex!

Wenn der Körper in eine Erregung kommt, dann treffen wir auf unsere Gebrüder **Sympathikus** und **Parasympathikus**, die als Freelancer ein selbstständiges Nervensystem betreiben. Sie bilden das vegetative Nervensystem (kleiner Reminder: Nerven sind unsere Informationsautobahn), um unseren Körper unabhängig vom Gehirn flexibel an verschiedene Situationen und Lebenslagen anzupassen. Unser Sympathikus ist für Kampf und Flucht zuständig (fight and flight), unser Parasympathikus als sein Gegenspieler hingegen für Ruhe und Verdauung (rest and digest). Beide Brüder könnten gegensätzlicher nicht sein, aber durch ihre Zusammenarbeit ergänzen sie sich perfekt.

Sympathikus ist ein Adrenalinjunkie, erst wenn er Action riecht, taut er so richtig auf. Er wirkt entsprechend aktivierend und leistungssteigernd. Besonders gern arbeitet er mit den Boten rund um Noradrenalin zusammen, das ergibt ja auch Sinn, schließlich sind auch sie regelrechte Draufgänger. Sein gemütlicher Bruder Parasympathikus hingegen holt seinen überdrehten Bruder runter, indem er seine Leistungsbereitschaft einstellt. Wir brauchen nämlich Ruhe, um gut zu verdauen und zu entspannen. Er arbeitet sehr gern mit Acetylcholin zusammen, einem Boten, der viel entspannter unterwegs ist als unser Noradrenalin.

Wenn euch nach einem reichhaltigen Essen nach einem Verdauungsschläfchen ist, wisst ihr, dass Parasympathikus gerade das Heft in der Hand hält. Er sorgt dafür, dass die ganze Energie in den Magen-Darm-Trakt fließt, die Pupillen sich verkleinern, weil ihr gerade nicht weit sehen müsst, und euer Puls runtergeht. Die Energie wird in die Verarbeitung eurer Mahlzeit gesteckt.

Wenn ihr aber im Stress seid, denkt ihr mit großer Wahrscheinlichkeit nicht an die Nahrungsaufnahme und -verarbeitung. Eure Muskeln werden von Blut durchströmt, ihr seid bereit, loszurennen, euer Herz schlägt schneller, eure Atmung verstärkt sich, und eure Augen weiten sich. Kommt euch das bekannt vor? Genau, all das passiert auch, wenn ihr sexuell erregt seid. Dann hat euer Sympathikus das Kommando.

Aber wirklich in eurem ganzen Körper? Nein, nicht ganz. Eine kleine Region hört nicht auf, dem Sympathikus Widerstand zu leisten, und die liegt – ratet erst einmal, bevor ihr weiterlest! – in eurem Genitalbereich …

Der Parasympathikus leitet bei beiden biologischen Geschlechtern das Anschwellen der äußeren Geschlechtsmerkmale ein. Es ist auch kein Wunder, dass unser gemütlicher Bruder diese Aufgabe übernimmt, oder habt ihr besonders viel Lust auf Sex, wenn ihr ganz dringend noch eine Prüfung vorbereiten müsst? Also ich nicht. Bei Stress befindet sich der Körper in einer Kampf- und Fluchtsituation und hat anderes zu tun, als sich um seine Fortpflanzung zu bemühen.

Beim weiblichen Geschlecht schwellen in der **Erregungsphase** die Klitoris, Vulvalippen und Brustwarzen an. Beim männlichen Geschlecht ist es etwas eindrücklicher: die Gefäße (Arterien), die zum Penis führen, werden weitgestellt. Während zusätzliche Hohlräume in den Penisschwellkörper geöffnet werden, kommt es gleichzeitig auch zu einer Kompression des Blutabflusses (der Venen) – so entsteht die Erektion. Aber Moment: Auch bei Frauen wäre es eine eindrückliche Erscheinung, bekämen wir die Klitoris in voller Pracht zu sehen! Sie hat in einem erregten Zustand nämlich eine Größe bis zu gut zehn Zentimetern. Wir können allerdings nur die kleine Spitze sehen, weshalb diese Tatsache oftmals unterschlagen wird.

Diese Reaktion im Genitalbereich ist allerdings »nur« eine Reaktion auf eine Stimulation, die entweder eine Berührung sein kann oder psychogener Art – also durch visuelle und akustische Reize oder Fantasien im Kopf. Und weil hier unser Parasympathikus das Sagen hat, haben weder wir noch das Gehirn die Kontrolle über das Geschehen.

Auf die Erregungsphase folgt die **Plateauphase**, bei der nun die inneren Geschlechtsteile den Höhepunkt vorbereiten – vorausgesetzt, sie werden konstant stimuliert. Bei beiden Geschlechtern werden die Genitalien stärker durchblutet, und es kommt zu einer Ausschüttung von Flüssigkeiten. Die männliche Prostata und weitere Drüsen werden aktiviert, damit sie die Spermien, die in den Hoden gebildet werden, mit dem nötigen Proviant und Rüstzeug ausstatten können, die sie für die Bezwingung der Eizelle benötigen. Anschließend stürzen sie sich waghalsig auf unbekanntes Terrain …

Das große Finale, der Höhepunkt, wird von der **Orgasmusphase** eingeleitet. Hier übernimmt wieder der aktive Bruder Sympathikus das Ruder. Der weibliche Orgasmus ist noch nicht so gut erforscht wie der männliche, was unter anderem auch daran liegt, dass der Fokus in der Medizin darauf liegt, wenn etwas schiefläuft. Und da der männliche Orgasmus für die Besamung essenziell ist und es den weiblichen Orgasmus nicht unbedingt benötigt (da kann man natürlich anderer Meinung sein!), ist er aktuell noch nicht vollumfänglich erforscht …

Was passiert aber genau bei einem Orgasmus? Bei Frauen wird durch anhaltende Stimulation das »Orgasmuszentrum« im oberen Lendenwirbelbereich aktiviert. Das liegt in eurem Rückenmark, knapp oberhalb eures Steißbeins. Darauf folgt eine rhythmische Kontraktion der Vaginalwand und der Dammregion – dem Bereich zwischen Anus und Vagina –, ungefähr drei- bis fünfzehnmal. Gleichzeitig erhält der Hypothalamus über das Orgasmuszentrum die Info, Oxytocin auszuschütten (ihr erinnert euch, das ist unser Stoff für die Stärkung der Mutter-Kind-Beziehung, siehe Kapitel »Herzbeben: Bär vs. Glücksritter«). Beim Sex allerdings führt diese Ausschüttung der Botenstoffe zu einer Stärkung der Paarbeziehung. Sobald das Oxytocin produziert wurde, kommt es zu leichten Kontraktionen der Gebärmutter, und es folgen feine Anpassungen der Gebärmutter, die so abgestimmt sind, dass die Spermien, die sich auf dem Weg zur Eizelle befinden, auch sicher den Weg hinein finden.

Trotz einiger Ähnlichkeiten nimmt der Orgasmus bei Frauen verschiedene Formen an und kann mehrmals hintereinander ausgelöst werden. Bei Männern hingegen folgt auf die orgasmusbedingte Ejakulation eine Phase, in der sie nicht wieder erregbar sind. Der männliche Orgasmus verläuft in drei Phasen:

1. Über eine anhaltende Stimulierung wird das selbstständige Orgasmuszentrum, das ebenfalls im Lendenwirbelbereich liegt und Ejakulationszentrum genannt wird, aktiviert. Ort des Geschehens: im Rückenmark, knapp oberhalb eures Steißbeines.
2. Der Sympathikus sendet anschließend ein Signal, auf das die Prostata und die übrigen Drüsen gewartet haben. Die übermotivierten Spermien kommen gleich aus den Hoden geschossen, weshalb Prostata und Co. auch handlungsfähig sein müssen. Sie produzieren im Akkord ihr Material (Fruktose und Gleitmittel), um im Kampf um die Gunst der Eizelle als Nahrung zu dienen.
3. Es kommt zu einem Verschluss der Harnblase und rhythmischen Kontraktionen des Beckenbodens. Die Spermien rauschen nun durch Samenleiter und Harnröhre auf dem Weg zur Vagina und in die Gebärmutter, mit der Mission, die Eizelle zu befruchten und ein neues Leben entstehen zu lassen.

So krass ist euer Körper

Man soll stets aufhören, wenn es am schönsten ist. Am Anfang dieses Buches habe ich unseren menschlichen Körper mit einem Fahrstuhl verglichen: ein Mittel zum Zweck. Doch wie ihr nun hoffentlich bemerkt habt, ist er viel mehr als das. Aus dem Verschmelzen einer Eizelle und eines Spermiums entstanden, ist er das Einzige, was uns vom ersten bis zum letzten Atemzug begleiten wird. Ein fein abgestimmtes Uhrwerk, bei dem jedes noch so kleine Rädchen einen Sinn hat, selbst ein übermotivierter Melanozyt, der uns süße kleine Sommersprossen ins Gesicht zaubert. Ein wahres Meisterwerk. Ich hoffe die eine oder den anderen von euch nicht nur aufgeklärt, sondern vielleicht auch angefixt zu haben, sich bewusster mit dem eigenen Körper auseinanderzusetzen.

Am Ende bleibt mir nun nur noch zu fragen: Wie nennt man das Ding auf dem Wasserhahn, mit dem man Wasserstärke und Temperatur regeln kann? Enttäuscht mich bitte nicht!